大国医经典医案赏析系列（第二辑）

王九峰经典医案赏析

总主编　吴少祯　李家庚

主　编　刘松林　陈　雨

中国健康传媒集团

中国医药科技出版社

内 容 提 要

王之政（1753～1815 年），字献廷，号九峰。为清代乾嘉年间丹徒（今属江苏）世医，祖籍开沙，清代著名医家。

本书结合中医理论，对王氏医案中的理论源流、诊治思路和用药特点进行分析归纳总结，从王氏学术思想角度出发，高度概括其临证经验。可读性强，能启迪后学，为当今中医临床提供参考和借鉴。

图书在版编目（CIP）数据

王九峰经典医案赏析 / 刘松林，陈雨主编. —北京：中国医药科技出版社，2019.7

（大国医经典医案赏析系列. 第二辑）

ISBN 978-7-5214-1185-0

Ⅰ. ①王… Ⅱ. ①刘… ②陈… Ⅲ. ①医案-汇编-中国-清代 Ⅳ. ①R249.49

中国版本图书馆 CIP 数据核字（2019）第 088035 号

美术编辑 陈君杞

版式设计 易维鑫

出版　**中国健康传媒集团**｜中国医药科技出版社

地址　北京市海淀区文慧园北路甲 22 号

邮编　100082

电话　发行：010-62227427　邮购：010-62236938

网址　www.cmstp.com

规格　710×1000mm　¹⁄₁₆

印张　22 ½

字数　373 千字

版次　2019 年 7 月第 1 版

印次　2019 年 7 月第 1 次印刷

印刷　三河市万龙印装有限公司

经销　全国各地新华书店

书号　ISBN 978-7-5214-1185-0

定价　**52.00 元**

获取新书信息、投稿、为图书纠错，请扫码联系我们。

编者的话

王之政（1753~1815年），字献廷，号九峰。清代著名医家，为乾嘉年间丹徒（今属江苏）世医，祖籍开沙。后迁居月湖。王氏少年学医，得家传岐黄之术（亦有传云吴江徐灵胎先生即九峰之师），刻苦攻读，终有所成，享誉一时。

王九峰与吴鞠通为同代江浙名医，但生前因忙于诊务，无暇著作，其声名未彰，或由此因。王氏医案均为门人抄录，后门人各私集治方为九峰脉案，奉为圭臬，整理成《王九峰医案》。其公开发表最早见于1927年上海中医学会《中医杂志》，分期刊出，共49个病证。1928年上海名医秦伯未辑集41个病证，编入《清代名医医案精华》。1936年九峰先生后裔王硕如又重新编纂出版，书名《王九峰医案》，系铅印本。后有中国中医药出版社1994年出版的《王九峰医案》，由江一平等校注，收载最丰，错讹稀少，今本书以其为蓝本。王氏擅引经典，寒温皆通，重视脾肾，善析病机，用方灵活。若能参详其辨证用方思路则必能于临证之中受益颇多。

《王九峰医案》分上、中、下三卷。上卷为时邪、风火、湿热、黄疸、肿胀、痰饮、哮喘、咳嗽等11个病证；中卷为关格、噎膈、积聚、反胃、诸虫、心腹痛、三消、遗精、便血等19个病证；下卷为头痛、耳聋、目疾、中风、癫狂、惊悸、虚损、崩带等22个病证。共计52个病证，567方。本书对原案采用完录方式，对原始药名予以保留，异体字予以径改，原案未标明剂量者保留原貌。赏析结合中医理论，对案例中的理论源流、诊治思路和用药特点进行分析归纳总结，力求从王氏学术思想角度出发，高度概括其临证经验，并提出一些个人看法，以供同道探讨。

本书可供临床中医师及学习研究中医者参考。由于编者水平有限，难免挂一漏万，不妥之处，恳请广大读者批评斧正。

编　者
2018年12月

目　录

上　卷

中 卷

下　卷

上　卷

时 邪

案 1 寒伤中表案

寒伤营分，发热头重，骨疼，咳嗽，腹胀便泄，邪伤中表，散寒导滞。

柴胡　葛根　薄荷　荆防风　前胡　苏梗　杏仁　黄芩　淡竹茹　青陈皮　姜

【赏析】

本证属外感风寒，内伤湿滞所致。寒邪袭表，正邪交争则发热，寒邪困于清窍则头重，痹阻肢体关节则骨疼，束肺则肺失宣降而咳嗽，若寒邪较盛，损伤中气，则升降失常，腹胀便泄，表里同病，故以外散风寒表邪，内复气机升降为法。

方用柴葛解肌汤合荆防败毒散加减，方中柴胡、葛根、薄荷疏表解肌清热，且柴胡疏半表半里之邪，兼有调畅气机之效；荆芥、防风解表疏风；前胡、苏梗、杏仁宣肺止咳；黄芩苦寒，清热燥湿；竹茹、青陈皮、姜四药同用，寒温相济，奏和胃降逆、调畅脾胃气机之功。

案 2 外感温邪案

中脘痛连少腹，气滞寒停，寒热时作，感冒温邪，左脉弦数，右脉迟细，宜疏散畅中。

柴胡　苏梗　薄荷　佩兰叶　荷叶　砂仁　半夏　青皮　延胡索

【赏析】

本证属肝脾气滞寒凝，复感温邪所致。大腹属脾胃，为足太阴、足阳明经脉所主，少腹属肝胆，为足厥阴、足少阳经脉所过。中脘痛连少腹，是与肝胃相关。感于时邪、伤于情志，皆可令肝脾脏腑功能失调，中焦气机升降不利，气滞血瘀，脉络瘀阻，不通则痛。其寒热时作，是感外邪之候；其左脉弦数，右脉迟细是肝郁脾寒之候。此病内外合邪，外感温邪，内有肝郁脾寒，故外散表邪，内调肝脾。

方中柴胡既有解肌退热之力，又善疏肝解郁之功，苏梗、薄荷、佩兰叶、荷叶等疏散风热，砂仁、半夏、青皮理气健脾疏肝，延胡索疏肝行气止痛。

此案脉象左脉弦数，右脉迟细，则是虚实并见、寒热错杂、表里同病的复杂征象，结合其症状，可准确辨证。由此可见，王氏必定精于脉诊。

案3　表里邪却，肝肾两亏案

表邪渐达，里邪渐清，仍然骨痛发热，腰背酸痛，皆缘平素肝肾两亏，刻当扶正祛邪为法。

当归　茯苓　青皮　车前　荷梗

【赏析】

本证属素体肝肾亏虚，热病后期，余邪未清所致。肝藏血，肾藏精，肝血有赖于肾精滋养，肾精也需肝所藏之血化精以填充，精血相互资生，故有"肝肾同源"之说。肝血充足，则下藏于肾，肾阴旺盛，则上滋肝木。本案患者素体肝肾亏虚，加之温热病后期，损伤肝肾之阴，腰背肌肉筋骨失于滋养而觉酸痛；阴虚则热，虚热上扰，兼有外感温邪，余热未清，故有骨痛发热之证。治宜培补肝肾，兼清余邪。

方中当归养荣养血，补气生精，安五脏，强形体；茯苓、车前淡渗利水，导热下行；青皮疏肝理气；荷梗疏散余邪。

此案体现病证主次的变化。其病素体肝肾两亏，复感外邪，先以祛除外邪为主；表邪解之七八，其平素亏虚又变为主要矛盾，则其治法调整为扶正祛邪。是以病证随治疗而变化，治法又因病证而调整，则整体把握，灵妙无穷。

案4　温邪传腑案

温邪旬余不解，耳聋溺赤，中脘按之觉膨，便闭旬日，腑气不通，表邪未撤，解肌导滞。

柴胡　葛根　枳壳　黄芩　杏仁　枣仁　半夏　木香　雪羹

【赏析】

本证乃温邪入里化热，兼表不解。少阳经脉从耳后，入耳中，出耳前，入里之热犯少阳经脉，故见耳聋之证；下焦属阴，太阴所司，湿热客于下焦，膀胱气化不利，膀胱湿热，灼伤血络，则为溺赤；阳明热结，腑气不通，胃肠气滞，腹部或满或胀或痛，大便不爽。温病有外邪未解，里先结者，治宜解肌清热，宣通气滞。

方用柴葛解肌汤化裁，方中葛根味辛性凉，辛能外透肌热，凉能内清郁热，柴胡味辛性寒，既为"解肌要药"，且有舒畅气机之功，又可助葛根外透郁热，枳壳、黄芩清泄里热，且黄芩合柴胡透解少阳之邪；再添杏仁、枣仁润肠通便，半夏、木香行气导滞，雪羹汤的组成为荸荠、海蜇，具有滋阴生津涤痰之功，既可克火热灼阴成痰之害，又甘味益脾，以防苦寒伐胃碍脾。诸药合用，表里同治。

再者，热邪肆虐于内，耳聋为热扰清窍，溺赤为热灼下焦血络，按之腹膨而便闭旬日是热结于中，腑气不通，如此则上中下三焦同病，是温热之邪化热，入于少阳；况胆足少阳之脉，"从耳后，入耳中，出走耳前……以下胸中，贯膈，络肝属胆……出气街，绕毛际"，与所病部位均有经脉联系，故其治亦可视为和解少阳为主，兼外疏表邪，内通腑滞。且温为阳邪，易伤阴液，故在清泄邪热的基础上，还需注重时时顾护阴液。

案5 表里俱病案

温邪三日，头重骨疼，舌苔厚腻尖红，脉来弦大，按之微数，少阴阳明合病，柴葛解肌加白虎汤。

柴胡　葛根　石膏　豆豉　苍术　竹茹　茯苓　蒌皮　甘草　半夏

【赏析】

本证乃由温邪内传，少阳阳明合病。外感温热病邪伤津耗气，筋骨和经脉失养，清窍不荣，故头重骨疼。舌尖红苔厚腻为上焦气热烁津，中挟秽浊之邪，脉弦大而微数是热盛于经之征象。王氏拟解肌疏表，直折里热之法，方用柴葛解肌汤加白虎汤化裁。

方中柴胡解肌，疏肝解郁；葛根解肌，生津舒筋；石膏寒凉，直折阳明之里热；豆豉性寒，功善清解，透热出表；苍术健脾理气燥湿，半夏、竹茹、蒌皮化痰开窍，茯苓淡渗利水，导热从下而解，再佐以甘草益胃生津。

其文"少阴阳明合病"不妥，《温病条辨》曰："温病耳聋，病系少阴，与柴胡汤者必死"，此证虽无耳聋，若确系病在少阴，而与柴葛解肌加白虎汤，如饮鸩止渴，必死无疑。

案6 舌白脉伏案

时感九朝，胸闷寒热，口渴腹痛，舌白脉伏，有内陷之虑。

桂枝　柴胡　葛根　黄芩　赤芍　当归　陈皮　甘草

【赏析】

本证乃邪犯少阳，经气不利，郁而化热所致。病发九日，诊时邪犯少阳，邪正相争，正胜欲拒邪出于表，邪胜欲入里并于阴，故往来寒热；《灵枢·经脉篇》云"胆足少阳之脉……下胸中，贯膈"，故邪在少阳，经气不利，郁而化热，胆热上炎，而致胸闷。热伤津液，故见口渴；木邪乘土，而发腹痛。脉伏，是邪有内陷的趋势。治以和解少阳为主，兼调和营卫，防邪内陷。

方中柴胡苦平，入肝胆经，透泄少阳之邪，并能疏泄气机郁滞，使少阳半表之邪得以疏散，黄芩苦寒，清泄少阳半里之热，柴胡之升散与黄芩之降泄相须为用，和解少阳。桂枝助卫阳，通经络，解肌发表而祛在表之风邪，赤芍益阴敛营，敛固外泄之营阴，桂枝得芍药，汗而有源；芍药得桂枝，滋而能化。葛根升阳解肌，生津舒筋，既生津液，又防邪入阳明；当归养血活血，陈皮理气健脾，甘草调和药性，功兼佐使之用。

《伤寒论》96 条之"往来寒热""胸胁苦满""或渴""或腹中痛"与此案类似，然其脉伏，与少阳病之弦脉不符，邪有内陷之虞，故既要透邪外出，亦要防邪内陷。

案 7　时邪犯表，兼夹湿热案

时邪夹有湿热，恙防内陷，得汗方解，囊大如斗，湿热下注，小便通利为佳。四苓加葛根、生地、苡仁、车前、半夏、通草、川柏、桑叶。

【赏析】

本证属外感时邪，内有湿热。《素问·阴阳应象大论》："其在皮者，汗而发之。"外感表证，发汗解表，汗出表邪乃去。湿性重浊黏滞，其性趋下，易袭阴位，肝经绕阴器，布胸胁，连目系，入巅顶，湿热循经下注则阴肿。"治湿不利小便，非其治也。"治宜发散表邪，清利湿热，方用四苓散加味。

四苓散即五苓散去桂枝，功专淡渗利水；葛根、桑叶解散表邪；黄柏清热燥湿；半夏燥湿化痰散结；薏苡仁、车前、通草等导湿热从水道而去；又方中诸药以苦燥伤阴之品居多，用生地滋阴清热养血，使邪去而阴血不伤。全方泻中有补，利中有滋，祛邪而不伤正，使火热得清，湿浊得利。

虽言"治湿不利小便，非其治也"，然其意指治湿邪为病，当使邪有出路，其治法又分苦寒燥湿、芳香化湿、淡渗利湿等等，临证运用时要灵活看待。

案8 斑疹隐隐案

斑疹隐隐，发而未透，喉疼，手足麻，头身皆痛而喘，脉伏邪闭，肺胃皆病，防其呃喘之患。服方是理，仍依法治。

升麻 羌活 防风 葛根 甘草 大力子 桔梗 蝉蜕 茅根 芦尖（另本作"笋尖"） 胡荽 陈皮

【赏析】

《温热论》曰："点大而在皮肤之上者为斑；或云头隐隐，或琐碎小粒者为疹……斑属血者恒多，疹属气者不少，斑疹皆是邪气外露之象"。本证由邪热内传营分，表气闭郁所致。若邪热出入营分，气分热邪未尽，灼伤血络，血溢脉外，以致斑疹隐隐。邪热壅滞喉咙，则见喉痛；邪束肌表，经气不利，则手足麻木；肌表闭郁，则头身皆痛，又肺合皮毛，肺气闭郁则为喘。况"温邪上受，首先犯肺"，肺主气，宜清肃下降，邪热犯肺，则气逆不降发为喘证。治宜解肌透疹，清热凉营，方用升麻葛根汤加减。

方中升麻辛甘性寒，入肺、胃经，解肌透疹，清热解毒，葛根味辛甘性凉，入胃经，解肌透疹，生津除热，二药相配，轻扬升散，透热转气；羌活辛苦温，散表寒，祛风湿，利关节，止痹痛；防风祛风解表，助升麻、葛根之宣散，透疹外出；甘草、牛蒡子、桔梗、蝉蜕清利咽喉，茅根、笋尖清热解毒，凉血滋阴；胡荽发表透疹，陈皮理气疏壅，以散邪热郁结。

案9 身发白㾦案

时邪八日，身发白㾦，舌苔厚黄而润，口干不渴，脉息沉数，有化热之势。热在血分，所以不渴。拟方候诸高明酌之。

瓜蒌 生地 赤芍 山栀 枳壳 归身 丹皮 川贝 熟军 牛蒡 连翘 竹茹 观音柳

【赏析】

叶天士《温热论》曰："再有一种白㾦，小粒如水晶色者，此湿热伤肺，邪虽出而气液枯也，必得甘药补之。或未至久延，伤及气液，乃湿郁卫分，汗出不彻故也，当理气分之邪。"白㾦多见于湿热型温病的病变过程中，是湿热郁阻气分，蕴蒸于卫表所致，其虽发生于肌表，病变部位并不在卫分而在气分。本案舌苔厚黄而润说明湿已化热。热灼湿为痰，故舌润。口干，可知热已伤阴。不渴，则一为湿阻气滞所致；二则如王氏所云"热在血分"，热蒸血中津液，上潮于口之故。脉息沉数是热象已显夹有痰湿之候。治宜清热化痰，养阴畅气。

方中甘寒清润之瓜蒌、川贝、竹茹，有清热化痰之功，生地、赤芍、丹皮清血中之浮火，兼有滋阴之效，佐以归身养血，使邪去而不伤正；山栀子清热三焦之热，凉血解毒；熟军泄热逐瘀，通利大便，导痰热从大便而下；枳壳理气宽中；牛蒡、连翘、观音柳疏散上焦风热，使邪热从气分乃去。

《温热论》曰："再前云舌黄或浊，须要有地之黄……或黄甚，或如沉香色，或如灰黄色，或老黄色，或中有断纹，皆当下之。"是案舌苔黄厚而润，非"舌黄光滑"，则是当下之证，故王氏以熟军、枳壳，有小承气之意。

案 10 舌心渐干案

昨已更衣，通身有汗，热未退尽，舌强，舌心渐干，脉数少力。饮茶较多，邪势难解，仍防陷变。

生地　竹茹　麦冬　枳壳　当归　甘草　柴胡　黄芩　胆星　贝母　瓜蒌

【赏析】

本证属外感温邪，邪解未尽所致。既已更衣，是大便已通，内炽之热已得暂缓；通身有汗，是气分热盛，蒸腾内外，迫津外泄所致。舌强多见于外感热病热入心包，内伤杂病之中风症，亦可由热盛伤津或痰浊壅阻所致。本案患者舌强，舌心渐干，脉数少力，饮茶较多，是邪热内炽，灼伤气阴之候。治当以凉血养阴，清热化痰开窍。

方中生地凉血养阴，麦冬清热养阴，枳壳理气宽中，当归养血活血，柴胡、黄芩清热，防邪内陷，竹茹、胆星、贝母、瓜蒌清热化痰，以防痰热蒙蔽心窍。

《温热论》曰："至舌绛，望之若干，手扪之原有津液，此津亏，湿热薰蒸，将成浊痰蒙闭心包也……舌绛，欲伸出口而抵齿难骤伸者，痰阻舌根，有内风也。"此案舌强，舌心渐干，恐痰浊蒙蔽清窍，是以多用清热化痰之品。

案 11 斑尚未透案

时疫四朝，壮热无汗，胸闷舌白，身痛腹泻，呕恶，神烦口渴，脉来浮数，妊娠两月，斑尚未透。

苏梗　薄荷　芦尖（另本作"笋尖"）陈皮　升麻　柴胡　干葛　荆芥　桔梗　赤芍　黄芩　甘草　观音柳

【赏析】

此案温疫之邪侵犯肌表。邪犯肌表，正邪剧争，见壮热；邪在营血，劫烁营阴，津液不足，无作汗之源。邪热内蕴，经气不利，而致胸闷。热伏于胃，胃失和降，则见腹泻、呕恶等症。热甚津伤，肌肉、筋骨不得濡养，故而身痛。热扰心神，躁扰不宁；邪热内炽，津不上承，故见口渴；营分受热，则血亦受迫，热窜血络，发为斑疹。治宜解肌退热，发表透疹。

方中苏梗、薄荷、芦尖、荆芥等辛凉清宣之品疏散风热；陈皮、桔梗理气健脾和胃；升麻、葛根、柴胡、观音柳解肌透疹，清热解毒；赤芍、黄芩清热安胎；甘草调和诸药。

是案外有壮热、无汗、身痛，内有胸闷、腹泻、呕恶、神烦口渴，实则内外俱受病，而其治则以外为主，皆因外邪势盛，而波及内外，其邪得祛，则诸症皆可除，是"伏其所主，先其所因"思想的体现。

案12　口干鼻衄案

春温九朝，头晕身疼，发热不退，口干鼻衄，邪干血络，最怕神昏谵语，内陷之变。

赤芍　丹皮　小生地　葛根　柴胡　当归　甘草　麦冬　茅根

【赏析】

春温系冬受寒邪，伏至春季所发的温热病。《类证治裁·温证》："温为春气，其病温者，因时令温暖，腠理开泄，或引动伏邪，或乍感异气，当春而发，为春温。"本证属气分热邪未尽，营血热邪已盛，气营两燔所致。邪热循经上攻，则见头晕，热甚津伤，肌肉、筋骨失去濡养，可致身疼口干；血分有热，损伤血络，经血沸腾，离经妄行，上下内外泛溢，故见鼻衄；治以清营透热养阴，本病在病变过程中极易出现斑疹、痉厥、神昏等危重证候，应当注意防止热邪内陷生变。

方中赤芍、丹皮、生地、茅根清热凉血；麦冬清热养阴生津；葛根、柴胡解肌退热，透邪外出；当归养血和营；甘草调和诸药。

案 13 妊娠感冒案

妊娠足月，感冒时邪，身疼烦躁，壮热口渴，脉数舌绛，邪郁阳明，谨防热甚伤胎，气急谵语之变。

当归 葛根 川贝 知母 苏梗 甘草 黄芩 白术

【赏析】

本证属外邪入里，阳明热盛之所致。热甚津伤，筋脉失养，故见身体疼痛；邪正剧争，邪热蒸腾于内外，故见壮热；胃热津伤，故口渴；热扰心神，烦躁不宁；脉数舌绛，乃阳明热盛渐欲入营之征。治宜辛凉清热，兼以安胎。

方中知母清热泻火，生津润燥；葛根、苏梗解肌退热，生津止渴；当归、黄芩、白术乃安胎圣药，当归滋阴养血，黄芩滋阴清热，白术健脾燥湿，合而用之，养血健脾，清化湿热，以安胎气；川贝清热润肺；甘草调和诸药，且兼有生津止渴之功。

此案治病的同时，要顾及胎儿，虽然疾病情况下，祛邪即所以安胎，但须小心谨慎，故方中多用安胎之品。

案 14 栀豉凉膈案

风温不可发汗，而亦宜微汗，否则邪从何出。大抵风温之邪从上有，风从阳，温化热，上焦近肺，肺先受邪，肺为娇脏，两阳熏灼，津液受劫。古方有葳蕤汤，以玉竹之甘润滋柔之品，以保胃液。俗医辄投羌活柴葛，以发汗动津，失其旨矣。当与辛凉轻剂，清解为先，拟栀豉合凉膈方法。

黑栀 豆豉 葳皮 薄荷 连翘 黄芩 象贝 橘红 杏仁 桑叶 梨

【赏析】

风温者，初春阳气始开，厥阴行令，风夹温也。温病忌汗，汗之不惟不解，恐生他患。汗为心液，心阳受伤，误汗恐有神明内乱、内闭外脱之变。《温热论》有云"温邪上受，首先犯肺"。肺居上焦而开窍于鼻，温邪的发病规律多从肺开始，《医学源流》曰"肺为娇脏，寒热皆所不宜。太寒则邪气凝而不出；太热则火烁金而动血；太润则生痰饮；太燥则耗津液；太泄则汗出而阳虚；太湿则气闭而邪结"。肺既容易受邪，且又畏寒、畏热、恶燥、恶湿。温邪犯肺，邪热煎灼肺津，当注重清热生津，顾护阴液。温邪在表之时，须用辛凉轻剂以宣透肺卫邪热，拟栀豉合凉膈方之意。

方中黑栀、豆豉、薄荷、桑叶等疏散上焦风热，且善走肺络，能清宣肺热；连翘透邪解毒；黄芩清肺热；再佐以象贝、橘红、杏仁、蒌皮清热化痰；梨润肺止咳。诸药相伍，使上焦风热得以疏散，肺气得以宣降。

案 15　表里合症案

春温十一朝，头痛骨疼，胸中胀闷，恶寒发热，入夜谵语，表里合症，谨防内陷。

柴胡　葛根　豆豉　独活　秦艽　当归　赤芍　陈皮　枳壳　车前

【赏析】

本证属外感温邪，邪热入里，表里同病。温邪袭表，阳热上扰清空，发为头痛；外邪袭表，卫气抗邪，邪正剧争，因而发热；卫受邪郁，肌肤失于温养，则见恶寒；热甚津伤，筋脉失养，故见身体疼痛；营阴受热，循脉及心，侵扰心神，入夜谵语。治宜清营泄热，解表透邪。

方中柴胡味辛性寒，既为"解肌要药"，且有舒畅气机之功，葛根味辛性凉，外透肌热，内清郁热，合葛根外透郁热，佐以独活、秦艽等辛散之品，祛风散邪；再掺入当归、赤芍养阴和营，陈皮、枳壳等加强理气散结。

案 16　秋邪壮热案

秋邪壮热，大汗渴饮，背微恶寒，桂枝白虎汤。

桂枝　知母　石膏　生草　竹叶

【赏析】

本证属感受秋令时邪，阳明热盛所致。里热炽盛，故壮热，胃热津伤，乃见烦渴引饮；里热蒸腾，迫津外泄，则大汗出；背微恶寒，是太阳病未罢也。惟有投白虎汤以清肠胃之热，同时加桂枝以散表邪，方可热除津复，汗出表解。

方中石膏辛甘大寒，入肺胃二经，功善清解，透热出表，以除阳明气分之热，知母苦寒质润，一助石膏清肺胃热，一滋阴润燥。佐以竹叶、甘草益胃生津。桂枝助阳通络，解肌发表。诸药相合，共奏清热生津，止渴除烦之功，使热清津复而诸证自解。

其一，秋令时邪以燥邪为主，而阳明属燥金，同气相求，是以其邪易传阳明；

其二，此方之用桂枝，若言背微恶寒是表未解，用其散表邪，可圆其说；若言此证似《伤寒论》的白虎加人参汤证，其"时时恶风"、"背微恶寒"与此案相似，自然要结合其他脉症加以辨别。

案17　苦降辛开案

肝肾阴亏，中虚湿痰不化，左肋痞硬年余，前日触不正之邪，寒热叠作，旋即自汗肢冷，前师投以参附，汗止阳回。讵知邪乘虚陷于阳明，与浊痰交并胃中，内热神炽，明昧不清，溲赤，便闭，胸痞，舌苔灰黑，四肢指节蠕动，阴伤热炽，风木鸱张，虑其转入心胞，有神昏痉厥之变。议用苦降辛开，兼育阴以回护心包，速退乃佳。当延高明酌裁。

黄连　干姜　半夏　黄芩　郁金　北沙参　麦冬　蒌仁　青皮　枳实　竹茹

复诊　昨用苦降合清营之法，内热稍缓，苔亦较化，脉亦较和，惟脘痞格拒，腑气不通，日晡热甚，阳明之滞未下，火邪劫烁阴津，虑阴津消亡，发为陷症。议甘寒泄热，佐和中润下治之。

北沙参　麦冬　郁金　青皮　蒌皮　半夏　鲜石斛　丹皮　川贝　茯苓　海蜇　荸荠

三诊　神识渐清，胸痞渐解，舌苔虽化，惟中脘觉燥，心烦时动，虑风火相煽，痉厥再至，则为患非浅。拟以甘寒润导，兼泄汗热。

生地　蒌皮　青皮　川贝　柏子仁　茯苓　麻仁　鲜斛　天麦冬　海蜇　荸荠

四诊　恙势较退，滞气已出胃腑，是属佳兆。惟脉来细数，脏阴、营液俱亏。若得腑气宣通，阴气来复，方保无虞。

前方去海蜇、荸荠，加鲜梨、阿胶。

【赏析】

胁下痞硬为邪居少阳之患，今感时邪，故往来寒热，胸胁苦满等少阳病症即现，正邪交争，汗出肢冷。此时应和解少阳，然前医仅见汗出遂投以温阳止汗之法，虽汗止阳回，但邪气则乘虚而入阳明。此患素有肝肾亏虚，痰湿阻中，故中焦痰热互结，阳明邪盛则热势枭张，痰热交阻则胸痞不畅，热邪扰神则神昏窍闭，津液耗伤则溲赤便闭。方初拟辛开苦降之黄连汤佐以养阴之品，《伤寒来苏集》中有言黄连汤"此亦柴胡加减方"故有调理寒热，斡旋气机之功，再添沙参、麦冬以养阴清火，枳实、竹茹增其理气化痰之效。

二诊热势稍减，但脘痞格拒，腑气不通，且日晡热甚，此阳明邪滞未解，遂行清热化痰，理气畅中之法；三诊、四诊神识渐清，胃腑已通，因津液亏损，故主以甘寒养阴。

案18　痰热蒙闭案

吴　神迷不能语，牙关紧闭，发热面红，口甜，痰沫粘腻，小溲自遗，四肢不举，脉浮洪，舌苔滑腻。据述在军前甫回，旋即寒热，复食生冷，窃思病情，始因惊恐，复感秋邪，痰热蒙闭，先用至宝丹、石菖蒲、竹油汁汤下，一时许，神即清爽，再用煎方。

葛根　连翘　川贝　蒌皮　枳实　丹参　玉竹　半夏　竹沥　菖蒲

【赏析】

秋气当令，温燥之邪为患，始因惊恐，气机逆乱，故燥热乘虚侵犯，首犯肺卫，则寒热旋起；邪气逆传，则痰热内闭心包。正如叶天士所云"温邪上受，首先犯肺，逆传心包"。神迷不语，牙关紧闭，为痰热内闭心包所致；火热炽盛，故壮热面赤；热烁津液为痰，则口甜痰腻；舌苔滑腻脉浮洪，亦为痰热内盛之象；小溲自遗，恐内闭而成外脱之候，故此证来势汹涌，急当化浊开窍，先予凉开"三宝"之至宝丹，重在豁痰开窍，清热解毒，待神明清爽，再用清热化痰之方助其药力，清解余邪。

方中川贝、蒌皮、半夏、竹沥、菖蒲化痰开窍，葛根、连翘解毒散邪，枳实行气消积，丹参活血凉血清心，玉竹养阴生津。

此法，即叶天士所言："延之数日，或平素心虚有痰，外热一陷，里络就闭，非菖蒲、郁金等所能开。须用牛黄丸、至宝丹之类以开其闭，恐其昏厥为痉也。"故王氏先以至宝丹凉开其闭，等神明清爽，再以清热化痰之煎方巩固收功。

案19　复劳感邪案

病后复劳感邪，虚邪袭入，始发寒热，今则寒去而热蒸蒸，蕴于脾肺两经，舌苔白厚，有汗而热不清，溺赤似痛，脉数而濡，腠理空疏，是以多汗，阴虚夹痰，蕴恋于络，议景岳服蛮煎加竹叶石膏汤主之。

生地　橘白　木通　半夏　知母　丹皮　麦冬　竹叶　石膏　泽泻　茯苓
蔗皮　荸荠

【赏析】

病后复劳，正气未复，时邪趁虚而入，遂寒热表证初起，因无力抗邪，故表证自罢，"温邪则热变最速"，迅速入里，热势独盛。热伤于肺则腠理大开，汗液外泄；热蕴于脾则痰热互结于中。津液耗伤而火热不减，故现小便溺赤涩痛，舌苔白厚，脉数濡等阴虚夹痰之证。

张景岳服蛮煎乃主治水火不济兼心肾阴虚之方，今用此方行滞气，开郁结，通神明，有扶正祛邪之功；更以竹叶石膏汤，清热养阴生津，兼以化痰，助其扶正祛邪之力。

案 20　斑出神昏案

斑出而神昏谵妄如故，温邪内陷，犹未解也。反以为斑已发出，可以无虑，此语人谬。勉拟叶氏之法，轻清凉血以透斑，芳香逐秽以开窍，必得汗出神清，庶可勿药有喜。

犀角　玄参　连翘　鲜石斛　牛黄清心丸　银花　金汁

【赏析】

叶天士云："若斑出热不解者，胃津亡也。"故临证不可以斑出与否，辨热邪消退。此证斑出而热势未减，神昏如故，可知热邪内陷，扰动心神。遂拟叶氏之法，"入营尤可透热转气，如犀角、玄参、羚羊角等物"，以轻清凉血透斑，芳香逐秽开窍为法。

方用犀角、玄参清营凉血；鲜石斛清热滋阴生津，以沃焦救焚；银花、连翘则行"透热转气"之职，有解毒之功；金汁解毒泻热；兼用牛黄清心丸以清热化痰，开窍醒神。

此案斑虽出，而邪势不解，由此可以看出，病势之发展，病情之变化，非一症一脉所能代表，即非斑出其邪得以达表。故辨证之法，既要从整体把握，也要诊察细微之苗窍。

案 21　邪入血分案

邪入血分则不渴饮，舌苔变黑，神昏谵语。犀角地黄汤加味主之。

犀角　地黄　天竺黄　连翘　玄参　赤芍　丹皮　竹叶　甘草

【赏析】

此案为热入血分之证，其热在血分，则不渴饮，热灼津伤则舌苔色黑，热扰心神，则神错谵语。犀角地黄汤为温病血分证的代表方，故王氏拟犀角地黄汤加味，以清热解毒，凉血散瘀。

此方用犀角、竹叶清心去火之本，生地、玄参凉血以生新血，白芍敛血止血妄行，丹皮破血以逐其瘀。此方虽曰清火，而实滋阴；虽曰止血，而实去瘀。瘀去新生，阴滋火熄，可谓探本穷源之法。其中配伍赤芍、丹皮泄热散瘀，寓有"凉血散血"之意，用治热入血分而见耗血、动血之证。又加连翘轻清宣透，似有"透热转气"之意。全方凉血兼以散瘀，止血而不留邪，可使热退神清，瘀血自散。

案 22　秋邪伏热案

秋邪伏热，月余不解，汗淋之后，热退不清，口干舌燥，渴不欲饮，不思饮食。伏邪伤阴耗气，少阳阳明不和，所服之方，俱在理路，显然邪陷于阴，不能外达，拟黑逍遥散加减。

柴胡　青蒿　生地　当归　丹皮　甘草　泽泻　山药　茯苓　陈皮　谷芽

【赏析】

此案属燥邪伤阴耗气，少阳阳明不和所致。秋邪伏热，汗后余热不清，燥邪易伤阴耗气，则口干舌燥；邪伏阴分，故渴不欲饮；邪稽不解，碍脾胃运化，则不思饮食。王氏以黑逍遥散加减，透邪外达，养阴疏肝，健脾和中。

方中柴胡、青蒿疏表泄热，透邪外达；生地滋阴养血润燥；泽泻，清热利小便；丹皮，清热凉血，活血化瘀；当归养血和血；茯苓渗湿健脾；山药、陈皮、谷芽运脾消食。

案 23　疫邪两候案

疫邪两候，阴分已虚，热糊不清。口渴多饮，舌黑底绛，谵语不宁，痰咯不爽，脉象弦滑，伏邪化热，邪郁不达，伤阴损精，正虚邪实，暂拟养阴化痰，兼开太阴。

鲜地　羚羊　赤芍　丹皮　赤苓　知母　黄芩　玄参　半夏　车前　地粟　陈米

【赏析】

此案口渴多饮，谵语不宁，咯痰不爽，脉弦滑，是伏而化热，伤阴损精，为正虚邪实之象，王氏拟养阴化痰之法。

方中鲜地、知母、玄参、地栗养阴清热；羚羊、赤芍、丹皮、黄芩清阴分之邪热；车前清热利湿化痰；赤苓、半夏健脾化痰，防滋补壅滞，扶正不致留邪；陈米养脾胃。

王氏强调"兼开太阴"，当是热病伤正，其运化不行，则津液化生乏源，其亏耗之阴液无所补充，正如《素问·经脉别论》曰："饮入于胃，游溢精气，上输于脾，脾气散精，上归于肺，通调水道，下输膀胱，水精四布，五经并行。"津液生成代谢过程中，太阴脾担当着重要的角色，故开太阴即所以扶正气、养津液。

案 24　伏邪未化案

时感十朝，日前寒热如疟，目今已止，惟胸胃不开，精神萎顿，五更作呕，溲黄内热，脉来弦滑，且不宁静，伏邪未化，少阳阳明皆不清楚，未可言愈，不生风波即吉。

柴胡　葛根　半夏　陈皮　川朴　甘草　炒荆芥　赤苓　神曲

【赏析】

此案邪稽不解，少阳阳明不宁所致，其寒热如疟已止，而胸闷脘痞，五更作呕，脉弦，是病仍在少阳；精神萎顿，溲黄，脉滑，是热已初入阳明之里。

方中柴胡、葛根和解少阳，透邪外出，且葛根生津清热；半夏、陈皮、川朴、赤苓、甘草健脾行气，和胃止呕；炒荆芥清热透表；神曲开胃消积。

风 火

案1 上盛下耗案

脉来沉弦而数。沉者，郁也。肝郁不畅，气化为火，少阳不宁，右脉滑疾，湿热生痰，心肾两亏，厥阴之气鼓动火炎于上，上盛则下耗，养心肾以和厥阴。

生地 麦冬 丹皮 茯苓 柴胡 灯心 泽泻 萸肉 菊花 蒺藜

【赏析】

本案少阴之水亏于下，肝气鼓动火炎于上，故以滋阴补肾，清肝泻火为法。

方中生地、萸肉、泽泻、丹皮、茯苓有六味地黄汤意，补肾阴，麦冬清心养阴，柴胡疏肝，灯心清心火，菊花、蒺藜清肝平肝泻火。

案中"脉沉弦而数，右脉滑疾"，王氏指出，沉者，郁也，肝郁不畅，气化为火，少阳不宁，则知其弦数是因沉而来，可以看出，王氏在脉诊方面独具心得。

案2 心肝气郁案

心肝之气郁结，化火刑金，阴不化气，喉痛生疬，颈项结核，两耳闭气，少阳厥阴用事，风火相煽，清心凉肝，兼解郁结。

生地 石决 当归 菊花 柴胡 木通 薄荷 麦冬 甘草 赤芍 茯苓

【赏析】

本案系气郁化火，灼伤脉络，炼液为痰。就部位而言，咽喉与肺、少阳、少阴等关系密切；颈项与少阳关系紧密；少阳之脉，从耳后，入耳中，出走耳前，心开窍于耳，故两耳与之关系密切。王氏拟清心凉肝，解郁散结之法。

方中生地、木通、甘草有导赤散意，清心利尿；麦冬清心养阴；石决明、菊花、薄荷凉肝；当归养血活血；赤芍凉血活血；柴胡疏肝行气。

此案病证复杂，以经脉循行统其症状，且与其病机相符，是至便之法，可指导临床辨治思维。

湿　热

案1　和胃化湿案

经以风胜则动，热胜则肿，燥胜则干，湿胜则溏泄，左顾右盼，尚在自如，深秋入腊，湿热作祟，暂和阳明，兼化脾湿。

补中益气去姜，加葛根、木瓜、车前。

【赏析】

《素问·阴阳应象大论》曰："风胜则动，热胜则肿，燥胜则干，寒胜则浮，湿胜则濡泻。"本案未言病症，仅言病机湿热作祟。

湿热为病，多源于中焦。脾喜燥恶湿，胃喜润恶燥，又薛雪《湿热论》曰："中气实则病在阳明，中气虚则病在太阴。"是以阳明之上，燥气治之，多从热化；太阴之上，湿气治之，多从湿化、寒化，太阴阳明同病，则多为湿热，又根据其偏重不同，而灵活调整其治法。结合本案治法，以方测证，以及经言，可以推断患者湿重于热，可有不思饮食，溏泄，腹胀等症。

故王氏以补中益气汤补中益气健脾，去生姜之辛温助热；加葛根以生津舒筋，升阳止泻；木瓜舒筋和胃化湿；"治湿不利小便非其治也"，车前清热渗湿，使湿邪有出路。

案2　湿热生痰案

湿热生痰，近入初冬，两尺滑数不静，以三补三泻法。

生地黄汤加橘红、苡米。

【赏析】

湿性黏腻，相互胶结，"如油入面"。薛生白云："热得湿而热愈炽，湿得热而湿愈横。"湿为阴邪，易阻滞清阳；热为阳邪，易伤阴液。本案患者热重于湿，热煎湿而成痰；热炽消灼肾阴，阴虚火炽，故两尺滑数不静。病机为热重伤阴兼夹痰湿，故治宜三补三泻，养阴清热、化痰利湿。方中生地黄汤以养阴降火为主，而后加橘红行气化痰；苡米清热利湿健脾，增其清热化痰利湿之功。

湿热为患，在治疗中，颇为难治。祛湿之药，多为辛湿燥烈之品，过用则有助热伤阴之弊；清热之药，则为寒凉阴柔之品，过用则有碍脾敛湿之虞，即吴鞠通所谓"徒清热则湿不退，徒祛湿则热愈炽"。辨证不准，拟法选方不当，往往顾此失彼。本案为热重于湿，故以清热养阴为主，兼以化痰祛湿，既除湿热之邪，又滋养亏损之阴液，一举两得，则病情向愈。

案3　轻可去实案

精不化气，气不生阴，脉不安静，阴中之阳不运。阳腑之气不调，舌有裂纹，气分有热，阴中有湿，所服之方，俱在理路，轻可去实，每朝服猪胆丸三钱。

洋参　料豆衣　通草　橘皮

【赏析】

本案气阴两虚，兼有湿热，王氏拟益气养阴，兼除湿热之法。方中西洋参益气养阴，性凉清热；通草清热利尿，使湿有去路；橘皮理气燥湿化痰；料豆衣健脾利湿。朝服猪胆丸，以化脾肾之湿热。

此滋燥并行之法，既益气养阴，又清热除湿，两者并行不悖。但要辨其证候之主次，定治法之偏重，或以益气养阴为主；或以清热除湿为主。其言"轻可去实"在此案中体现明显，气阴不足，则以一味洋参益气养阴；兼有湿热，则用通草清热利湿、料豆衣健脾利湿、橘皮理气燥湿，并无大队除湿之品，只此三味，则足以祛其邪气之实。

案4　湿热夹虚案

湿热伤阴，气化无权，利湿伤阴，清热耗气，无形幻出有质。补则气聚，破则气满，轻可去实，涩以固脱。肝肾内亏，心肾不交，每朝服六味地黄丸，合十四味资生丸。一助坤顺，一法乾健。午后服猪胆丸三钱，化脾肾湿热。

料豆　茯苓　沙苑　连翘　苡米　车前　夜交藤　枳壳　冬瓜子　北沙参

【赏析】

本案是湿热与肝肾阴伤并见。利湿则伤阴，清热则耗气，补则气聚，破则气满，故在治疗中，宜当权衡。若辨证失准，治法不当，易犯虚虚实实之戒。

王氏拟朝服六味地黄丸，滋补肝肾之阴，是为助坤顺；十四味资生丸，健脾益气，是为助乾健，两方以固其虚。午后再服猪胆丸清化湿热，以治其实。猪胆丸为外台删繁苦参丸加味，其组成成分为苦参二两、龙胆草二两、广郁金二两、黑山栀四两，共研为末，用鲜猪胆汁四个，蜂蜜四两，和匀，泛丸，丸如梧桐子大，每次吞服八粒。煎方中料豆衣健脾利湿；茯苓健脾渗湿，以助脾运；薏苡仁淡渗利湿；车前子、冬瓜子利湿清热，使湿热下行；枳壳畅气宣肺，开水之上源；连翘清热宣透；北沙参滋阴润肺；夜交藤交通心肾。诸药合用，面面俱到，考虑周全。用药轻灵宣透，祛湿而不伤阴，清热而不敛湿，故曰"轻可去实"也。

本案服用方法颇为讲究，丸汤并用以及多种丸方不同时段服用，可兼顾其复杂的病机，此法步步为营、环环相扣，使正气得充，邪气得除。

案5 清火化痰案

脉沉而滑，湿热郁肺，肺气受伤，肾气不纳，湿热上冲，喘咳不止，清火化痰，防其气冲厥逆之患。

苏杏二陈合百合花、桔梗、炒芩。

【赏析】

本案脉沉而滑，则为痰湿内盛，湿遏热伏之象。肺主一身之气，肾主纳气，湿热郁肺，"肺病湿，则气不得化"，肺气受伤，肾不纳气，气逆上冲，故喘咳不止。防其气冲厥逆之患，"急则治其标"，则先以清火化痰为法。

方中二陈汤燥湿化痰，苏叶、杏仁、桔梗宣降肺气，复其升降；百合花清热润肺；炒黄芩清肺热。

待其咳喘止后，则顾其本。若确有肾气不纳之证，则可以补肾摄纳之法善其后。此为主次缓急之体现，遵循先主后次、先急后缓之次序。

黄 疸

案 蓄血发黄案

黄为土色，脾为土脏。脾为湿热薰蒸，则中央正色发越于外。脾虚不能统血，脾与大肠相为表里，火盛灼金，迫血妄行、血去阴伤，宗气上浮，虚里穴动。疾因酒后湿热内生，血在便后，腹中膜胀，是血离营位，脾失统摄之司。黄如草木将凋，非黄之正气，乃中土久亏，无以奉秋收之令，脉来滑数无神，当从蓄血发黄论治。

熟地　云苓　泽泻　冬术　川断　地榆　归身　荆芥炭　黄芩　车前子
乌梅肉

蜜丸。

【赏析】

本案患者发黄兼有大便出血，王氏曰当从蓄血发黄而治。明代吴又可在《温疫论·蓄血》篇中对蓄血发黄论述详细，"发黄一证，胃实失下，表里壅闭，郁而为黄。热更不泄，抟血为瘀。凡热，经气不郁，不致发黄。热不干血分，不致蓄血。同受其邪，故发黄而兼蓄血，非蓄血而至发黄也。但蓄血一行，热随血泄，黄因随减。尝见发黄者，原无瘀血，有瘀血者，原不发黄。所以发黄，当咎在经瘀热，若专治瘀血，误也。"清代唐容川进一步明确"按'瘀热以行'。一'瘀'字，便见黄皆发于血分，凡气分之热，不得称瘀。小便黄赤短涩，而不发黄者多矣。脾为太阴湿土，主统血。热陷血分，脾湿遏郁，乃发为黄。"可见，蓄血发黄病机为脾胃湿热，瘀热互结所致。脾为湿热薰蒸，脾气亏虚，离经之血而成瘀，故身目发黄，其黄晦暗如枯草；热迫血行，血溢脉外，兼之脾虚不能统血，故便血；湿热阻于中焦，气机不畅，则为膜胀；热伤阴血，肾阴不足，纳摄失职，则宗气上浮，虚里穴动；脉滑数，则为湿热内蕴；而无神，则预示脾气亏虚之本。故治宜清利湿热，健脾养阴，兼以活血化瘀。王氏治以清利湿热，，兼宁络之法。

方中泽泻、车前子清热利湿；云苓、冬术健脾除湿，以助脾运；熟地滋阴补血；黄芩清热燥湿泻火；乌梅肉涩肠生津；地榆、荆芥炭祛风宁络止血；归身养血活血，以化其已坏之血而无碍于新血之运行，正如当代著名中医学家关幼波所云"治黄必治血，血行黄易却"。

肿　胀

案1　胎前水肿案

肾为水之下源，肺为水之上源，膀胱为水之导引，脾土为水之提防。胎前水肿，气化无权，治水之法，禹功疏凿虽善，然非羸弱所宜。虚则崇土，一定成法。如甘遂、大戟、芫花、商陆等，行水虽速，堤防不固，正气不支，终属不济。现在腹大如箕，腰围倍昔，脉渺如丝，喘鸣肩息，生气残矣。

人参　冬术　茯苓　炙草　广皮　猪苓　泽泻　油桂

【赏析】

肿胀是因机体气化不利，津液输布失常，导致体内水液潴留，泛溢肌肤，以头面、四肢、胸腹等局部浮肿，甚至全身浮肿为主要表现的病证。多与肺、脾、肾三脏相关。诚如《景岳全书·肿胀》篇指出："凡水肿等症，乃肺、脾、肾三脏相干之病。盖水为至阴，故其本在肾；水化于气故其标在肺；水惟畏土，故其制在脾。今肺虚则气不化精而化水，脾虚则土不制水而反克，肾虚则水无所主而妄行。"此案患者时值妊娠期，腹大如箕，腰围倍昔，然脉渺如丝，则为正气羸弱。故治宜培土制水，健脾利水。方拟四君子汤加味。

方中人参、冬术、茯苓、炙草补气健脾，白术兼以安胎；陈皮理气健脾；猪苓、泽泻利水渗湿，从小便而走；肉桂温脾暖肾，兼纳气平喘。

案2　气水不行案

肿为水溢，胀为气凝。肾主藏水，肺行诸气，肺肾双亏，气不运行，溢于皮肤则肿，留于脏腑则胀。夫水非气不行，非土莫制。症本脾元先亏，不能制水，肺失所主，不能行水，气水相持，不归正化。然脾虚必由肾火不足，是以古法补脾必先补火，以火能生土，补肾宜兼补脾，以脾为生化之源。治水必先治气，以气化水亦化，治气宜兼治水，以水行气亦行。此脾肾气水之不可分，而治当兼顾，必复其所主，先其所因，此肿胀之所以不易治也。公议严氏实脾饮主之。

制附子　川朴　冬术　炮姜　煨木香　草豆蔻　大腹皮　木瓜　云苓　炙草

每晚服金匮肾气丸。

【赏析】

《素问·至真要大论》："必伏其所主，而先其所因"，重视审证求因，辨证论治。水肿之为病，与肺、脾、肾三脏相关。盖水为至阴，故其本在肾；水化于气，故其标在肺；水惟畏土，故其制在脾。本案病机，王氏论述详实，证本脾元亏虚，脾虚必由肾火不足所致，故宜治本，健脾补火也。汤丸并用，实脾饮以健脾温阳利水；配以金匮肾气丸温补肾气，化气行水。

方中制附子、炮姜、草豆蔻、桂枝温阳散寒利水，冬术、云苓、炙草健脾补气，木香、大腹皮、厚朴理气行水，木瓜、茯苓利水消肿。

案 3　塞因塞用案

肾统诸经之水，肺司百脉之气，脾为中土之脏。脾虚不能制水，肾虚不能纳水，肺虚不能行水，泛溢皮肤则肿，流注脏腑则胀，脉来沉数无神，症势危如朝露，勉拟金匮肾气丸法，宗经旨"塞因塞用"之例。

金匮肾气丸作煎。

【赏析】

本案水肿，脉沉数无神，是肾阳衰微，水寒内聚之证，其病机正如《医门法律·水肿》所言，"经谓之二阳结谓之消，三阴结谓之水。然其权尤重于肾，肾者，胃之关也，肾司开阖，肾气从阳则开，阳太盛则关门大开，水直下而为消。肾气从阴则阖，阴太盛则关门常阖，水不通为本。"虽是水不通而为肿胀之病，然审证求因，治病求本，病机为肾阳亏虚，不得温阳利水，故宜补命火因以强脾，即为《内经》反治法"塞因塞用"之体现。

方用金匮肾气丸作煎，温肾助阳，化气行水。清·汪昂云："此足太阴、足少阴药也。土为万物之母，脾虚则土不能制水而洋溢；水为万物之源，肾虚则水不安其位而妄行，以致泛溢皮肤肢体之间，因而攻之，虚虚之祸，不待言矣。桂附八味丸，滋真阴而能行水，补命火因以强脾。"其所言"桂附八味丸"，在书中亦明示所指为《金匮要略》肾气丸。

案4 益气升阳案

湿热为病，非是一端，肿胀不越肺、脾、肾三经，其治不一。脾司清阳，易行浊气。东垣"塞因塞用"，纳气归窟，最为详细。仲景欲升阳气，必降浊气，欲降浊阴，必升清阳。高年之恙，实难着手，偏寒偏热，皆有太过之弊。

补中益气加黄芪皮、甘草皮、干蟾皮。

【赏析】

肿胀病变脏腑有肺、脾、肾之别，病因不同，涉及脏腑不同，治法也各异。气行则水行，气滞则水停，脾胃为气机升降之枢纽，脾主升清，胃主降浊，升降相因，气机乃通。对于年事已高者，偏寒偏热皆不适宜，以寒热相当的补中益气汤升提中气，恢复中焦升降之功能，则气机通畅，气行则水消。另加黄芪皮健脾益气，干蟾皮为治疗水肿的临床经验药，甘草皮补脾和中，三药均取其皮，有取类比象之意，以增强利水消肿之功。

案5 水湿侵脾案

金匮肾气丸不效，肾为水之本，膀胱为水之标，肺为水之上源，水湿侵脾，脾虚困耗，又值肝木司春，侮其所不胜，殊属堪虑。以胃苓加减。

冬术　川朴　猪苓　陈皮　泽泻　车前　苡仁　麦冬

【赏析】

肾为水之下源，肺为水之上源，膀胱为水之导引，脾土为水之堤防。水湿困脾，又值肝木当令，同气相求，侮其所不胜，形势危殆，治当健脾利水消肿，培土以治水，方拟胃苓汤加减。

方中冬术健脾化湿，以助脾运；厚朴、陈皮理气燥湿；猪苓、薏苡仁、泽泻淡渗利尿；车前子利水消肿；配以麦冬滋润，以防利水而伤阴。

案6 肿至缺盆案

左边能卧，觉气升胀疼较舒，肿胀未消，肿自下起，上至缺盆，难疗之疾，尽人事以待天时，不能早更暮改，肿胀系脾肺肾病，不能一例调治，见貌辨色，随机变化而已，开太阳以走湿邪，通霜气而消阴翳。

郁李仁　火麻仁　茯苓　生熟莱卜子　千里驹

【赏析】

本案患者肿胀唯左侧能卧，自下而起，上至缺盆，肿胀范围甚广，为难疗之疾。肿胀之病，与脾、肺、肾关系最为密切，本案患者肿势难消，不能一概而论，要见貌辨色，四诊合参，随证变化，灵活运用。以"开太阳以走湿邪，通霜气而消阴翳"之法，勉尽人力。

方中郁李仁甘苦而润，其性降，故能下气利水，《本草经疏》云"郁李仁，主大腹水肿，面目四肢浮肿者，《经》曰，诸湿肿满，皆属于脾，又曰，诸腹胀大，皆属于热。脾虚而热客之，则小肠不利，水气泛溢于面目四肢，辛苦能润热结，善降下导癃闭，小便利则水气悉从之而出矣。郁李仁，性专降下，善导大肠燥结，利周身水气，然而下后多令人津液亏损……"，故配以火麻仁润肠通便，以防其燥结，且《神农本草经》称其"主补中益气"，《别录》亦谓之其能"逐水，利小便"；茯苓健脾渗湿，利小便；莱卜子有"生熟异治""生升熟降"之说，《医学衷中参西录》论之甚详，"生用味微辛、性平，炒用气香性温。其力能升、能降，生用则升多于降，炒用则降多于升，取其升气化痰宜用生者，取其降气消食宜用炒者。究之，无论或生或炒，皆能顺气开郁、消胀除满，此乃化气之品，非破气之品"，此处生熟并用，以取其化气，通霜气，而利水湿。以上诸药，皆旨在化气利水，使邪有出路，而阴翳自消。佐以千里驹补中益气，滋补肝肾，以防其虚。

案7　气满中虚案

气满中虚，腹大如鼓，内外皆胀，古方甚多，得效者少，金匮肾气、济生肾气、败鼓之皮、琥珀安神、木香化气、牛溲马勃、分清等饮，皆不能用。液化为气，气化为火，惟有调五脏、安六腑。除此之外，更无良方。每服小温中丸五钱。
西瓜皮三钱　冬瓜皮三钱　砂仁一钱　赤小豆三钱　茯苓三钱　冬葵子三钱　香橼皮钱半　琥珀五分
又用千里马右腿一只，火麻仁，郁李仁煎服。

【赏析】

水液代谢关乎五脏六腑，肿胀为病，虽与肺脾肾关系密切，与其他脏腑也息息相关。本案患者腹大如鼓，古法皆用，得效者少，王氏诊为气满中虚，治疗非止一端，调五脏、安六腑是大法。小温中丸理气健脾，以崇后天之健运；冬瓜皮、西瓜皮、赤小豆、茯苓、冬葵子利尿消肿；"气行则水行，气滞则水停"，砂仁、香橼皮芳香行散；"血不利则为水，血行则水行"琥珀活血利水；"肺为水上之源，通调水道"，火麻仁、郁李仁开肺郁，提壶揭盖以利水；千里驹补益中气，以助水运。

案8　脾肾交亏案

诸湿肿满，皆属于脾。脾土亏残，湿邪深入，肾气因伤，脾肾交亏，精华日败，湿势益彰。譬如土为水侵，物何以立，势已危笃，拟方挽之。

东洋参　熟地　云苓　泽泻　怀膝　炮姜　制附子　车前

【赏析】

本案因脾虚在先，湿邪内停，更伤脾阳，日久伤及肾气，其主水失职，则湿势益彰，难以控制。王氏拟温补脾肾之法。

方中制附子、炮姜温补脾肾；云苓、泽泻、车前、怀牛膝利湿从小便而去；熟地滋补肾阴。东洋参者，即牛蒡，《本草纲目》载"牛蒡性温、味甘无毒，通十二经脉、除五脏恶气，久服轻身耐老"，此处用之，当是取其扶正祛邪之功。

此案用药之中，熟地之运用，看似并无道理，然"善补阳者，必于阴中求阳"，此寓阴中求阳之法，为其一；其二，方中既用炮姜、制附子等辛热之品，又多用利湿之品，恐伤阴之弊，则熟地可制其弊端，一举两得，用法甚妙。

案9　肾气先伤案

脾胃为中土之脏，仓廪之官。容受水谷，则有坤顺之德，化生气血，则有乾健之功。素饮涧水沉寒，水流湿而就下，肾气先伤，传之于脾，渍之于肺。肾虚则真阳不足以煦和，真阴不以濡润，脾伤健运失常，肺伤无以行水，致令精华腐败于中，乃至气虚中满。前服脾肾双培，崇土生金等剂，病似退而复进。近则秋感缠绵，脾、肺、肾二经益病。是以中满益甚，辗转沉疴，岁月弥深，殊难奏效，使非屏除尘绊，恬淡虚无，终无济也。

附桂八味汤去泽泻，加沉香、冬白术、甘草、陈皮、肉果、炮姜、牛膝。

【赏析】

本案是肾气先伤，传之于脾，渍之于肺，则肺、脾、肾同病，肺不行水，脾不健运，肾不温不濡，症状丛生。病人曾服脾肾双补，崇土生金等剂，病似退而复进，难抵堂室，反复思索，遂拟温补肾气为法，取桂附八味汤加减。

方中桂附八味汤温补肾气，加沉香纳气平喘；冬白术、陈皮、甘草健运脾土；炮姜温中温肺；牛膝活血利水；肉果温中行气。

此"治病必求于本"之要旨。既是肾气先伤，继而诸症蜂起，则温补肾气以治其本，兼顾健脾、纳气之法，则面面俱到。

案 10　升清降浊案

始因疟邪留肝，致成痞块，延今多载，加之气郁伤中，肝脾两伤，胸腹痞胀，两腿浮肿，二便不畅，饮食日减，精神日羸，脉见两弦，木来乘土，清浊混淆，势成中满，不可轻视。每服小温中丸半钱，拟东垣先生升清降浊法，不致中满则吉。

党参　冬术　甘草　苡仁　陈皮　当归　木香　木瓜　柴胡　升麻　川朴

【赏析】

此案本有痞块内留，复有气郁伤中，见胸腹痞胀，双下肢浮肿，二便不畅，饮食渐减，精神不振，脉弦，显系木郁乘土，将成中满之象。王氏拟抑木扶土之大法，取小温中丸，以疏肝燥湿健脾；复以东垣升清降浊法。

方中党参、冬术、甘草、陈皮健脾益气，燥湿化痰；木香醒脾行气；川朴行气宽中，下气消积；当归养血活血；木瓜化湿和胃宽中；柴胡疏肝解郁，可升清阳；升麻升举清阳。

此案病积日久，初病在肝，渐病及脾，王氏"不致中满则吉"明言其病之变化，也指出了其治法。其抑木扶土之法，既防木郁乘土之更甚，又解其已成之病势，一举两得。

案 11　肝病实脾案

木乘土位，健运失常，清阳无展舒，阴霾上翳，以故食入反吐，肿胀频仍，脉来弦数无神，久延有三阳结病之虑。治病必求其本，《金匮要略》曰：见肝脉之病，当先实脾。爰以归脾、六君加减，资坤顺之德，助乾健之功，仍宣抑郁以舒神志，否则徒恃药饵之能，一曝十寒无益。

洋参　焦白术　云苓　炙草　姜夏　陈皮　归身　生木香　柴胡根　升麻　泽兰

水叠丸。

【赏析】

此案食入即吐，肿胀，脉弦数而无神，是木郁土虚之象。又《金匮要略》曰："见肝之病，知肝传脾，当先实脾"。故王氏拟疏肝健脾，益气升阳之法，取归脾汤合六君子汤加减。

方中洋参、焦白术、云苓、炙草、姜夏、陈皮、生木香健脾燥湿；归身养血和血；柴胡根疏肝解郁，有升阳之功；升麻升举阳气；泽兰活血化瘀，行水消肿。

案 12　湿热臌胀案

疟后风邪为弊，湿热归囊，肚脐突，青筋暴露，形如抱瓮，小便点滴。经云：诸腹肿大，皆属于热。已成臌胀，难以挽回。服滋肾丸三钱。

大橘皮汤加柴胡、木通、条芩。

【赏析】

《素问·至真要大论》曰："诸湿肿满，皆属于脾……诸胀腹大，皆属于热。"其病肚脐突，青筋暴露，形如抱瓮，小便点滴，湿热归囊，是湿热为病，况已成臌胀，则其病难治。

方中大橘皮汤治湿热内甚，心腹胀满，水肿，小便不利，大便滑泻；柴胡、黄芩疏肝行气，清热，和解少阳；木通清热利尿。滋肾丸有滋肾清热，化气利尿之功，有利于解湿热内结之势，正如叶天士所云："或渗湿于热下，不与热相搏，势必孤矣。"湿热两分，则其邪易解。

案 13　脾湿渍肺案

脾为生痰之源，肺为贮痰之器。年逾七一，阴阳就衰，肺脾肾三经皆病，肿自下起，蔓延于上，腰大如围，下体重着，二便不利，湿不运行，少食则胀，清浊混淆，气化无权，势入老境。金匮肾气丸固是正理，脉见滑数，脾虚生湿，渍之于肺，有喘满之虑，暂以苏杏轻通，化湿化热，再进肾气可也。

蜜苏梗　杏仁　槟榔　于术　茯苓　猪苓　益元散　香橼皮

服数帖后去杏仁加人参、橘红、冬瓜子。

【赏析】

此案肿自下起，腰大如围，腰以下重著，大小便不利，少食则胀，喘咳胸闷，显然是痰湿之邪内停所致，虽年逾七一，有先天渐衰之虑，然其主要矛盾在肺脾为主，不可贸然温下。王氏以宣降肺气，健脾燥湿化痰法。

方中蜜苏梗、杏仁轻清宣降肺气，开水之上源；于术、茯苓健脾燥湿渗湿；槟榔行气宽中除满；猪苓利水渗湿；益元散清热利湿；香橼皮理气宽中化痰。服药数剂后，加人参补益元气，橘红行气化痰，冬瓜子化痰利湿。

其治有先后缓急，先以肺脾为主，开水之上源，并培土制水，待诸症除后，再少进补益之剂，以善其后。

痰 饮

案1 痰饮欠寐案

痰饮之作，必由元气亏乏，及阴盛阳衰两起，以致津液凝结，不能输布，留于胸中，水之清者悉变为浊。水积阴，即为饮，饮凝阳，则为痰。若果真元充足，胃强脾健，则饮食不失其度，运行不停其机，何痰之有。《金匮》曰：外饮治脾，内饮治肾。临证权变。痰饮忡悸欠寐，呕吐胶痰色红，投温胆法，虽能安寐，而胶痰不尽，或久寐心烦，后加黑山栀，服一剂，烦定寐安，去山栀。惟气逆作吐，改用旋覆代赭汤。服两剂，气逆递减，而痰仍未尽，仍用二陈加白芥子、海浮石。三剂胶痰已清，饮食不多，仍用理脾法。

二陈汤加山药、北沙参、归身、蔻衣。

一剂觉烦扰不定，食入于胃，带饮呕吐，吐尽方安，改用大半夏汤早服，烦少定，呕仍未止，原方加当归、茯苓。又一剂，仍复烦躁气逆不纳，或寒或热、脉躁指黑，鼻生烟煤，改用四君子加附子粳米汤。一剂，呕未尽止，稍能纳谷，脉静肢和，黑气已退，似觉胸膺痞室。此虚气上逆，浊饮上升，原方加芍药、桂枝以敛虚气，以开脾郁。

【赏析】

此案初为痰饮，而致心悸怔忡，失眠，咯痰色红，拟温胆汤分消上下，虽能安寐，而胶痰不尽、心烦，则加黑山栀以清心除烦，则心烦消失，睡眠安卧。其后因呕吐，而改旋覆代赭汤，以降胃气。后仍用二陈汤加减，以除其痰。复因食欲不佳，改四君子汤加附子粳米，温运脾土。

此案详细记录王氏对此患者病证临证思辨及选方用方过程，提示学习者在临证过程中，要"观其脉证，知犯何逆，随证治之"，把握临证更方之法门，或效不更方、或效亦更方、或不效更方、或不效守方，其法全以医者思辨之中，又不离病证变化之外，当用心体会。

案 2　痰郁生饮案

胃之大络，名曰虚里。宗气跳跃，蚕嗽有年，肺肾交伤，气足似喘，常吐清痰。气虚夹饮，发则喉疼。肝阳扰动心火，水亏不能制阳。五脏诸饮，大旨温肾调脾，熟腐五谷，淡渗以运三焦，薛立斋有人参二陈为主药。仲圣内饮治肾，外饮治脾。六君子、《金匮》《外台》三方，初效后不效，皆是中虚气不宣化，痰郁生饮，二天不振，补后天以培先天，观其进退。

六君子汤加苏梗、沙苑、胡桃肉。

【赏析】

此案咳嗽有痰、喉痛等诸证，皆是饮停所致。王氏一循仲景内饮治肾，外饮治脾之旨；二依胞胎瓜熟蒂落之后，先天依赖后天的充养之理，故拟定补后天以培先天之法。

方中六君子汤健脾燥湿，既补后天之气，间接补先天之气，又可燥湿化痰化饮；加苏梗以行气宣畅气机；加沙苑、胡桃肉，以温补先天。

于先后二天之辨，当观其病证，有先天病后，涉及后天；有后天为病，无以充养先天，其病的发生发展过程不一，其治亦有区别。

案 3　培土生金案

脾为生痰之源，肺为贮痰之器。痰之标在脾，痰之本在肾。年逾六旬，肾水不升，肺阴不降。七情伤其内，六淫感其外。咳痰如胶，五更多汗，口如麻布，食不甘味，肺胃亦伤，恐成劳象。先为苏杏六君，补土生金，再培胃元。

苏杏六君加南沙参。

【赏析】

《素问·至真要大论》曰："诸湿肿满，皆属于脾。"脾运失健。因脾主运化食物和水液，脾阳不振，运化失司，导致饮食物消化吸收障碍，不能转输水谷精微，水谷精微不归正化，聚为痰湿。《素问·六元正纪大论》曰："土郁之发，民病饮发湿下。"脾居中州，脾阳亏虚，则不能输精以养肺，水谷不归正化，反为痰饮而干肺；下不能助肾以制水，水寒之气反伤肾阳，由此必致水液内停中焦，流溢各处，波及五脏。虑此案患者年老体弱，脾肾本虚，情志不畅或感外邪，内外相合，运化水湿失常，水湿停聚成痰，阻遏气机经络，王氏拟培土生金之法。

方中苏杏化痰以复肺气之宣降，六君子汤运脾以绝生痰之源，加南沙参润胃，以复其受纳之职。

其人年过六旬，肾精肾阳不足已成事实，且为自然规律，若无肾虚之的证，不可妄用温补之法。故此病治不在下而在中。中土健运，则气血化生有源，亦可健脾化痰，培土生金。

案4　气火并上案

外强中干，气火并于上。病因前年受寒咳嗽，曾服麻黄数剂，未经得汗。又服杷叶、款冬，似觉稍轻。素来善茶，故成茶饮，发则咳嗽痰多，呕吐清水，背脊发寒，手中发烧，服金匮肾气，口鼻出血无休时。服半夏饮，两耳鸣不寐，继又考试，操劳郁闷，且相火素旺，木火易兴，大便燥结，右手伸而难屈。相火内寄于肝，听命于心。心为一身之主宰，肾为十二脉之根本。操劳不寐，心肾不交，阴不敛阳，不能和气，气不升无降，所以耳闭不聪也。肺为相傅之官，秉清肃之令。六叶两耳，二十四节，按二十四气。风寒内伏，清肃不行，上输之津不能敷于五脏，而痰饮生焉。且茶饮苦寒，最能伤胃。脾虚生湿，水积不行。辗转相因，遂成痼癖。化热伤阴，苦寒败胃，外强中干，恐伤生发之气。拟归脾、二地、二术，以养心脾，兼和肝调中，化痰治饮。

党参　茯苓　枣仁　木香　杏仁　半夏　橘红　于术　当归　麦冬　远志　豆豉　神曲　羚羊　竹茹　枳实　生地　熟地　枇杷叶　茅术　玄参

拌蒸五次。

【赏析】

《太平圣惠方》云："夫肺为四脏之上盖，通行诸脏之精气"该案患者因风寒犯肺，致气逆而咳，治之不得其要，风寒内郁于肺，肺气肃降不行，脾胃生化之水谷精微上达于肺而不得疏布于周身及五脏六腑，停聚而生痰饮。又患者喜茶饮，其多为苦寒之品最能败胃，两寒相合，聚于内，使得中阳不振，运化不能，水湿布散不得，停而成饮，遂成顽疾，正如《景岳全书》云："水唯畏土，故其制在脾……今脾虚则土不制水而反克"。患者自服金匮肾气之品，劳累过度、情志内伤，相火妄动，心为君主之官，统领五脏六腑，肾为一身真阳之本，相火妄动于上，水饮内流于下，水火不得相济而出现夜寐不安、耳闭不聪等症。患者此时正气虚于内，正虚邪实，治之当健脾养心、和肝调中、祛湿化痰以缓图之。

方中党参、白术甘温，补脾益气；当归补血养心；茯苓、酸枣仁、远志宁心安神；木香辛香而散，理气醒脾，与大量益气健脾药配伍，复中焦运化之功，又能防大量益气补血药滋腻碍胃，使补而不滞，滋而不腻；麦冬润肺养心；豆豉开郁除烦，以上诸品心脾双调。半夏辛温，燥湿化痰，和胃止呕；竹茹清热化痰，除烦止呕；橘红理气行滞，燥湿化痰；枳实降气导滞，消痰除痞；杏仁降气化痰，枇杷叶清热化痰，诸药化痰治饮。羚角平抑肝阳，生熟地滋阴降火，玄参养阴清热，神曲醒脾消食，苍术燥湿健脾，诸味和肝调中，以降相火。

案 5　水停心下案

脉弦兼滑，偶感暴寒，咳嗽。手中发烧，服神曲汤已解。咳嗽未已，痰饮举发，水停心下为饮。风寒伤于外，七情伤于内，茶饮伤气耗阴，思虑伤其肝脾，惊恐伤其心肾，治饮兼解七情。现在感冒未清，治宜先标后本。

苏梗　杏仁　车前　茯苓　半夏　豆豉　生姜

【赏析】

此案脉弦兼滑在先，是以脉代证，当是素有宿痰之疾患。而后外感，咳嗽，手中发热，为外感夹有食滞，故服神曲汤消食导滞，伤食发热已解。外感内伤并举，而致饮停于心下，则咳嗽未已。因表邪未解，故先治其新感，兼以化痰，而后疗七情内伤。王氏拟解表宣肺，降气化痰为法。

方中苏梗、豆豉解表散寒，且苏梗理气宽中、豆豉宣郁除烦；杏仁降气止咳；生姜辛温解表，温中止呕，化痰止咳；车前、茯苓、半夏利水、化痰。

此案亦体现标本、先后治法，一般情况下，急则治标，缓则治本；先治其新感，而后治其宿疾。对于危急证候，要另当别论，因其证而确定先后治法，拟法选方。

案 6　阳虚饮停案

左脉弦涩，右来濡滑，按不应指。寒能生湿，湿能生饮。内饮治肾，外饮治脾。腹为太阴，太阴者脾也。脐属少阴，少阴者肾也。少腹属厥阴，厥阴者肝也。肾病带动肝胃，胸乡气满胀痛，扬扬有声。上焦如雾，中焦如沤，下焦如渎。清浊混淆，脏病带动六腑。所服之方，井井有条，无庸他歧，仍请一手调治。

安桂　茯苓　于术　甘草

【赏析】

此案是阳虚饮停之证，而病涉肝、脾胃、肾等脏腑，然治病求本，仍以温阳利水为法。

方中安桂补火助阳；茯苓健脾渗湿；于术健脾燥湿，均运脾而制水之泛滥；甘草补中，调味和诸药。

此系苓桂术甘汤意，虽改桂枝而用肉桂，其意在脾肾同治，温脾肾之阳而化饮，一举两得。

哮 喘

案1 脉来滑疾案

肺为娇脏，内配胸中，为五脏之华盖。清虚之所，不耐邪侵，外司皮毛，下荫于肾。哮喘十载，脉来滑疾，两尺不静，郁湿、郁热、郁痰、伏风为患，极难脱体。

苏子　杏仁　橘红　茯苓　豆豉　儿参　白前　白果　半夏曲

【赏析】

肺居高位，为娇嫩之脏，又上通鼻窍，外合皮毛，与自然界息息相通。外感六淫之邪最易伤肺，肺为清虚之体，不耐强攻，治之当以轻清宣散为贵。又肺属金，肾水为一身阴液之根本，金水相生，两者可相互滋养，故治肺时也应顾护肾中真阴，两者相互滋养事半功备也。

《理虚元鉴》云："肺气一伤，百病峰起，风则喘，寒则嗽，湿则痰，火则咳，以清虚之腑，纤芥不容，难护易伤故也"，因其难护易伤，患者哮喘十年，病情缠绵长久，素有郁热、郁痰、伏风为患，故治宜降气化痰，培土生金。方中以苏子、杏仁降气平喘；橘红、半夏曲理气、燥湿、化痰；豆豉辛散祛风；白果祛痰定喘；太子参、茯苓健脾益气，培土生金。

案2 调中养肾案

前因咳甚，哮症复萌，痰多气阻，额上有汗。肾司五脏之精，肺司百脉之气。肺气不降，肾气不纳，中气不能树定中枢，肺虚不能主扬诸气。调中养肾，纳气归窟，子母相生。

蜜炙麻黄　蜜炙苏梗　党参　茯苓　半夏　海参连土瓦上炙枯　姜　枣

【赏析】

《类证治裁》云："肺为气之主，肾为气之根，肺主出气，肾主纳气。阴阳相交，呼吸乃和。若出纳升降失常，斯喘作焉。"本案新疾引旧患，虑其诉有哮病，脾气虚弱，运化无能，湿聚痰生，致痰聚肺中，又水谷精微不足，无以上输以养肺，肺宣降失职。另肾气不足，摄纳无权，则气浮于上，上下不得相接。脾为肺之母，肾为肺之子，子母相生相依，故治之首当调中养肾，取母子相生之义。方中以炙麻黄、炙苏梗降气化痰以定喘，党参、茯苓、姜、枣健脾和中，复脾之运化，半夏一味以燥湿化痰，海参则补肾益精，养血润燥。终致气出有源，气纳有根，以平旧患。

案3　温肺化痰案

痰喘不时举发，邪恋肺俞，胸结窠囊，每遇劳碌，触邪即咳，温肺化痰。
三子养亲汤合温肺饮去桂枝，加半夏、橘红、前胡、生姜、金沸草。

【赏析】

朱丹溪曰："哮喘专主于痰"。痰主要由于体内津液输布失常，凝聚而成，如伏藏于肺，则成为发病的潜在"夙根"。本案患者因宿痰内伏于肺，复加劳累或感受外邪，导致痰随气升，气因痰阻，相互搏结，壅塞气道，肺气通降失常，临证当伴见咳痰清晰色白，形寒肢冷等症。治当温肺化饮，宣肺平喘。

方中苏子、莱菔子、白芥子均为手足太阴之药，皆为行气豁痰之品，气行则痰消。细辛、干姜、五味子相配，取仲景"病痰饮者，当以温药和之"的基本原则，此三药同用，散中有收，收中有散，彼此协同，互相制约。加用半夏、陈皮、金沸草健脾祛湿，以祛体内顽痰之弊。

案4　引火归元案

肾不纳，则诸气浮。脾不健，则诸湿聚。湿聚痰生，气浮肺举。素本操劳易饥，精神疲倦，哮喘即发。发则巅疼不寐，阴虚可知。喉间水鸣声，胸左高起一块，有时作痛，至今未平，乃老痰凝结于肺络，即湿痰流注之属。总由正气不能营运，结喉旁生结核，齿龃数日一发，阴亏不能制火，血少无以荣筋。金匮肾气引火归元，纳气归窟，是其大法。桂无佳者，反助其热。病真药假，为之奈何？勉拟一方，多酌高明。

熟地　茯苓　杏仁　山药　半夏　陈皮　枇杷叶　白芥子　于术　五味
炙草

【赏析】

《素问·至真要大论》："诸湿肿满，皆属于脾"，脾主运化水湿，脾虚不健，运化失职，最易生湿成痰，正如朱丹溪云："脾运委顿，清阳失旋，则胃气未能醒豁，所进谷气难化精微，易酿痰浊"，脾为生痰之源，肺为贮痰之器，痰浊聚于胸中，气阻不通而出现咳喘。脾为肺之母，脾虚水谷精微运化不足，不得上承以养肺，使得肺肃降失能，《仁斋直指方》云："肺出气也，肾纳气也，肺为气之主，肾为气之本"，肾为肺之子，肺肾以经络相连，由肺吸入清气，下达于肾，肾摄纳有常则呼吸有根，若肾精不足摄纳失司，气不能下纳于肾，则气浮于上出现喘疾。

本案患者身体素虚，操劳过度，正气不能营运，老痰结于肺络，阴亏不能制火，虚火上炎伴见齿衄数日一发，故治当以引火归元、纳气归窟为大法。王氏认为当以金匮肾气引火归元，苦于桂枝一药若无佳品则易药得其反，故自拟一方，以六味之补药熟地、山药补益脾肾；五味子纳气平喘；取二陈之意，加枇杷叶、白芥子化痰定喘。

案5 寒包热蕴案

髫年咳嗽，冬秋举发，延今廿余载。胸次痞闷，寒束肺俞之外，火郁肺络之中，寒包热蕴则金伤，痰凝饮聚为患。

杏仁　茯苓　冬术　姜夏　前胡　广皮　白芥子　甘草

【赏析】

髫年者，幼年也。《证治汇补》："哮即痰喘之久而常发者，因内有壅塞之气，外有非时之感，膈有胶固之痰，三者相和，闭聚气道，搏击有声发为哮病"，患者痰内郁于肺，气机阻滞不通，出现胸闷不适，痰郁日久则化火，又遇风寒外束，使得外寒内热，导致寒包热哮。治当以豁痰宣肺为主。

方中茯苓、白术、陈皮、甘草健脾和中，使得脾健水湿得运，痰湿得化，加用前胡降气化痰，正如《本草纲目》所言，其可"清肺热，化痰热，散风邪"；以白芥子、姜半夏行气豁痰。致脾健气血有源、痰湿可化，气顺宣降有常哮喘得消。

案6 寒饮相搏案

髫年宿哮，秋冬举发。发则不能安卧，豁痰乃平，于兹廿余载。现在举发，气促痰鸣不得卧，痰未豁，食不甘，脉弦兼滑。肺有伏风，为外风所引，液败为痰，痰成窠臼，虑难脱体，先小青龙加减。

麻黄　桂枝　细辛　半夏　五味　干姜　赤芍　炙草　杏仁　豆豉

【赏析】

患者素有痰饮，复感外邪，寒饮相搏，肺失肃降则见既喘且咳。《伤寒论》40条"发热而咳"，"或喘"，41条"咳而微喘"，正是小青龙汤证之主证。王氏宗仲景之法，据其外寒内饮之病机，以祛风散寒化饮之法，用小青龙汤治此案，证机相和。

方中麻黄配桂枝发汗解表，宣肺散饮，麻黄合杏仁定肺平喘；细辛、干姜、半夏合用，温化寒饮，降逆止咳定喘，实仲景"病痰饮者，当以温药和之"意，且与五味子相佐，一收一散，散中有收，正邪兼顾，既能温肺散寒化饮，又能敛肺益气扶正；炙甘草调和诸药，防温燥太过。其在小青龙汤基础上再加豆豉，以其归肺、胃经，以和胃，除烦，中焦运化，饮食得安。

案7　崇土生金案

耆年哮喘，起自风寒，风入于肺，液变为痰，风痰蟠踞清空，每遇秋冬即发，喘兼咳嗽，痰带涎沫红丝，竟夕无寐，齁䶎声闻四近，形丰脉软，外强中干，补则风痰愈结，散则正气不支，邪正既不两立，攻补又属两难，少壮若此，年衰何堪，暂以崇土生金，是否观其进退。

孩儿参　冬术　茯苓　炙草　半夏　橘红　苏梗　杏仁　桔梗　胡桃

【赏析】

肺为贮痰之器，患者年幼感寒，风寒伏肺，宣发肃降之力不足，水谷精微不得散布四周或内腑，停于肺，阻滞气机，发而成喘，齁声四闻。因肺主秋令，秋主燥，冬主寒，秋冬之气易引动内伏之风寒，成喘成咳。燥犯肺易伤津动血，故痰中带血。因患者病情迁延日久，正气内虚，攻邪则正气无力，难以抗邪；虚不受补，补则有助邪之弊，攻补两端不得。暂拟培土生金之法以治之，方以四君子健脾益气，中土得运，加二陈定喘祛痰，苏梗宽中行气，杏仁、桔梗复肺宣降之能。正气得养以驱邪，肺气得宣以制喘。

案8　肺胃窠臼案

哮喘起自耆年，延今廿余载，六味、六君、三子、八仙、小青龙等，遍尝无效者，伏风痰饮廻搏，肺胃曲折之处为窠为白也。必待真火以煦和，真水以濡润，中气为之斡旋，以渐消磨，方克有济。以金匮肾气、严氏归脾，更益宣风豁痰之品，候酌贵邑高明。

金匮肾气加归身、黄芪、远志、木香、枣仁、车前、牛膝、洋参、冬术、炙草、海浮石、防风、醉鱼草花。

服十余剂，更以十剂或廿剂为末，以桂圆肉煎水泛丸。

【赏析】

本案患者年幼起病，病程迁延日久，尝以六味、六君子、三子、小青龙即补肾、健脾、豁痰、散饮均无效。王氏根据《内经》："阳气者，若天与日，失其所则折寿而不张，故天运当以日光明。"认为人与天地相参，与日月相应。膻中为阳气之海，生化著于神明，命门为阳气之根，长养由于中土，……益火之源，以消阴翳，离照当空，化生万物，阴平阳秘，精神乃治。必当以温阳治法，使得肾中真火得旺，水火相济，才可以之消磨痼疾。故以大补真阳并健脾豁痰治法治之。

方中金匮肾气丸温补肾气，归脾建中化痰养血，配以当归活血化瘀，海浮石、醉鱼草花治痰饮。服十余剂，后予丸、散剂和缓图之。

案9　风热蕴肺案

脉滑而数，肺蕴风痰郁热，清肃不行，哮喘痰鸣，舌燥唇干溲混，巅疼食减，宜先清燥救肺。所服之方，井井有余，仍请原手调治，何必远涉就诊。第肺为娇脏，恶寒恶热，苦寒虽效，未宜常服，恐戕生发之气。

羚羊角　炙草　儿参　半夏　苏梗　橘红　苦杏仁　地骨皮　桔梗　芦根

复诊：清不源之水，导州都之热，服后溲色已清，诸恙悉退，形神复振，眠食俱安。哮喘既平，自宜补正，现交秋令，燥气加临。虽曰肺旺于秋，自得其位而起，然有无制之弊，仍加清上之品。

生地　丹皮　茯苓　山药　泽泻　麦冬　羚羊角　杏仁　骨皮　砂仁　陈皮　沉香　芦根

煎水泛丸。

【赏析】

风与热合犯肺，蕴结于肺，炼液为痰，三者胶结肺脉，闭阻肺络，使肺气宣降失常而见哮喘痰鸣，此事治之当以清燥救肺为宜，方与证和，当效不更方，然肺为娇脏，难护易伤，久用苦寒之品恐伤生发之气，故治之以清肺之痰热，以导州都之热，方中以羚羊角清心，杏仁、桔梗复肺之宣降，以二陈祛痰定喘，芦根利尿导热下行。二诊治疗后患者小便色清，症状均已好转，则应以补虚为主。又现时令为秋燥，《素问·五运行大论》曰"西方生燥，燥生金，金生辛，辛生肺，……其在天为燥，在地为金，在体为毛，……在脏为肺，其性为凉。"故治疗仍加清肺之痰热加用生地、丹皮、麦冬等以养阴润肺。

案 10 脾肾双亏案

阴阳两伤，脾肾双亏，以致风伏肺经，哮喘屡发，不扶其土，无以生金，不固其下，无以清上，治宜固肾扶土，清上实下辅之。爰以六味六君加减，守常调治，或可图功。质之高明，未知当否：

六味六君去萸肉，参用洋参，水泛丸。

【赏析】

《医贯》曰："脾气一虚，肺气先绝"。肺不能受脾之益而气虚，卫气不足致外邪犯肺，见喘息之疾。肺在五行属金，肾属水，金水相生，肺阴可滋养肾阴，而肾"受五脏六腑之阴而藏之"，肾阴为各脏之阴的根本，故肺肾两者之间存在着相互滋生的关系。

此案脾肾两虚，致肺亦不足，出现哮喘，若治之不顾两端，或唯治脾、治肾、治肺均有失。唯宜固肾扶土、清上实下以治之，方可建功。方以六味加六君子加西洋参为丸缓治之，因萸肉味酸，恐其敛邪，故去之。且以丸剂，丸者，缓也，取和缓图之意。

案 11 土为木侮案

素来善饮善怒，土为木侮，脾为湿侵，渍之于肺，动劳则哮喘，不能安卧，痰豁乃平，不时举发，不宜烦劳动怒，怒则气上，所谓气升则痰升也。

熟地 当归 半夏 橘红 苏梗 葶苈 炙草 南枣

【赏析】

在五行传变中，脾在五行中归属于中央土，《素问·宝命全形论》云："土得木而达。"即说明脾土受肝木的制约，以维持两者的平衡，脾土才不至于壅滞，本案患者平素情绪郁怒，肝火盛而制土，土虚而运化无权，水湿不化侵制为害，患者平素善饮，内外相合，则脾失制更胜。水湿停聚，出现安卧不能，上逆犯肺，而见咳喘。《素问·举痛论》云："怒则气上"，痰停体内，多随气而动，无处不至，故其病变化多端。此类患者需控制好情绪，临证多半肝肾阴虚之象，故治之当以益肝健脾、豁痰降气平喘为则。方中以半夏、橘红、苏梗、葶苈宽中行气，豁痰泻肺平喘，佐以熟地、当归养阴润燥。

案 12　寒客肺俞案

肺司百脉之气，为至娇之脏，不耐邪侵。邪侵毫毛必咳，庚辰寒客肺俞，宜服小青龙化邪外达。因循怠治，致令邪郁肺络，变生哮喘，发则不能安卧，延今四载，终身之累也。

蜜炙麻黄　熟地　半夏　桂枝　白芥子　五味子　炮姜　杏仁

【赏析】

《素问·病能论》："肺者，脏之盖也。"肺本居高位，具有保护诸脏，抵御外邪作用。脏腑本身清虚而娇嫩，上连气道咽喉，通于鼻腔，外合皮毛，外感之邪多从皮毛口鼻而入，犯之为病，正如吴澄《不居集》所云："肺为华盖，其位高，其气清、其体浮，形寒饮冷先伤之。"王氏认为寒饮客于肺脉，宜先予小青龙以化饮透寒外达而治，因误治或失治，使得病情延误，痰饮之邪郁于肺络，坐卧不安，变生哮喘，受累终身，此时治当以温肺化痰定喘为大法。

方以小青龙加减，炙麻黄、桂枝、杏仁宣肺平喘，以半夏、炮姜温肺定喘，佐以五味子，一收一散，散中有收，正邪兼顾，既能温肺散寒化饮，又能敛肺益气扶正，加用熟地补益肾精，通血脉，补五脏，使得正气得固，摄纳有权。

案 13　风伏肺络案

脉来沉滑而疾，童年哮喘，风伏肺络，延今廿余载，正气肾气俱亏，不能化邪外达。前进补土生金法，久病宜和养肺胃。至于三子养亲、苏子降气、小青龙等，取效一时，非常服之品。太阴湿土司令，湿侵渍肺，又当一论。现在大气发泄，用药尤难，多酌高明。

儿参　冬术　茯苓　炙草　半夏　陈皮　苏梗　牡蛎　胡桃肉　冬虫夏草

【赏析】

此案病史廿余年，脉沉滑而疾，既有正气亏损，亦有邪伏肺络，难以速去，故王氏以为三子养亲、苏子降气、小青龙等取效一时之品，不在选用之列。当以补土生金，和养肺胃，少佐补益先天为法。

方中儿参、冬术、茯苓、炙草、半夏、陈皮为六君子汤，有补脾化痰之功；胡桃肉、冬虫夏草可补益肺肾；牡蛎补阴，化痰软坚；苏梗理气、宣通风毒。其治既着眼于肺脾肾之本，又注重攻逐肺络之伏邪。

案14　遇冷则发案

哮喘遇冷则发，东垣参苏温肺汤。

党参　苏梗　白术　半夏　陈皮　茯苓　桂枝　桑皮　杏仁　炙草　姜汁

【赏析】

肺为娇脏，与外界直接相通，故素有哮喘之人，遇冷易发。其治又分急缓，哮喘发作之时，以止咳平喘为主，平素则治其本，根据病情，从肺、脾、肾等论治。

此案以参苏温肺汤补肺散寒。参苏温肺汤出自李东垣《医学发明》，有补肺散寒之功，主治形寒饮冷，伤肺喘嗽，烦心胸满，气不得通畅等证。

案15　下元虚乏案

实喘治肺，虚喘治肾。肺主出气，肾主纳气。衰年下元虚乏，动则气喘，宜用填补。所谓上实下虚，上病则下治也。

炙熟地　萸肉　茯苓　山药　龟板　五味　磁石　车前

【赏析】

此案衰年下元虚乏，动则气喘，其病在下，肾虚不纳气，故以益肾纳气，填补肾精为主。方以六味地黄丸加减，方中熟地滋阴补肾，填精益髓；山萸肉补养肝肾，并能涩精；山药补益脾阴，亦能固精；茯苓健脾渗湿，以助运；五味子收涩纳气，以平喘；龟板、磁石重镇固摄；车前祛痰平喘。

此言喘证，有虚实、标本之辨，实喘治肺，虚喘治肾；对于虚喘，其标在肺，其本在肾，要注重辨别。此案"衰年下元虚乏"，老年肾虚固然是要考虑的一个方面，但不无实证为主者，要结合脉证分析，分清主次，以免犯虚虚实实之戒。

案16　脾肺气虚案

便溏浮肿，喘咳不得卧，脾肺虚也。脾为气母，肺为气籥，土旺自能生金，补脾可以宁肺。

本潞党　霞天曲　冬术　茯苓　半夏　大腹皮　炙甘草　橘皮　苡米
建莲

【赏析】

此案便溏、浮肿、喘咳不得卧，是脾肺俱虚，母子同病，王氏以培土生金为法，方用六君子汤加味。

方中潞党参、冬术、茯苓、炙甘草、半夏、橘皮，是六君子汤，有补脾燥湿之功；霞天曲健脾润肺，化痰蠲饮；大腹皮行气宽中，利水消肿；苡米健脾渗湿；建莲益脾胃，厚肠胃。

王氏取补脾宁肺之法，几无止咳平喘之品，不治咳而咳止，不平喘而喘平，皆源于脏腑相关及五行相生理论，对于临床所见之复杂病证，具有良好的指导意义。

案 17　产后喘咳案

产后下虚最多，痰饮易于上泛，喘咳食减，有浮肿胀痛不得卧之虞，不可小视。

茯苓　白芍　干姜　五味　炮附子

【赏析】

此案产后喘咳，饮食减少，下肢浮肿胀痛，不得卧，此产后下元虚损，阴邪无制而上泛，水饮凌心犯肺则喘咳不得卧，停中焦则饮食减少，外溢肌腠则浮肿胀痛，故以温补肾阳为主。

方中干姜温脾肾之阳，运化水湿；茯苓利水渗湿，使水邪从小便去；白芍利小便以行水气，缓急止痛，可防止附子燥热伤阴；五味子敛肺气，亦可补肾。

案 18　燥邪伤肺案

脉沉喘咳浮肿，鼻窍黑，唇舌赤，渴饮，少腹胀急，大便解而不爽，此秋风化燥，上伤肺气，气壅不降，水谷汤饮之湿，痹阻经隧，化为痰涎，最多坐不得卧之虑。法宜开太阳之里，用仲景越婢、小青龙合方。若畏产后久虚，补以温燥，客气散漫，三焦闭塞则危矣。

桂枝　杏仁　生白芍　干姜　五味　云苓　炙草　熟石膏

【赏析】

肺为娇脏，为水上之源，通调水道。此案为燥邪伤肺，肺气宣降功能失调，通调水道功能失职，而为痰涎，痹阻经隧，其病燥热之邪与痰涎合而为患，闭阻气机，发为喘咳。治当既清肺润燥，又宣散经隧之痰。

方中桂枝、杏仁宣降肺气；桂枝配干姜、五味子温肺化饮，敛肺止咳；云苓、炙草健脾化湿祛痰；熟石膏清里热、白芍酸敛肺气，并防干姜进一步温燥伤阴。

其方既云越婢汤与小青龙汤合方，而不见麻黄，着实令人费解。越婢汤若无麻黄与石膏之清宣行水，何以叫越婢汤？小青龙汤若无麻黄与桂枝配伍之解表散寒，则与苓甘五味姜辛汤无异，不叫小青龙汤。

案 19　子盗母气案

肾纳五内之精，肺司百脉之气。症本肾水下亏，子盗母气，致令肺虚于下。经以邪之所凑，其气必虚。肺合毛皮，风邪易袭，皮毛先受风邪，邪气以从其合。肺中津液，不归正化，凝结为痰。屡有伤风咳嗽气促之患喉间作痒，金水枯燥，可以知而无疑。发时宜宣风豁痰，暂治肺咳之标，平复后宜温养真阴，常服补肾精之本。

熟地　归身　茯苓　炙草　杏仁　半夏　橘皮　苏梗

常服肾气丸

又补养方

熟地　山药　萸肉　归身　菟丝　枸杞　冬术　龟甲牡蛎炒　鹿角牡蛎炒

【赏析】

此案为肾水下亏，子盗母气，而致肺虚。"邪之所凑，其气必虚"，肺为华盖，为娇脏，与外界直接相通，易受外邪影响而失职。肺主呼气，肾主纳气，肺肾功能失调，呼纳潜藏不当，哮喘乃作。"缓则治本，急者治标"哮喘发作之时，宜宣风豁痰，以止咳平喘，治标为主，平素则以温养真阴，治本为要。

发作时，杏仁、苏梗宣降肺气，陈皮、半夏、茯苓、甘草健脾化痰，熟地、当归补益真阴。平素则常服肾气丸温补肾气、补养方填补真阴。补养方则为左归丸饮相合化裁滋补真阴，并用冬术以助脾运，防滋腻太过。

此为喘家发作期与缓解期的不同治法，强调个体治疗因时而异，治随证变的思想；也强调脏腑相关的思想，肺为气之主，脾为气之本，肾为气之根，要根据病情而调整其治疗切入点。

案 20　元海无根案

肾虚精不化气，肺损气不归精，气息短促，不能相续，提之若不能升，咽之若不能下，呼吸之间，浑如欲断，下损于上，元海无根，子午不交，孤阳上越，恐难奏功，多酌明哲。

熟地　归身　炙草　人参　肉桂

【赏析】

肺为气之主，肾为气之根。肺气之衰旺，全恃肾水充足，不使虚火炼金。此案肾虚精不化气，则纳气功能失司，表现为呼吸之间，浑如欲断，则王氏以补肾中精水，防虚火灼金，兼用引火归元之法。

方中熟地滋补肾水，防虚火灼金；人参大补元气；肉桂温肾纳气平喘，引火归元；当归活血养血；甘草调和诸药。

案 21　脾肺气虚案

脾肺气虚，上焦微热，作咳作喘。

洋参　麦冬　五味

【赏析】

此案病机为脾肺气虚，兼上焦微热。热郁于肺，肺气亏虚，故为咳为喘。王氏取生脉散，以益气养阴为法。方中洋参、麦冬益气养阴，脾肺同治，五味子敛肺止其咳喘。

既言"上焦微热"，何以无公英、鱼腥草等清热之品？忖度其热甚微，因方中有洋参、麦冬性偏寒，有清热作用，且病在上焦，其治以轻灵为要，不宜冗余，故舍而不用。

案 22　少腹上冲案

诸逆冲上，皆属于火。自觉气从少腹上冲则喘，乃水虚不能制火。火性炎上，肺失清降，法当壮水之主，以镇阳光。

六味地黄汤加黄柏、炙龟板。

【赏析】

此案乃子病犯母，虚火灼肺而喘，王氏拟滋阴清降之法。方中六味地黄汤滋肾水之不足，加黄柏清热泻火，炙龟板滋阴，潜阳以降。

《素问·至真要大论》曰："诸逆冲上，皆属于火"，火有虚实之分，其虚者，则壮水之主，以制阳光，王氏之"镇"字，用得甚妙，于治法而言，兼有潜降之法；于疗效而言，是方不治喘而喘止，镇其喘息归于平静。

案 23　肾不纳气案

肺为气之主，肾乃气之根。肾虚则气不归根，肺损则气无所附。致使孤阳浮泛，无所依从，喘鸣肩息，动劳益甚，脉来细数兼弦，诚为剥极之候。

附桂八味加沉香。

【赏析】

此案喘鸣肩息，动则益甚，脉细数而弦，是肺损及肾，气不得摄纳所致。急以温养肾气，兼纳气平喘为法。

方中桂附八味丸，以养肾气为主，加沉香则增纳气平喘之功。肺为气之主，肾为气之根，虚极之喘证，其标在肺，其本在肾。但并非见喘则治肾，若无肾虚之证，不可贸然定论，要根据四诊所得，综合分析，方是大医之心法。

案 24　火燥金伤案

火燥金伤，上焦热甚，烦渴多饮，肺虚则喘。

生石膏　肥知母　甘草　生地　怀膝　麦冬　沙参

【赏析】

此案乃上消之证，邪热壅于上焦，扰心则烦；津液不布或津液损伤，则渴而多饮；热灼肺阴，宣降失司则喘。故王氏拟辛凉濡润之法，取白虎加人参汤意。

方中生石膏、肥知母、甘草，辛凉清上焦之热盛；生地、麦冬、沙参，甘寒合咸寒以滋养阴液，沃焦救焚；怀牛膝可引热下行。

是案上焦热甚，有津液损伤，其治合"釜底抽薪"与"沃焦救焚"之法，尤显王氏辨证之准确，施治之恰当。

案 25　喘呼形肿案

食少饮多，水停心下，喘呼形肿不得卧，卧则喘甚。此肾邪乘肺，肺气不布，滞涩不行，子病及母。经云：不得卧，卧则喘者，是水气之客也。夫水者循津液而流也。肾者水脏，主津液，主卧与喘也。拟《直指》神秘汤加减。

陈皮　半夏　茯苓　炙甘草　洋参　苏梗　桔梗　桑皮　煨姜

【赏析】

古法有云："心下有水气上乘于肺，喘而不得卧者，以《直指》神秘汤主之。"此案喘呼、身肿不得卧，为水气犯肺，子病犯母，故以温化行水，宽胸下气之法。

方中煨姜温肺化饮，温脾土以制水；洋参补气养阴；陈皮、半夏化痰降气；茯苓健脾利水；苏梗、桔梗、桑皮行气宽胸。

此案水气犯肺，子病犯母，其治则培土制水，兼散水利水，着眼于全局，既治其标，又治其本。

案 26　风寒外束案

诸气膹郁，皆属于肺。肺合皮毛，为气之主。风寒外束，肺卫不舒，气壅作喘。《经》以虚邪阳受之，阳受之则入六腑，入六腑则身热不得卧，上为喘呼是也。当以清剂扬之。

麻黄　桂枝　干姜　细辛　五味　赤芍　半夏　杏仁　茯苓　炙草

【赏析】

此案风寒外束，身热不得卧，气喘，当是外寒内饮，病在肺。王氏以解表散寒，温肺化饮为法，拟小青龙汤加味。

小青龙汤出《伤寒论》40 条，是治外寒内饮之名方。对外寒内饮之证，若不疏表而徒治其饮，则表邪难解；不化饮而专散表邪，则水饮不除。故治宜解表与化饮配合，表里双解。方中辛散为主，恐耗伤肺气，故佐以五味子敛肺止咳、芍药酸敛，防发散太过，耗伤肺气。

案 27　痰火内郁案

痰火内郁，脏腑受伤，喘促，脉洪而滑，法当清肃上焦。

麻黄　黄芩　半夏　杏仁　桔梗　生姜　枳壳　炙草

【赏析】

此案喘息急促，脉洪而滑，是邪气之实，病在上焦，王氏结合其脉证，明言痰火内郁，则以清宣肺热，兼化痰之法。

方取麻杏甘石汤加减，方中麻黄、杏仁、炙草、黄芩，清宣肺热；半夏、桔梗、枳壳宽胸化痰。

麻黄为解肺经郁热之专药，其配伍在《伤寒论》中也记载全面，麻黄配桂枝，发汗解表；麻黄配杏仁，宣降肺气；麻黄配石膏，清宣郁热。

案 28　寒热相搏案

外受风寒郁遏，内因胃火上升，寒热相搏，肺脏失其清肃，气机壅滞作喘，治宜凉散。

蜜炙麻黄　生石膏　桂枝　杏仁　甘草　姜

【赏析】

此案寒束于外，热扰于内而气逆作喘。《伤寒论》38 条大青龙汤证，虽以发热恶寒，无汗身痛，烦躁，脉浮紧为主要证候，并无喘息之表现，然烦躁为邪热内扰，若热壅于肺，宣降失常，亦可上逆为喘，况论中本有"伤寒，脉浮缓"和"太阳中风，脉浮紧"，"身疼痛"和"身不疼，但重，乍有轻时"之证候灵活论述。故此案亦为大青龙汤证，王氏拟凉散之法。

辨证思维的建立，要重视灵活，大青龙汤证，热壅于肺，可见烦躁，也可为咳为喘，故某方治某病、某病用某方云云，并非一成不变，要结合其四诊所得，综合分析，辨证看待。

案 29　亡血而喘案

血随气行，气赖血辅，产后亡血过多，气无依附则喘，谨防汗脱。

桂附八味加洋参。

【赏析】

此案产后气血亏损而喘，责之亡血耗气过多，伤及肾之根本，摄纳失职，气逆作喘。其证危急，王氏拟培元固脱之法。方中桂附八味丸，既补肾气，又填肾精，又加洋参益气固脱。

所谓"治病必求于本"，此案虽以亡血为表象，但气血不可须臾分离，不可不知。又出现喘证，则是伤及肾之根本，急当温养肾气，不得局限于肺气上逆作喘。其治温养肾气之余，又用滋养肾阴之品，非以滋养阴血之目的，而是暗合阴中求阳之法，其法甚妙。

案 30 气不归原案

水不配火，肾不纳气，气不归原。气有余便是火。右肾热气上漫，常多走泄，精神不振。肾属水，虚则热，补阴不易，补阳尤难。脉象六阴按之虚数不静，两尺尤甚，心肾两亏。今拟斑龙、归脾、起元、两仪合为偶方，培补命肾之阴阳，冀其水火既济，自然纳气归窟。

人参　黄芪　远志　枣仁　冬术　麦冬　归身　熟地　木香　茯苓　杞子　菟丝　鹿茸　鹿角胶　龟甲胶　柏子霜　橘皮

蜜丸。

【赏析】

此案精神不振，脉象虚数不静，王氏诊为心肾两亏，故以补肾之阴阳为法，拟斑龙、归脾、起元、两仪合方。

方中人参、黄芪大补元气；冬术、木香、茯苓、橘皮以健脾运；熟地、麦冬、枣仁、杞子、龟板胶滋阴养血；菟丝子、鹿角胶、鹿茸温补肝肾，补益肾精。

肾藏精，藏元阴元阳，又易于亏耗，其病涉及范围较广。肾之阴阳两虚证，要注重填其精，则其阴阳化生有源，此其一；其二，于偶方之说，是"七方"之一，如《儒门事亲》所言："有古之复方之偶方，盖方之相合也，病在下而远者，宜偶方也。"

咳嗽案

案1　肺虚招风案

肺主咳属金、金空则鸣、金实则哑、金破则嘶。素本操劳过度，肺虚招风，气机不展，音声不扬，已延一载，上损于下，防成肺痿。

太子参　杏仁　牛蒡　苏梗　桔梗　半夏　广陈皮　云苓　炙草

复诊　服药四剂，音声渐扬，痰咳渐减，肺之治节已行。现在褥暑流行，宜加养阴益气之品，以行清肃之令。

太子参　五味子　麦冬　生地　银花　甘草　半夏　苏梗　桔梗　山药　扁豆

【赏析】

中医学认为，咳嗽是指肺失宣降，肺气上逆作声，咯吐痰液而言，是肺系疾病的主要症候，病位主责于肺，亦可由他脏累及，如《素问·咳论》曰"五脏六腑皆令人咳，非独肺也"。肺主气，为五脏之华盖，外合皮毛，开窍于鼻，故易受邪侵，又肺为娇脏，不耐邪侵，则肺气不清，失于肃降，迫气上逆而作咳，故《景岳全书·咳嗽》曰"咳证虽多，无非肺病。"

肺五行属金，正如九峰先生开宗明义"金空则鸣，金实则哑，金破则嘶"，本案患者劳伤过度，音声不扬，已延一年，故为金破，久而成虚；肺虚招风，邪侵而气不展，肺气上逆则咳。故本案为虚实夹杂，外有风邪侵袭，内有肺虚不固，故治宜虚实兼顾，实则轻清宣肺散风，选用疏散、宣发、散风之品，如苏梗、杏仁、桔梗、牛蒡子；虚则补益肺气，培土生金，兼以化痰，方用六君子汤。方中太子参益气健脾，生津润肺；杏仁苦温而润，降利肺气，润燥止咳；桔梗开宣肺气，与杏仁相配，一升一降，升降调和；牛蒡疏散风热，解毒利咽；苏梗疏风宣肺，行气和中；半夏燥湿化痰，和胃降逆；陈皮理气行滞，燥湿化痰；茯苓健脾渗湿，以助化痰之力；炙草健脾和中，调和诸药。一诊服药后，邪去肺安，"肺之治节已行"，则音声渐扬，痰咳渐减，故结合暑邪当令，继服益气养阴，以固其虚。方中太子参益气健脾，补肺气，生津液；麦冬养阴清热，润肺生津；五味子敛肺止汗，生津止渴，三药合用，一补一润一敛，寓生脉散之意；生地养阴清热；银花清热解毒；甘草清热生津利咽；桔梗开宣肺气，苦辛清肺而利咽；半夏、苏梗燥湿、理气、化痰；山药健脾益气；扁豆健脾化湿。诸药轻清灵动，养阴益气，而不乏流动宣通之品，补而不滞。

案2　疏肝宣肺案

肝阴素弱，肺有伏风，肺为娇脏，不耐邪侵。肺不和则鼻不闻香臭，冒风则咳，咳甚难卧，喉中水鸡声。肺虚治节不行，肝虚气不条达，先以清疏为主。

苏梗　杏仁　葶苈　姜夏　陈皮　赤苓　炙草　蜂蜜　姜汁　北枣

【赏析】

《医学心悟·咳嗽》有云："肺体属金，譬若钟然，钟非叩不鸣。风、寒、暑、湿、燥、火，六淫之邪，自外击之则鸣，劳欲、情志、饮食、炙煿之火，自内攻之则鸣。"肝为将军之官，体阴而用阳，今患者肝阴素虚，肝体失养，肝失疏泄，又"肺气从右而降，肝气由左而升"，肝气不升则肺气不降，肺气上逆而为咳，此乃"自内攻之则鸣也"。肝气不舒，木郁土壅，痰湿内生，痰饮阻肺，故咳甚难卧，喉中水鸡声。故治宜舒肝宣肺，理气化痰，肝气得舒得降，则肺气得升得清，肝木条达，肺金得鸣，则咳嗽自治。方中苏梗行气和中，疏风宣肺；杏仁苦温宣肺，降气止咳；葶苈子辛苦性寒，下气行水，祛痰平喘，为肺家气分药，大泻肺脏水邪；大枣甘温，顾护胃气；半夏、陈气燥湿化痰，理气行滞；茯苓健脾渗湿，渗湿以助化痰之力；姜汁和胃以止逆；蜂蜜、炙草甘温滋养，调和诸药。

值得我们学习的是，九峰先生娴熟经典，学验颇丰，结合本案患者症状咳甚难卧及不闻香臭，而联想到《金匮要略》有云"肺痈，喘不得卧，葶苈大枣泻肺汤主之"及"肺痈，胸满胀，一身而目浮肿，鼻塞清涕出，不闻香臭酸辛，咳逆上气，喘鸣迫塞，葶苈大枣泻肺汤主之"。故活用经典，方中运用葶苈大枣泻肺汤，以助效验之力。

案3　阴盛格阳案

实火宜泻，虚火宜补。风火宜清宜散，郁火宜开宜发。格阳之火，宜衰之以属，所谓同气相求也。水亏于下，火越于上，厥阴绕咽，少阴循喉，久咳音哑喉痛，口干不欲饮冷，脉洪豁，按之不鼓，格阳形证已著。清火清热取一时之快，药入则减，药过依然，所谓扬汤止沸，终归不济，导龙入海，引火归原，前哲良谋无效者，鄙识浅陋也。小陡暂清肺热之法，尚属平稳可服，再拟金匮肾气，竭其所思，未知当否？多酌明哲。

金匮肾气丸

【赏析】

本案医理明晰，对火之实、虚的论治甚为精妙，堪为后学临证论治之准绳。《素问·咳论》曰"五脏六腑皆令人咳，非独肺也"。本案即为少阴咳嗽，虽见火热之象，亦须辨明虚实。患者咳嗽久延，最忌音哑，故"金破则嘶"，为虚也；厥阴绕咽，少阴循喉，水亏于下，火越于上，故喉痛；口干不欲饮冷，说明为真寒假热，格阳于上；脉洪豁，按之不鼓，亦为病机辨析关键，非为实证，阳浮于上之象。故治宜求本，引火归原，方用金匮肾气丸。金匮肾气丸为医圣张仲景创制的补肾祖方。方中地黄填补肾精；山茱萸补肝肾之阴；山药补脾肾脏之阴；泽泻、茯苓利水泄浊；丹皮活血通经并制约桂、附之热；小剂量的桂、附扶助少阴心肾之火，引火归原，正如柯琴所云："此肾气丸纳桂、附于滋阴剂中十倍之一，意不在补火，而在微微生火，即生肾气也。故不曰温肾，而名肾气，斯知肾以气为主。"故九峰先生用金匮肾脏气丸温补肾阳以治根本，阴中求阳，引火归原，浮阳不扰，则咳平音鸣。

案4　水饮上泛案

久咳音哑，每咳痰涎盈碗，食减神羸，苔白厚，脉双弦，中虚积饮，土败金伤，水湿浸淫，渍之于肺，传之于脾，注之于肾，三焦不治，殊属非宜。

真武汤

复诊　连服真武虽效，亦非常法。三焦不治，肺肾俱伤，当宗经旨，治病必求其本，从乎中治，崇土既能抑亦木，亦可生金，脾为生化之源，补脾即能补肾。爰以归脾六君加减，徐徐调治。

六君子汤加远志、木香、枣仁。

【赏析】

本案患者每咳痰涎盈碗，故为痰饮壅遏肺气所致咳嗽。九峰先生遵《素问·经脉别论篇》"饮入于胃，游溢精气，上输于脾。脾气散精，上归于肺，通调入道，下输膀胱。水精四布，五经并行。"之旨，认为痰饮致咳，当分三焦而治。肾主水，肾为水之下源，肾阳不足，肾水上逆冲肺，则咳。故治宜温阳利水，方用真武汤。方中附子辛甘性热，温肾助阳，以化气行水，兼暖脾土，以温运水湿；茯苓利水渗湿，使水邪从小便去；白术健脾燥湿；生姜温散，既助附子温阳散寒，又合苓、术宣散水湿。白芍利小便，行水气，所《本经》言其能"利小便"，《名医别录》亦谓之"去水气，利膀胱"。服后效验，继则治其本。湿为土之气，脾为中土之脏，又"脾为生痰之源"，故痰湿必治中土，正如九峰先生所言"崇土既能抑木，亦可生金"，亦能补肾，故从乎中治。方用归脾六君加减。方中人参甘温益气，健脾养胃；白术健脾燥湿，加强益气助运之力；茯苓健脾渗湿，渗湿以助运；半夏燥湿化痰；陈皮理气化痰；炙草益气和中，调和诸药，培土以治本；远志、枣仁、木香养血宁心，行气解郁以安神。

案5　脏阴液亏案

脉来细数兼弦，症本脏阴营液俱亏。木击金鸣，下损于上，精血膏脂不归正化，悉变为痰，咳嗽痰多，喉痛音哑，乍寒乍热，自汗盗汗，气促似喘，腹鸣便泄，二气不相接续，藩篱不固，转瞬春动阳升，有痰涌喘汗暴脱之虑。姑以从阴引阳，从阳引阴，质之明哲。

熟地黄汤加鹿角霜、五味、胡桃肉。

【赏析】

本案患者脉细数兼弦，细为阴虚，弦为肝脉，数为虚火，故为真阴亏损。水不涵木，木击金鸣，肺失清肃，则咳；肾脏藏元阴元阳，阴损及阳，则乍寒乍热，自汗盗汗；肺之气阴根源于肾脏，肾主纳气，肾为气之根，肾之阴阳亏虚，不得纳气，故气促似喘；肾司二便，肾气不足，故腹鸣便泄；"二气不相接续"，正气不能运营，借"春动阳升"之势，致使孤阳浮越，无所依从，可有痰涌、喘汗、暴脱之患。故治宜从肾着手，"从阴引阳，从阳引阴"，此为明哲之法。乃以熟地黄汤加味，此方乃九峰先生毕生之经验，以六味地黄丸加减化裁而来，如先生所言"虚风虚火，上升莫制。肾司生命之本，故以补肾脏养肝，六味最妙。"更加鹿角霜温肾助阳，于阴中求阳，寓"少火生气"之意；五味子补肾固涩，益气生津；胡桃肉补肾脏固精，温肺定喘。

案6　培土生金案

咳嗽已历多年，去春失血之后，痰嗽延今益甚，干呕噫气不除，颜色憔悴，形容枯槁，左胁作痛，不能左卧，左卧咳甚。左右者，阴阳之路。肝气左升，肺气右降。阴亏木火击金，清肃不行，二气偏乘，难于奏捷。

六君子汤加川贝、桔梗、茅根。

【赏析】

本案患者主诉为咳嗽日久，痰嗽日甚。脾主运化，喜燥恶湿，脾胃气虚，运化失职，则生湿成痰。《杂病源流犀浊·痰饮源流》有云"其为物则流动不测，故其为害，上至巅顶，下至涌泉，随气升降，周身内外皆到，五脏六腑俱有。"可见，痰饮致病甚为广泛。痰饮蕴于肺则肺气被遏而咳；痰饮停于左胁，气机壅致，故左胁痛，左卧咳甚；脾胃气虚，脾不升清，胃不降浊，故干呕噫气不除；脾胃为后天生化之源，脾胃不运，故颜色憔悴，形容枯稿。中焦脾胃乃气机斡旋之枢，脾胃升降失调，又肝主升，肺主降，则必然影响肝肺之气机，而致肝升太过，肺降不足，清肃不行。故治宜求本，培土生金，则升降得因。方用六君子汤加减化裁。方中党参、白术、茯苓、甘草补脾益气；半夏、陈皮，配合茯苓，寓二陈汤之意，除痰化湿，化湿以助运，除痰以宣肺；桔梗宣肺化痰止咳，以升为主，开宣肺气；川贝化痰止咳；茅根养阴凉血，以防木火太过而伐金。诸药合用，标本兼顾，用药精妙。

案7 虚损已著案

症缘秋燥伤肺，痰嗽不舒，继又失血。入春以来，痰嗽益甚，气促似喘，内热便泻，形神日赢，饮食日少。肾损于下，肺损于上，上损从阳，下损从阴，上下交损，从乎中治。脉来细数无神，虚损之势已著。谨防喉痛音哑，吐食大汗。

东洋参　冬虫夏草　生地　白术　山药　陈皮　甘草

【赏析】

病缘秋燥伤肺，肺失清润，故咳；《素问·阴阳应象大论》曰"燥胜则干"，故痰少而黏，嗽而不舒；燥伤肺络，则咳中带血。燥本阴伤，久咳伤阴，"冬不藏精，春必病温"，乃自春日，阴虚阳动，故见内热；热炽壅肺，则气促似喘；阴伤失运，故形神日赢，饮食日少；脉细数，亦为阴虚火炽之象；脉无神，乃脾亦不充，故为虚损之势也。虚损之势，宜从乎中治。脾胃乃生化之源，建运中土，则药食得化，否则，纳化不利，滞而不行，便达不到补益之效，正如九峰先生所言崇土既能生金，亦可补肾。方中东洋参扶正祛邪；白术健脾燥湿，加强益气助运之力；生地养阴清热；冬虫夏草补益肺肾，平定喘嗽；山药补益脾阴；陈皮健脾理气；甘草健脾和中，调和诸药。诸药合用，以建立中运为主，不乏滋补肺肾之品，可见，九峰先生用药用法之缜密，细细斟酌，意味深长。

案8　脾肾为治案

肺为水母，肾为水源。补土则金生，金生则音展，壮水则火静，火静则咳平。壮水济火，崇土生金，颇合机宜。原方加减为丸，缓缓图治。

生地黄汤加洋参、白术、陈皮、半夏、甘草、阿胶共为末，以百合煎水泛丸。

【赏析】

重脾肾为九峰先生学术思想特色之一。人身之根本有二，一为先天，二为后天，先之本在肾，后天之本在脾。又土为金之母，肺为水之母，咳嗽虽主责于肺，但与脾、肾密切相关。因此，纵观九峰先生治咳之案，治病求本，重视先天后天，从脾、肾治者为多。治脾法擅长甘温和中、燥湿化痰，如六君子汤；治肾法，当辨虚实，滋阴扶阳或滋阴降火，如熟地黄汤、生地黄汤等。

本案未言症状，仅言病机为肾水不济，则虚火上炎，火炽灼肺，则咳；以方测证，则可推之，咳嗽痰多，故崇土生金。即九峰先生所言"壮水济火，崇土生金，颇合机宜"。方用生地黄汤加味。生地黄汤亦为先生毕生之验方，以六味地黄丸化裁而来，易熟地为生地，重在滋阴清火；更加西洋参养阴、益气、清火；白术健脾燥湿，陈皮健脾理气，半夏燥湿化痰，甘草健脾和中生津，诸药合用以助脾运，脾运则痰消；阿胶滋阴养血，金水相生。上药研末，以百合煎水为丸。善用丸方，缓缓图治，亦为九峰先生临证之特色，尤其是对慢性病的调理和虚病患者，取"丸者，缓也"之意。如本案患者病历日久，难于短时间内恢复，应舒缓而治，有方有守，假以时日，期其渐愈，故以丸剂最为理想。而且根据病证的不同，水泛丸的赋行剂也丰富多彩，治疗咳嗽，多选用百合煎水，因百合润肺养阴，而增其疗效。

案9　鸡鸣咳嗽案

鸡鸣咳嗽，痰多食少，病历多年，五日前吐血，动作气促。肺肾两亏，三焦俱伤，脉数形羸，虚劳已著。

生地　阿胶　茯苓　萸肉　姜夏　归身　麦冬　鲜藕　炙草

【赏析】

鸡鸣咳嗽，是指咳嗽发生在五更时辰，通常是指黎明前咳嗽或咳嗽加重，多与人体肾气盛衰的关系甚为密切。五更时辰，正是人体卫气自少阴肾之经脉，出阴入阳之时；肾寄人体元阴元阳，肾主水，主纳气，若肾气亏虚，纳气失常，则见咳喘。

本案患者病历日久，形体瘦羸，阴损及阳，气不生精，精不化气，肾气不纳，肺气不降，鸡鸣咳嗽，动作气促；痰多食少，则脾失健运。病机为肺肾两亏、三焦俱损，虚劳已著。治宜金水相生，滋肾润肺生金法。方中生地养阴清热；阿胶补血滋阴润燥；茯苓健脾渗湿，以助脾运；山萸肉补益肝肾之阴；姜半夏燥湿化痰；归身养血润燥；麦冬养阴生津，润肺清心；鲜藕滋阴止血；炙草健脾和中，调和诸药。

案 10　清金保肾案

清金保肾，乙癸同源，已服六剂，结喉肿痛全消，弦数之脉已缓，每朝咳嗽痰多，声音不振，午后心烦，总属阴亏水不济火，原方加减。

北沙参　麦冬　大贝　杏仁　茯苓　苡米　牛蒡子　桔梗　甘草

【赏析】

本案为复诊病例，前诊以清金保肾法治疗，诸证均减。从现案病证描述及前诊治法，可知病机为肝肾阴亏，水不济火，火炎于上，水亏于下，木叩金鸣。症可见咳久喑哑不扬，咽干喉肿。经治疗后，弦数之脉已缓，仍见午后心烦，亦为阴虚火炽之象。故固守原方，加减化裁即可。方中北沙参养阴清肺，益胃生津；麦冬滋养肺胃，清降虚火；贝母清热化痰；杏仁宣肺止咳，开宣肺气；茯苓、薏苡仁健脾渗湿，以助脾运，使滋阴而通利；牛蒡子疏风利咽；桔梗、甘草相配，取甘桔汤之意，清热化痰，养阴消肿。

案 11　厥少阴伤案

暑湿司令，厥少阴液益伤。厥阴绕咽，少阴循喉，以致结喉肿痛复萌，逆气上冲则咳，午后口渴心烦，阴亏不能制火也。昨议清养肺胃，以御暑湿，但能清上。今拟实下为主，清上辅之。

熟地黄汤加玄参、麦冬、桔梗、炙草、芦根。

清上则肺不畏火之炎，实下则肾有生水之渐。肾水承制五火，肺金运行诸气，金水相生，喉之肿痛全消，胸中逆气已平，饮食亦进，夜来安寐。惟平明痰嗽犹存，脉仍微数，肺胃伤而未复，仍顾其本。

前方去甘草。

【赏析】

《医学三字经·咳嗽》曰："肺为五脏之华盖，呼之则虚，吸之则满，只受得本脏之正气，受不得外来之客气，客气干之则呛而咳矣；亦只受得脏腑之清气，受不得脏腑之病气，病气干之，亦呛而咳鸣矣。"可见，咳嗽可由外邪客肺或他脏内伤所致，《景岳全书·咳嗽》明确将其分为外感和内伤两大病因，谓之"咳嗽之要，止惟二证。何为二证。一曰外感，一曰内伤，而尽之矣。"本案为外感暑湿所致，暑热为酷烈之邪，火炽伤津，故致厥少阴液损伤。厥少阴伤，水不涵木，虚火炽盛，又"厥阴绕咽，少阴循喉"，故咽喉肿痛；逆气上冲则咳；暑热伤津，虚火扰心，故口渴心烦。此案病机为阴虚火炽，加之暑湿当令，实火、虚火共燃而灼金，治宜分清次第。故以治滋阴制火为本，辅以甘凉之味，清养肺胃以助肺肃。方用熟地黄汤合玄麦甘桔汤加味化裁。熟地黄汤为九峰先生之验方，以滋阴补肾，实水以灭火；更加玄麦滋阴降火，利咽消肿；麦冬滋阴润肺，清心生津；桔梗、甘草开提肺气，清利咽膈；芦根滋阴生津。诸药合用，"清上则肺不畏火之炎，实下则肾有生水之渐"，故药后，金水相生，诸症得减，惟痰嗽犹存，然脉仍微数，则肺胃阴伤未复，故固守原方，并去滋腻之甘草，效可想见。

案12　脾湿痰渍案

脾湿生痰，渍之于肺，清晨咳嗽，得黄痰即平宁，否则不已。两胁微痛，背心隐酸，肝胃之气不展，得嗳方舒。手足无汗，或时手足发冷，脾肾不足，不易骤复。

于术　米仁　菟丝子　茯苓　橘红　半夏　炙草　白蔻

【赏析】

《嵩崖尊生书·咳与嗽异论》有云："有声无痰曰咳。非无痰，咳费力，痰不易出病在肺，肺主声，故声先痰后；有痰无声曰嗽。非无声，痰随嗽出，声不甚响，病在脾，故痰出嗽止。"本案患者清晨咳嗽，咳痰则宁，可知其本在脾，标在肺。脾运不健，饮食精微不归正化，痰湿内生，上干于肺，乃生咳嗽，即"脾为生痰之源，肺为储痰之器"。湿阻三焦，气化失利，故见肝胃之气不展，两胁微痛，得暖方舒。湿阻气机，津液不行，故手足无汗；"湿闭清阳道路也"，痰湿困遏清阳，则手足发冷。故治宜健脾燥湿化痰。方中白术益气健脾，治痰湿之本；薏苡仁、茯苓健脾渗湿，以消痰湿之标；橘红、半夏、白蔻辛温，燥湿化痰，理气和中，既寓"治痰先治气"之意，又使升降复常，气机得展，肺气得开，正如《医原·百病提纲类》所言"湿阻气机者，辛苦之味，开化以行之"；脾湿内生，"伤脾胃之阳者，十之八九"，以防脾阳损及肾阳，故加菟丝子补肾益精，以"先安未受邪之地"；炙甘草健脾和中，调和诸药。

案 13 肾水亏虚案

肺胃伤而未复，又缘心动神驰。阴精下泄，虚人上升。子水窃气于金，不能承制五火。神伤必移枯于肺，无以运行诸气，致令诸症复萌，仍以前日获效之方，更益填精之品为丸，缓图为是。

熟地黄汤加洋参、麦冬、龟甲、鹿胶，蜜水叠丸。

【赏析】

本案为接案，前论不详，从"肺胃伤而未复，又缘心动神驰"可知，咳嗽复萌，金水交伤，子盗母气，水不制火，心火上炎，可见咳中带血。故治宜壮水则火静，火静则咳宁。因此，继以滋补肾水，方用熟地黄汤加味化裁。熟地黄汤滋阴补肾以制火；龟板为血肉有情之品，峻补真阴；金水交伤，涸澈燎原，肾寄元阴元阳于中，以防阴损及阳，阳耗阴竭，加鹿胶温补肾阳，并寓阳中求阴；洋参、麦冬养阴生津，以补肺胃之阴。病历日久，损伤阴精，故以丸缓图。剂型选择蜜丸，因峰蜜营养成分丰富，并具有滋补及润肺润肺之功，故适于本病的慢性调理，所谓"精不足者，补之以味"。

案 14 金水相生案

肾主纳气，肺主出气。咳为肺病，喘为肾病。羔缘先天亏弱，后天生气不振，母令子虚，金水两伤。肝脏之虚阳上憯，是以咳呛咽痛，动劳则喘。拟金水六君加味。

炙生地 洋参 麦冬 陈皮 半复 沙苑 茯苓 紫菀

【赏析】

《任斋直指方》曰"肺主出气，肾主纳气，肺为气之主，肾为气之本"，又肺属金，肾属水，金生水，肺病日久可致肾虚，肾虚是又可影响肺气肃降及水液之疏布运化，故金水交伤。肺肾阴虚，水不涵木，肝阳上憯，木叩金鸣，则咳呛咽痛，动则气虚益肾，气不相接续，故喘。治宜滋阴补肾，肺肾同滋，金水相生。方用金水六君煎加减化裁。金水六君煎出自《景岳全书》，原方用以"治肺肾虚寒，水泛为痰，或年迈阴虚，血气不足，外受风寒，咳嗽呕恶，多痰喘息等证"。本案病机亦有虚阳上憯，故易原方熟地为炙生地，养肾阴，清虚热；并加洋参、麦冬润肺生津，以助金水相生之力；陈皮、半夏燥湿化痰；茯苓健脾淡渗，使养阴而不滋腻碍脾；沙苑子易当归，补肾固精；紫菀降气化痰。诸药合用，清润灵动，养阴而不滋腻，化痰而不温燥。

案15　久咳溲短案

肺主气，为水之上源，膀胱为津液之腑，气化乃能出焉。久咳肺虚，清肃之令不降。日中溲短，卧则清长。夫人卧则气归于肾，肾司二便故也。议培土生金，兼滋肾水，俾天气得以下降，两阴浊自化矣。

沙参　料豆　沙苑　杏仁　橘红　夜合花　枇杷叶　女贞　山药　百合　茯苓　车前　莲子

【赏析】

本案医理甚明，患者咳嗽日久，刻下以小便异常为病。膀胱为洲都之官，气化则能出焉，盖肺主气，为水之上源，"一金能行诸气"，若肺金虚衰，则气化不能，故溲短；卧则清长，因卧则气归于肾，肾司二便，肾水足则尿液足。又土为金之母，肺为主气之枢，脾为生气之源，《灵枢·口问篇曰》"中气不足，溲便为之变"，故治宜培土生金，脾土得健，清浊自归。方中沙参养阴生津，滋补肺脾，《本草纲目》曰"沙参甘淡而寒，其体轻虚，专补肺气，因而益脾与肾，故金能受火克者宜之。"料豆健脾助运，补益脾肾；杏仁宣通肺气，肺畅则气化，寓"提壶揭盖"之意；山药味甘，补气养阴；夜合花、百合、莲子宁心安神；橘红燥湿化痰；枇杷叶味苦性寒，清肃肺热，化痰止咳；沙苑子、女贞子平补肾之阴阳；车前子利尿化痰，以治其标。诸药合用，肺、脾、肾三脏得滋，阴液得复，升降相因，则"天气得以下降，两阴浊自化矣。"

案 16 脉滑而数案

脉滑而数，风伤肺。痰郁肺胃，夏令脉洪数。前月初诊，脉沉滑而数。沉者，阴也，郁也。滑者，阳也，痰也。数者，火也。邪伏化热生痰，所以用苏、杏、甘、桔开提，蒌、夏理肺胃，不治咳嗽而咳嗽自解，不治痰而痰自出。用梨汁、莱卜汁以调肺胃，展其气化，清肃渐行，咳少缓矣。

蜜苏梗　杏仁　桔梗　甘草　前胡　牛蒡　梨汁

【赏析】

九峰先生精通脉理，大部分医案对脉象描述细致，并附有精妙阐发，值得后学学习与借鉴。本案对脉理、病机、治法分析十分周详，堪为蓝本。患者前月初诊脉沉数而滑，滑为实也，痰也；数为火也；沉者，阴也，郁也。故合而分析，加以暑邪当令，可知为实也，伏痰郁肺，痰火为患。故治宜清热化痰，宣肺化气。方中苏梗、杏仁疏风宣散，开宣肺气；甘草、桔梗清热化痰，养阴排脓，更有杏仁、桔梗相配，一升一降，以助肺之宣发肃降；瓜蒌、半夏燥湿化痰理气；梨汁润肺生津；莱菔汁行气化痰，诸药合用，肺气宣展，伏痰得化。服后，咳少缓矣，脉沉渐起，可知伏痰已化，仍滑数，故去温燥化痰之瓜蒌、半夏、莱菔汁，而加前胡、牛蒡子疏散风热，降气化痰。

案 17 金燥阴虚案

言乃心之声，赖肺金以宣扬。肺如悬钟，配胸中为五脏之华盖，空则鸣，实则咳，破则哑。肺为仰脏，出而不纳，二十四节，按二十四气。最娇之脏，不耐邪侵，邪侵毫毛必咳。肺主气，为水之上源，受邪入络，必顺归于肾，为痿、为咳、为哑。凡如此者，人皆不知，总曰痨症。六淫之邪不去，皆可成痨。病延载余，音声不出，金已破矣。病者不知，医须揣其本情，以木火通明。《经》以营出中焦，资生于胃，下益肾水，来济五火。火不灼金，金不泄气，燥不耗水为妙。今日喉痛已止，咳减痰少，声音稍开，仍原方加减候酌。

孩儿参　甘草　山药　马兜铃　桔梗　杏仁　茯苓　大力子元米炒　苏梗　花粉　南沙参　猪肤　鸡子清　瓜子壳　霉干菜

【赏析】

本案为肺病日久，累及于肾，正如《医术·咳嗽》所云"肺金之虚，多由肾水之涸，而肾与肺又属子母之脏，呼吸相应，金水相生，若阴损于下，阳孤于上，肺若干燥，则咳不已，是咳虽在肺，而实在肾。"肺属金，肾属水，金水相生，肺金有赖肾水滋养，肺受邪袭，久咳不已，肺阴渐损，累及于肾，初则为咳，最忌咳嗽久延，日渐阴虚，而成喑哑。又少阴经脉循喉咙，挟舌本，肾阴亏虚，虚火上浮，故见喉痛。治宜遵从《经》旨，"下益肾水，来济五火，"见收成效。今见喉痛已止，咳痰减少，声音稍开，即以原方加减化裁。方中猪肤、甘桔汤效法经方，为《伤寒论》中"少阴咽痛方"。猪肤能滋肺肾，清浮游之火；甘桔汤清热利咽，宣肺化痰；马兜铃清肺降气，止咳平喘；牛蒡子、杏仁、苏梗疏风宣肺，助肺之肃降；南沙参、花粉滋阴生津；孩儿参、山药、茯苓培土生金，霉干菜、瓜子壳、鸡子清三味，来自民间单方验方，用之颇见效验。《本草经疏》曰"鸡子，味甘气平无毒。凡痫痉皆火热为病，鸡子之甘，能缓火之标，平即兼凉，能除热，故主痫痉及火疮，并治伤寒少阴咽痛。"纵观全方，用药精妙，考虑周全，娴熟老道。

案18　健土升气案

病原前方叠次申明，不复多赘。金水难调之候，全在静养工夫。天命为主，非人力所为，叼属亲谊，敢不尽言。病由外感内伤，必由中而外达。郁久不达，非升麻不可。病将一载，声音不出，水源不生，邪不去也。权用补中益气加减，候酌。

补中益气汤去芪，加山药、陈干菜，服三剂，加儿参，又服三剂，加参须。

【赏析】

金为水之母，肾为水之源，阴虚在下，浮阳上越，水火失济，上干于肺，咳嗽复萌，故曰"金水难调之候，全在静养工夫"。除药疗外，清心寡欲最为切要，宁心静养，水源生则自宁矣。患者病将一载，声音仍不出，乃水源不生。《素问·经脉别论篇》曰"饮入于胃，游溢精气，上输于脾，脾气散精，上归于肺，通调水道，下输膀胱，水精四布，五经并行"，李东垣云"脾胃一虚，肺气先绝"，则无力布津，而肾无水源。故治宜补中益气汤补脾胃之气，气能化精，则有精借升举之力上归于肺，肺得濡养，通调水道，则水液灌溉正常。方中人参、白术、炙甘草、孩儿参健脾益气；山药益气养阴，滋补脾肺肾；柴胡、升麻升阳，气虚则气陷，非升阳，肺气不能速生；陈干菜一味，为治咳之验方。三剂后，加参须益气生津、止渴。

案19　中伤肺损案

脉细如丝，按之如无，中伤肺损。不能言语，语则喘咳不宁，足肿身热。谨防大汗阴阳脱离之变。

党参　南沙参　山药　茯苓　款冬　百合　杏仁　新会皮　胡桃肉　苏梗

【赏析】

九峰先生临证重视四诊合参，脉诊尤为重要，描述确切，多可凭借。细脉多因阴血亏少，脉道充盈减弱所致，《濒湖脉学》云"细脉萦萦血气衰，诸虚劳损七情乖"，今见细而如丝，按之如无，则为中气亏虚，症见喘咳不宁，身热，为肺气欲衰之象。故急以健中益气，润肺养阴，以固其本，培土生金。方中党参补中益气，生津；沙参养阴清肺、益胃生津；山药滋补肺脾肾三阴，又能益气健脾，常与沙参相配，增加润肺养阴止咳之功；茯苓健脾渗湿，以助脾运；款冬花润肺下气，化痰止咳；百合养阴润肺；杏仁能散能降，润肺降气；陈皮健脾理气；胡桃肉滋补脾肾；苏梗宽中理气，宣肺化痰。

案20　湿痰蕴结案

脉来沉滑而疾，湿痰蕴结肺胃之间。痰嗽气促，胸次不爽，面色戴阳，肾亏子盗母气。暂以《外台》茯苓饮加减。

党参　杏仁　姜夏　苏梗　冬术　枳实　茯苓　橘皮　炙草　姜

进《外台》茯苓饮，喘促已平，痰嗽较减，气机已展，湿痰已运。第恙久肾亏，子盗母气，拟清上实下，培土生金。

熟地　归身　姜夏　枳实　广皮　党参　冬术　茯苓

【赏析】

脉滑为病，多主痰湿，《濒湖脉学》云"滑脉为阳元气衰，痰生百病食生灾"，沉者，阴也，则为湿痰蕴结伏藏。湿痰阻滞气机，则痰嗽气促；湿遏胸阳，则胸闷；水饮内停，久则及肾，子盗母气，虚阳上浮，则面色戴阳。暂以《外台》茯苓饮加减化裁。《外台》茯苓饮始载于唐·王焘《外台秘要》，后经宋代医家整理《金匮要略》时收录于复方之中。《医宗金鉴》云"上、中二焦气弱，水饮入胃，脾不能输归于肺，肺不能通调水道，以致停积为痰，为宿水"，痰湿饮水停于胸中，影响肺气宣降，故表现为咳喘，正合本证病机。"病痰饮者，当以温药和之，"方中党参、白术、茯苓、炙草健脾利湿，益气和中，为四君子汤；枳实、陈皮行气运脾；苏梗理气宽中；生姜辛温开胃健脾，利水，符合"当温之"的治法。方中含有异功散之义，在健脾的基础上注重脾胃气机的疏通，生姜、陈皮、枳实行气开郁，调畅脾胃气机。根据经验，临床运用时，陈皮药量适当偏大，如经方名家冯世纶教授强调橘皮量可适当增加，临床常用15~30克而疗效明显。二诊，喘促已平，湿痰已运，第恙为日久肾亏，继以培土生金，兼以滋肾补虚。方中熟地滋补肾阴；归身养血濡润；党参、白术、茯苓健脾益气，寓四君子之义；治痰先理气，枳实、陈皮理气化痰，半夏燥湿化痰，以助脾运。

案21 三阴内亏案

先天薄弱，水不养肝，肝火易动，心相不宁。三阴内亏，火冲血上，下有痔漏，常多梦泄。失血后干呛作嗽，喉痛声哑之患，草木之功，不能补有情之精血，必得撇去尘情如铁石，静摄天真，精血复得下，病可减去三分，此机宜从。否则有仙丹亦属无济。拟丸代煎，徐徐调治。

河车一具洗去血丝　北沙参八两　川贝四两　白及八两　鳗鱼一条　怀药八两　燕根四两　茯神四两　牡蛎八两　蛤粉八两　芡实八两

老尿壶一具，以长流水浸三日夜，去臊味。将牡蛎、鳗鱼投入壶内，童便灌满，以黄泥封固，以文火烧一日夜。次日取出鳗鱼骨，用麻油炙研，再入群药，和匀捣作饼，晒干烘脆，研细末，用两仪胶作丸和服，无两仪胶即用玉竹胶。

【赏析】

本案患者先天薄弱，素体肝肾阴虚，水不涵木，君、相皆动，火气上冲，有动血之象，上则咳血，下则便血。肾气不固，肾阴亏虚，故见梦泄。精血亏虚日久，非血肉有情之品不足以补之。治宜填补肾精，滋阴补水，以冀"一水能济五火"也。方中紫河车补气、养血、益精，《中风论》云其"以血肉之属为血肉之补"；沙参滋阴生津；山药滋补肺肾之阴，健脾益气；川贝清化痰结；茯神健脾渗湿，养心安神；牡蛎、鳗鱼收摄固精；白及收敛止血；燕根养阴润燥，益气补中，化痰止咳；蛤粉清热止咳，化痰散结；芡实益肾固精，补脾止泻。全方用丸药，亦体现九峰先生治疗之特色，用药多为味厚质重，丸剂缓进，符合患者病情日久、精血损伤，难于速效的情况，法应舒缓而治，有方有守，假以时日，冀其渐愈，不求速效。

本案亦体现九峰先生用药颇为讲究，尤其对于药物的修合炮制，法度合辙，且学验丰富，熟知验方验法，用老尿壶蒸煮，以长流水浸，取其流动之性，清热降火之味，童便引火归原，牡蛎、鳗鱼收敛固精。其构思之巧妙，用药之精准，修合之功力，令人叹服，望我辈之后学能学其精髓。

案22　肺肾阴虚案

素有疝气，不受温补。肺为娇脏，不耐邪侵，去秋疟后中伤，湿痰上僭，余风未清，乘虚犯肺，痰嗽不舒，日以益甚。冬来齿痛，虚火上升，肺金益损。入春以来，胸胁隐痛，面色戴阳，显系肾虚，子盗母气，非其所宜。

生地　白芍　麦冬　苡米　苏梗　杏仁　桃仁（另本作"桑皮"）

【赏析】

本案患者为肝肾阴虚，虚火上炎，上干于肺，宿有伏痰，故痰嗽不舒；以待春日，春升阳动，虚火亦炽，上扰胸胁，则隐痛；浮阳上越，则面色戴阳。本为肺肾阴虚，肝阳亦有上扰之象，故治宜求本。方中生地清热养阴；白芍柔肝敛阴；麦冬滋阴生津；苏梗宽中理气；苡仁健脾渗湿，以助脾运；杏仁宣肺化痰；桑皮泻火平喘，化痰。诸药合用，标本兼顾。

案23　痰郁阴亏案

脉来沉涩，推之则移，痰郁阴亏。肺气不展，久嗽不已，三焦俱伤，慎勿轻视。舒肺胃以展气机，现在火令司权，慎防音哑。

沙参　杏仁　茯苓　麦冬　地骨　桑皮　炙草　冬花　桔梗

【赏析】

本案患者脉沉，推之则移，故为痰湿郁阻；涩脉，为细而迟，主精亏血少，结合脉证分析，病机为痰郁阴亏。湿痰郁阻气机，则肺气不展，肺不清肃，故嗽而不已。久咳伤阴，肺、脾、肾三焦俱伤，加之火令司权，防外邪灼津，而致喑哑。故治宜滋养肺胃，润肺化痰，舒展气机。方中沙参、麦冬清养胃阴，润肺滋阴；杏仁润肺止咳，桔梗开提肺气，桔梗主升，杏仁主降，二药配伍，一升一降，宣通肺气，以展气机；茯苓健脾渗湿，助脾运而化痰；炙草健脾和中，培土生金；地骨皮清热、养阴、凉血；桑皮泻火平喘，化痰；款冬花润肺下气，化痰止咳。诸药合用，标本兼顾，共奏清养肺胃、生津润燥，宣展气机之功。

案 24　郁痰宿肺案

脉来滑数，肺有郁痰。喘咳不安，口干神倦食减，恙久体虚不受补，极难奏效。

杏仁　赤芍　姜夏　葶苈　酒芩　广皮　桔梗　草炙

病原已具前方。服药以来，喘虽减，饮食未增，便泄未止，土败金残已著，殊难奏捷。

党参　冬术　茯苓　甘草　姜夏　广皮　百合　款冬

【赏析】

脉滑为病，多主痰湿，兼有数象，多为痰热，故本案实为痰热内扰，则喘嗽不安。口干，则一为痰湿阻津，津不上承所致；二为热邪伤津；又见神倦食减，知有虚象。虚实夹杂，恙久体虚不受补，故治分次第，清热化痰为先。方中桔梗、杏仁一升一降，宣通肺气，止咳平喘；赤芍清热凉血、散瘀，以防痰热灼伤肺络，防微杜渐；黄芩清热燥湿；姜半夏燥湿化痰；陈皮化湿理气；葶苈子泻肺降气，祛痰平喘，泄热逐邪；炙草健脾和中，调和诸药。诸药合用，寓有辛开苦降之意，辛以散痰，苦以泄热，调畅气机，气行则痰化。二诊时，咳喘已减，而饮食未增，便泄未止，可见实证已去，虚象益显，故宜培土生金，以治本。方用六君子汤加味化裁。六君子汤健脾益气，化痰止咳；加百合养阴润肺；款冬花降气化痰。

案 25　气虚痰郁案

咳嗽痰多，脉象濡弱，气虚痰郁，脾受湿侵，渍之于肺。

茯苓　姜夏　橘红　炙草　白术　杏仁　桔梗　款冬

【赏析】

《河间六书》中云"咳嗽谓有痰而有声，盖因伤于肺气，动于脾湿，咳而为嗽也。"本案脉象为濡弱，濡主痰湿，弱主虚，故脾气虚弱，失于运化，而致痰湿内停，上阻于肺，影响肺的宣发肃降，肺气上逆，故见咳嗽痰多。症可伴见体倦乏力，腹部胀满，纳少，舌淡等脾气虚弱之象。治宜健脾化痰，宣肺止咳。方中茯苓健脾渗湿；白术健脾燥湿，与茯苓相配，化湿以助脾运；姜半夏燥湿化痰，和胃降逆；橘红理气行滞，化痰，相辅相成，气顺则痰消；炙草健脾和中；杏仁降肺气，化痰止咳；桔梗开提肺气；款冬降气化痰。全方寓六君子汤之义，因本案气虚之象不显，故去健脾益气之人参。

案 26　土弱金伤案

营卫不和，往来寒热。热后咳呛无痰，四肢甲错无汗，形神疲倦，食少无味，土弱金伤，肺胃俱困，虚势渐著。勉拟东垣法。

孩儿参　冬术　茯苓　广皮　炙草　杏仁　苏梗　白归身　柴胡　升麻

复诊　服三剂，诸恙悉退，惟咳呛尚未全止。照方去儿参加阿胶、麦冬。未久咳呛复萌，左胁作痛，暑伤气，清肃之令不行也。

孩儿参　杏仁　桑皮　桔梗　芦根　阿胶　麦冬　白芍　炙草

【赏析】

"营卫不和，往来寒热"，可知感受外邪后，营卫不和，卫强营弱，又正气不足，"邪气所凑，其气必虚"，太阳病不解，邪入少阳，正邪分争，邪胜则寒，正胜则热，故寒热往来。目前，热后已无表证，而见咳呛无痰，形神疲倦，食少无味之脾气虚衰之症，脾气虚弱，生化无权，故四肢甲错；气虚，则无力行津，故无汗。此乃土弱金伤，肺脾俱虚，故治宜仿东垣法，健脾益气，培土生金。方用补中益气汤加减化裁。孩儿参、白术、茯苓、炙草、陈皮寓异功散之意，补脾胃之气，理气化痰，以助脾胃之运化；脾胃得运，气能化精，有精则借柴胡、升麻升举之力，上归于肺，肺得濡养，能正常发挥宣发肃降之功，则咳嗽自止；加之杏仁、苏梗宣肺理气，化痰止咳；归身养血，以荣肤甲。药后，诸证皆退，惟呛咳仍在，故去补益之孩儿参，加阿胶、麦冬养阴润燥。三诊，证见咳呛复萌，且左胁作痛，正值暑邪当令，暑为酷烈之邪，易耗气伤津，肺之气阴两伤，清肃不行，故治宜养阴生津，清润宣肺。方中桑皮清热化痰，平喘止咳；杏仁宣通肺气，止咳平喘；桔梗开肺利咽；阿胶、白芍养血滋阴，以防火热伤阴而入血；麦冬润肺清心，泻热生津，《医学衷中参西录》言其"能入胃以养胃液，开胃进食，更能入脾以助脾散精于肺，定喘宁嗽"；芦根甘寒，生津止渴，清热泻火；炙草调和诸药。

案 27　肺气不展案

进清燥救肺，咳呛未平，胁下忽痛忽止，肺气不展，清肃不降，舒肺胃以展气机。

象贝　杏仁　紫菀　桔梗　炙草　白蜜　芦根　牛蒡　苏梗

服药四剂，痰嗽已平，胁痛亦止。症本土不生金，金令不肃，木无所畏，扣金为咳。胁痛者，木横之征也。崇土生金，亦可抑木，前方加减，为丸缓治。

六君子汤加归身、怀药、升麻、柴胡，蜜水泛丸。

【赏析】

燥为秋之气，燥邪伤人，先从口鼻而入，首先犯肺，肺失清肃，"燥胜则干"，故见干咳无痰，或呛咳，痰少而黏，不易咳出。《金匮玉函经二注》述"火热熏灼，（肺）久失其清肃而变为燥"，燥属金，肺易燥化火化，故治宜清燥润肺，方用清燥救肺汤。二诊，咳呛未平，而见新症，胁下忽痛忽止，为邪袭气遏，气机不展，清肃不能，故治宜清宣肺热，润肺止咳。方仿桑杏汤加减化裁。外邪不盛，以气机未展为著，故去桑叶，方药重在宣畅气机。方中杏仁宣利肺气，润燥止咳，川贝清化热痰，助杏仁止咳化痰；牛蒡子疏散风热，利咽止咳；苏梗理气宽中，以展气机；桔梗开提肺气，与杏仁相配，以助肺之宣发肃降；紫苑降气化痰；芦根易沙参养阴生津；白蜜滋阴润肺；炙草健脾和中，调和诸药。药后，痰嗽已平，胁痛已止，为固疗效，注重善后，以丸药，常其调服，以图缓制，以六君子汤培土生金，加柴胡、升麻升阳以升肺气；《临证指南医案》曰"人身气机合乎天地自然，肺气从右而降，肝气由左而升，肺病主降日迟，肝横司升日速，呛咳未已，乃肝胆木反而刑金之兆，"故柴胡舒肝抑木而止胁痛；怀药补肺脾肾之三阴；归身养血补血。

本案体现了九峰先生临证治疗的又一特色，即用药次第，有法可循。临床病证，错宗复杂，临证中难以面面俱到，综合治疗，故在遣方用药时，应考虑主次病机，先后次序，逐一击破，一般而言先祛邪后补虚，为王氏用药次第的总法。

案 28　肾虚火炽案

久咳痰多，喉肿且痛而痒，耳鸣头眩，寐而不寐，饮食少进，脉来弦数，阴亏已极，水不上升，心火刑金，清肃不降，虑难奏捷。

生地　麦冬　象贝　玄参　桔梗　牛蒡　桑皮　乌梅　猪肤　榧子肉

服药三剂，咳嗽、耳鸣、头眩俱减，夜寐稍安，喉间痛痒亦缓，惟食少神倦依然。病本火灼金伤，益水之亏，制火之炎。

生地黄汤加牛蒡、阿胶、麦冬、猪肤、乌梅肉。

服地黄汤加味六剂，诸恙亦安，头目尚觉不清，夜来寐则易醒，喉间痛止痒存，微咳，饮食尚少，脉沉弦数。

原方加川贝。

痰嗽已止，诸恙亦平，惟头眩未愈，夜寐易醒。病延三载之久，三阴亏损已极，岂能一旦豁然，阴难骤补，以叠效煎方加味为丸。

熟地黄丸加贝母、北沙参、五味子、麦冬，共为末，炼蜜丸。

【赏析】

本案患者为咳嗽日久，久则肺肾阴虚。症见耳鸣头眩，脉来弦数，皆为肝火上炎之象；寤而不寐，心神扰动；《素问·至真要大论》云"诸痛痒疮，皆属于心"，心火炽盛，则喉肿痛而痒。究其病机为水亏至极，水亏不得涵养肝木，上济心火，故君、相之火燔灼所致。治宜滋肾降火，清金抑木。方中玄参苦咸而凉，滋阴润燥，启肾水以制火；生地甘苦而寒，清热养阴，壮水生津，以增玄参滋阴润燥之力；麦冬甘寒，滋养肺胃阴津；象贝清热化痰；桔梗开提肺气，引诸药入肺经，直达病所；猪肤能滋肺肾，清浮游之火；乌梅敛阴止渴，酸泄肝热；牛蒡子、桑皮疏风散热，化痰止咳；榧子肉助脾健运，益筋骨。药后，诸症见，惟食少神倦依然，仍为肾水亏涸之因，故用生地黄汤补肾降火，方以六味地黄汤化裁而来，以增滋补肾阴之力；阿胶填补真阴，金水相生，此为治本；牛蒡子疏风利咽，麦冬滋肺胃之阴，乌梅敛抑肝木，皆为治标，标本兼顾。三诊，以痒更为突出，故固守上方，加入川贝清热化痰。四诊，因病载三年，阴难骤补，以丸药以图缓效，易生地黄汤为熟地黄丸，重在滋肾阴；加贝母清热化痰，沙参、麦冬滋补肺胃之阴，五味子收涩止咳。

案29 宗气无根案

久嗽不已，虚里穴动，动则应衣。宗气无根，孤浮于上，乃金残水涸之危症也。

六味地黄荬肉减半，加川贝、麦冬、五味。

【赏析】

《素问·平人气象论》曰："胃之大络名虚里，贯膈络肺出于左乳下，其动应衣脉宗气也。"说明虚里为胃之大络，即胃输水谷之气于胸中以滋养宗气。宗气具有行呼吸，协调心肺之职能，正如《灵枢·邪客》云："宗气积于胸中，出于喉咙，以贯心肺而行呼吸焉。"

本案患者症见虚里穴动，动则应衣，则为宗气外泄之象。咳嗽日久，久则成虚，金水交伤，肾虚不得纳气，宗气无根，孤浮于上，故虚里处动则应衣，并可伴见心悸、心动等症。治宜滋补肺肾，补益宗气。方用六味地黄丸煎服，加味化裁。方中熟地黄滋阴补肾，填精益髓；山萸肉补益肝肾，并能涩精，用时减半，以防过于温涩；山药补益脾阴，亦能固精，三药相配，滋补肝脾肾三阴，熟地用量最大，以滋补肾阴为主；泽泻利湿泄浊，并防熟地之滋腻恋邪；丹皮清泄相火；茯苓淡渗脾湿，并助山药以健运；川贝清热化痰，止咳；麦冬养阴润肺，益胃生津，《本草汇言》曰其"主心气不足，惊悸怔忡"；五味子收敛固涩，益气生津，补肾宁心，《本经》谓其"主益气"，李东垣亦云之其能"补元气不足"。临床上，麦冬与五味子常相配使用，用于补宗气之虚，每获桴鼓之效。

案 30 脾虚湿郁案

脾虚湿郁，大便濡泄，痰嗽食减，行动气促，脾伤传肺。

六君加泽泻、木香、生姜、南枣。

【赏析】

脾五行属土，喜燥恶湿，主运化水谷。脾虚则运化无力，水谷运化不及，则最易生湿，湿又易困脾，郁遏脾气运化，进一步加剧水湿，故成脾虚湿郁之势。《素问·六元政纪大论》曰"湿胜则濡泄"，湿遏脾阳，运化水液功能失调，故见大便溏泄；脾不减运，则食减；脾湿生痰，故咳嗽痰多。《医夫考》言"夫脾胃者，土也。土为万物之母，诸脏腑百骸受气于脾胃而后能强。若脾胃一亏，则众体皆无以受气，日见羸弱矣。"脾虚，则无力生化，肺气亦虚，故行动气促。土为金之母，土虚不能滋生肺金，母不生子，则子病难愈，此乃脾伤传肺也。故治宜健脾化湿，培土生金。方中六君子汤益气健脾，燥湿化痰；泽泻利水渗湿，渗湿以助化痰之力，并寓"利小便以实大便"之意；木香健脾消食，行气止痛，若煨用，具有实肠止泻之功；生姜制约半夏之毒，并和胃降逆，温胃止泻；南枣健脾和胃，益气补血。

案 31 脉沉而小案

脉沉而小，按之颇不流利。外寒内热，久嗽不已，喉间淫淫作痒即咳，夜来少寐，胸满食减。

二陈汤加东洋参、冬术、阿胶、生地、归身、苏梗、百部。

【赏析】

《诊家正眼·四言脉诀白话解》曰"沉脉为阴，其病在里"，即言脉沉，主里证。里证当辨虚实，沉而有力为实，沉而无力为虚。四诊合参，喉间淫淫作痒即咳，为火热燔灼，循经上炎，肺气上逆；夜来少寐，为火热扰心，结合案语"外寒内热"，可知脉沉而小，视为伏脉，常为实邪阻隔所致，为痰湿阻滞，郁热深伏之候。兼脉见按之颇不流利，《医源资料库》言"涩脉，脉往来艰涩，如轻刀刮竹"，故此为涩脉，主精血亏虚，阴血不足。胸满食减，为脾湿痰阻之象。故治宜燥湿化痰，清润养血。方中半夏辛温性燥，善能燥湿化痰，又和胃降逆；橘红理气行滞，增强燥湿化痰之力，并寓治痰先理气，气顺则痰消之意；因半夏、橘红皆以陈久者良，而无过燥之弊，故方名"二陈"。茯苓健脾渗湿，渗湿以助化痰之力，健脾以杜生痰之源；煎加生姜，既能制半夏之毒，又能协助半夏化痰降逆、和胃止呕；复用少许乌梅，收敛肺气，与半夏、橘红相伍，散中兼收，防其燥散伤正之虞；甘草健脾和中，调和诸药。加入东洋参扶正祛邪，清热生津；生地清热凉血，养阴生津，以清化郁里之伏热；归身、阿胶，养血补血，通经络，补养阴血而不滞；苏梗理气和中，以除胸满；百部润肺下气。可见，先生潜方用药，深思熟虑，面面俱到。

案 32　内外合邪案

　　肺合皮毛，主咳。《经》言皮毛受邪，邪气以从其合也。其饮食入胃，从肺脉上至于肺，则肺寒。肺寒则内外合，邪因而客之，则为肺咳。受春则肝先受之。盖肺咳不已，传于他脏，际此发陈之令，则必先传于肝，当以和解法中佐以肃降之品。

　　二陈加前胡、杏仁、蒌皮、泽泻、蛤粉、姜。

【赏析】

　　《素问·太阴阳明论》言"犯贼风虚邪者，阳受之；饮食不节，起居不时者，阴受之。"本案即为内外合邪而致病，内有寒饮停痰宿肺，外有客邪侵袭，肺为娇脏，不耐邪侵，失于清肃，迫气上逆而作咳。"盖肺咳不已，传于他脏，际此发陈之令，则必先传于肝"此句道尽本案发病之眼目，肺病传变，正值春木升发之日，肝五行属木，借升发之力，此气旺盛，相侮而致，故肝先受病。故治宜和解法佐以清肃之品，抑其升发之性，助肺之肃降，则咳止。方中二陈汤燥湿化痰，理气和中；前胡降气化痰；杏仁宣肺化痰，止咳平喘；泽泻利水渗湿，以助化痰之力；瓜蒌皮清肺化痰，理气宽中散结；姜温中散寒饮，并制半夏之毒性；蛤粉补肺益肾，纳气平喘。

案33 上热下寒案

素有咳呛，冬令即发。自秋季咳嗽，延今不已，动则气逆。疾不易出，上热下寒，兼食洋烟，胃阴消烁，下耗肾水，引动肝木，气有上而无下。故上热下寒，肾虚则喘，肺虚则咳，气耗阴伤，故痰不爽。议养阴肃肺，兼柔肝纳肾之治。

沙苑　麦冬　牛膝　毛燕　橘红　川贝　桑皮　紫菀　蛤粉　夜合花
枇杷叶

【赏析】

本案患者素有咳呛，久则及肾，下损从阴，阴虚水亏则不能涵养肝木，肝阳上升，则肺金更伤，不得清肃，则呛咳不已，病机为上热下寒。兼食洋烟，其性温燥，如清代·王孟英认为"鸦片，性味温涩，而又产于南夷之热地，煎晒以成土，熬煎而为膏。吸其烟时还须火炼，燥热毒烈，不亚于砒；久吸之令人枯槁，岂非燥烈伤阴之明验哉？"，故吸食后，燥烈伤阴，更易煎灼胃阴、肾水而更加枯竭，其病愈加。肾虚不纳气则喘，肺虚不降则咳，气耗阴伤，则痰不易咳出。故治宜养阴肃肺，滋补肝肾。方中麦冬养阴生津，润肺清心；沙苑子补肝益肾，固精；牛膝补益肝肾，引火归原；毛燕养阴润燥，益气补中，化痰止咳；川贝清热化痰；橘红理气行滞，燥湿化痰；桑皮、枇杷叶清肺化痰，以清上热，助肺之清肃；紫菀温肺下气，消痰止咳；蛤粉补肺益肾，纳气平喘；夜合花行气止咳。诸药合用，标本兼顾，效可想见。

咳 血

案1 水弱肝虚案

肝藏诸经之血，肺司百脉之气。水弱肝虚，火载血上。肺虚不能下荫于肾，肾虚子窃母气，下损于上，痰嗽带血。相火内寄于肝，君火动则相火随之，心有所思，神有所归，则梦遗之病见矣。有情精血易损，接以草木，声势必难相应，宜速屏除尘绊，恬淡虚无，水升火降，方克有济。

熟地黄汤去萸肉加白芍、麦冬、川贝、血余。

【赏析】

金为水之母，本案为母子相及为患。肺伤，则痰嗽带血；肾损，则有梦而遗。肺金受伤，则肾水之源绝，乙癸同源，肝肾精血亏虚于下，失于涵养，虚火上炎，熏灼肺络，则见咳血。虚火烁液成痰，则咳嗽有痰。即痰因火生，血因火逼。相火妄动，肾虚不固，则梦遗。治宜求本，滋补肺肾，养阴柔肝。方用熟地黄汤加减。熟地黄汤乃九峰先生之经验方，以六味地黄丸为基本组成加减化裁而来，主治肾阴亏虚之诸症。方中熟地甘温，入肝肾以滋补肾水，补血滋阴；白芍易山茱萸，和血、敛阴、柔肝，一防茱萸之收敛固涩而闭门留寇，二与丹皮之清泄肝火相配，以防肝火盛而克金；茯苓健脾利水，使先后天互滋，并能宁心安神；麦冬清热润燥；川贝润肺燥而除痰；血余苦平，入肝、胃，收敛止血，并能化瘀活血，使血止而不留瘀。总以滋补肺肾，养阴柔肝之法为治。并嘱患者宁心安神，恬淡虚无，精神内守，以使水升火降，则咳血自除，遗泄则愈。

案2 金水亏残案

金水亏残，龙雷震荡，载血妄行，上溢清窍。木叩金鸣为咳，肾虚水犯为痰。营卫乖违，往来寒热，脉来细数无神。数载屡发不已，虚劳之势已著。勉拟甘温壮水，以制阳光，不可过服沉寒，致戕生气。蓄瘀虽为阴类，运之者，其惟阳乎！

熟地黄汤加归身、白芍、麦冬。

【赏析】

肺肾金水相生，若肺阴亏耗，不能下荫于肾，则肾水之上源绝；肾水既亏，水不制火，则虚火上炎而劫烁肺金。肺肾两虚，加之虚火刑金灼络，则咳中带血；肾不制水，津液停聚为痰，则咳嗽有痰。脉来细数无神，为肺肾阴血亏虚之象。营阴内损，营卫失调，则恶寒发热，往来发作。经年累月，反复发作，积损重矣，虚劳遂成。治当壮水之主，以制阳光，滋阴补肾，以清虚火。本案与上案之别在于，本案之肝肾阴血亏虚更甚，故用熟地黄汤原方加味。方中熟地甘温，入肝肾以大补肾水，合用山茱萸，则补益肝肾之功著矣。症见咳痰带血，营血已伤，故用当归、白芍，补血活血和营，当归兼能引血归经，白芍敛阴平肝，合丹皮清肝泻火，防克肺金；麦冬养阴清热润燥，以滋肺金，清肺热。虽内有虚火，不可以纯用苦寒或甘寒之品，以防戕伤生生之气。

案3 虚实夹杂案

年近四旬，幼年失血。今春举发，血虽止，痰嗽不已，平明尤甚，脉来滑数，痰多食少，阴伤子盗母气。现在溽暑流行，谨防狂吐。

生地 丹皮 茯苓 泽泻 当归 白芍 阿胶 川贝 紫菀 百部

【赏析】

本案患者幼年即发咳血，现已年近四旬，《素问·阴阳应象大论》曰"年四十，而阴气自半也，"故肾中阴液日已虚衰。今春又数次咳血发作，更加损耗阴血。而肺与肾乃母子之脏，金水相生，肾水既亏，水不制火，虚火上炎，劫烁肺金，炼液为痰，则咳嗽痰多，阴液亏虚，胃阴不足，腐熟失职，则食少；脉滑数，乃痰热之象。综上，本案为肺肾阴伤，虚火烁金，兼痰热壅肺之虚实兼杂之证。故治宜滋养肺肾之阴，养血和营，兼清热润肺化痰之法，方用六味地黄丸合百合固金汤加减。生地为君，滋阴补肾，兼清热凉血之功，以治阴伤、制虚火，养阴清热之力并举；当归、白芍、阿胶合用，养血和营，治其阴血亏虚之本，阿胶兼可养血止血，三药配生地，以补阴血不足之虚；泽泻泄肾利湿，丹皮清泻肝火，茯苓淡渗脾湿，三泻之药，泻肾之虚火以治其偏盛之标；川贝、紫菀、百部，清热润肺，止咳化痰平嗽，治其痰热蕴肺之实。全方共奏滋补肺肾，养血和营，清热化痰之功。

患者发病之时正值溽暑，当谨防暑湿之邪为患而加剧咳血之病，宜小心调理，此乃"既病防变""瘥后防复"之治未病思想的体现。

案4　火载血上案

失血多年，早暮咳呛，交节尤甚。现在三四日一发，血发甚涌，胸次作胀，食少运迟。巅疼身热，脉来弦数，阴虚火载血上，木击金鸣为咳，不宜思虑劳心，当思静则生阴之理。

生地　牛膝　陈皮　旱莲　丹皮　白芍　茯苓　炙草　女贞子

【赏析】

本案失血，时日久长，必有阴血亏虚为患。肝藏诸经之血，肾藏诸脏之精，失血日久，则竭耗肝肾阴血，而致肝肾阴虚。肝为风木之脏，相火寄之，阴血藏之，肝体阴而用阳，又乙癸同源，肾水不能滋养肝木，则相火偏亢，故见身热，脉数。弦，为肝之脉。按部位辨证归经，巅顶痛为厥阴头痛，《灵枢·经脉》有云："肝足厥阴之脉……连目系，上出额，与督脉会于巅。"肝火循经上炎，则巅顶疼痛；肝阳亢盛，风阳上旋，反侮肺金，灼伤血络，则见早暮咳呛，血发甚涌，胸次作胀；木郁土壅，横逆犯土则食少运迟。综合以上，本案重在肝阳亢盛，木火刑金，肝木克土之实，本为肝肾之阴虚。治当滋养阴血，清热凉血，兼以健脾助运。方中生地、白芍、女贞子、旱莲草四药合用滋养肝肾阴血，生地、旱莲草兼清热凉血止血之功；丹皮清热凉血、活血化瘀，并能退虚热，辅以牛膝活血化瘀，引血下行，止血而无凉遏之弊。陈皮、茯苓、甘草同用，健脾和胃，以助运化，并能化痰止咳，茯苓尚可宁心安神，甘草兼能调和诸药。全方共奏滋阴养血、凉血止血、健脾化痰之功。

案5　咳血遗泄案

《经》以大怒则形气绝，而血菀于上。郁结化火，火载血上，狂吐之后，咳嗽延今不已。十余日必遗泄，脉来弦数，水不养肝，木击金鸣，肝虚侮胃，久延非宜。

熟地黄汤加二至丸。

服药三剂，形神稍振，饮食渐增，咳仍未止，痰色黄白不一，昨日无梦而遗，肾虚肝损，仍以乙癸同源主治。

前方加麦冬、胡桃。

乙癸同源，颇合机宜。复感暑湿，脾伤泄泻，痰嗽较甚。急则从标，暂以清暑益气。

孩儿参　泽泻　杏仁　白术　陈皮　神曲　茯苓　女贞　炙草　当归

加减清暑益气，治标治泻。泻止，痰嗽亦减。症本阴亏，从乙癸同源例治，颇合机宜。第暑湿新瘥，未便滋补。

孩儿参　升麻　麦冬　甘草　石斛　桔梗　茯苓　淮山药

【赏析】

本案患者初起每因大怒后咯血，实为肝气郁结，气郁化火，气逆热盛而迫血妄行，久而延治，遂由实至虚，损伤肝肾之阴血。肾虚不固，故见遗泄；肾虚火亏，水不涵木，相火偏亢，则脉弦数。肝肾阴虚，木叩金鸣，肝虚侮胃，久则先后天俱伤，故久延非宜。治宜滋补肝肾之阴，壮水之主，以制阳光，故一诊方用熟地黄汤合二至丸补益肝肾，滋阴止血。

二诊症状缓解，咳仍未止，效不更方，故以原方滋补肝肾，加麦冬、胡桃，以入肺肾，润肺养阴，下气止咳。

三诊时，证治相应，疗效颇佳。然正值时邪为患，暑湿内伤，脾失运化，水湿不运，而发咳痰，泄泻等症，治从证变，遂更方，以李氏清暑益气汤加减，以治标。孩儿参、白术、茯苓、炙甘草、陈皮、泽泻同用，取六君子汤之意，健脾益气，燥湿利水，合杏仁引药入肺，培土生金，脾肺同补，再加女贞子滋补肝肾，则三焦并调；当归养血和营；神曲消食导滞，以助运化；全方共奏健脾燥湿，兼调肺肾之功。

四诊时，暑湿已退，则当正本清源，从肝肾阴虚入手，然当兼顾暑湿新瘥的特点，防止病情反复。孩儿参，茯苓，淮山药，甘草同用，健脾益气、利水渗湿，合桔梗、升麻，则有升清降浊之功，以复脾胃气机升降；桔梗兼能引药入肺，以培土生金。石斛、麦冬同用，滋补肺、胃、肾之阴，清热润燥。全方共奏健脾利湿，补益肺肾之功，补而不碍邪，补而不滋腻，体现医者良苦用心。

本案前后历经四诊，虚实证候转化，治疗上或滋补肺肾，或清暑益气，治从证变，充分体现了"观其脉证，知犯何逆，随证治之"的法则，临证启发意义较大。

案 6　气随血耗案

痰嗽带血，起自夏初，日以益甚，延今半载，食少喉干，平明咳甚。气随血耗神虚，血由忧煎，气随怒减，吐血时言语错乱。胸喉之间，若烟障雾迷，懊莫能名状。七情之火，酒湿之热，灼阴耗液，积损为颓，谨防大汗。

熟地　杏仁　桃仁　三七　牛膝　芦根　藕汁　童便

【赏析】

"七情之火，酒湿之热，灼阴耗液，积损为颓"，推而可知，此案为情志内伤，酒湿为患。情志怫郁，肝失疏泄，湿热内蕴，气郁而化火，上干娇脏，灼伤肺络，故痰嗽带血。病延至半年，故而阴血损耗，甚则气随血耗，而成气血亏虚之证。气耗则神疲；血少失濡，则食少喉干；神明失养，故患者咳血时言语错乱。胸喉不适，懊憹莫能名状，是咳血日久，血不归经而瘀滞气机之象。当务之急，治宜化瘀行气、引血下行，以解胸喉不适。方中桃仁、牛膝、三七，活血行气，化瘀止血，桃仁兼能止咳平喘；杏仁、牛膝同用，降气止咳，引气血下行以止血；熟地滋阴养血；芦根清热生津，润肺止咳；藕汁凉血化瘀止血；童便滋阴降火、凉血散瘀。全方共奏活血行气，凉血止血之功。血汗同源，本已积损正衰，当防大汗，否则酿成津脱血亡之危证。

案7　补肾开胃案

年逾六旬，二气就衰，冬客风冷，咳嗽绵延不已。今春痰带红紫，夜不能寐，身痛气急，动劳尤甚，饮食少思，足跗浮肿，蔓延于上，阴分大亏，兼有湿热，脉来停止，土败金残，生气大损，虑难奏捷。拟补肾开胃法，胃开则吉。

生地　山药　茯苓　杞子　归身　白术　胡桃

【赏析】

本案患者病情堪称复杂：一则病因复杂，患者年逾六十，生理上自然衰退，而呈肾阴亏虚之体，冬日客寒内伏，今春又感时令之湿热，内外合邪而致；二则证候繁多，既有在上之痰嗽带血，气急，在中之饮食少思，在下之足跗浮肿；并周身疼痛，动劳尤甚，夜不能寐，病情延及三焦，可谓复杂。然脉来停止，则知虚象显然，结合症状，为阴气大亏，内外积损，而致先后天大衰，生气不足，土败金残，非速效能愈。故治宜先后天同治，补肾开胃，以资先后天之本，则气血化生有源，正如叶天士所云"上下交损，当治其中"。是先培其正气以治本，再缓图他法以治标。方用生地、枸杞滋肾养阴；胡桃补肾纳气，润肺化痰，《本草纲目》载胡桃"补气养血，润燥化痰，益命门，利三焦，温肺润肠"；白术、茯苓健脾养胃，山药平补三焦，归身则有养血和营，活血之功。全方共奏补肾健脾，补气养血之用。

案8　半产咳血案

失血之脉，缓静为顺，洪大为逆。半产之后，二气素乱，血随气上，痰嗽带血，痰少血多，脉来弦洪，且大且数，血不养肝，肝不藏血，气冲血逆，致有妄行之患。所服之方甚可，奈时令肝木用事，气火上腾，慎防喘汗血脱，金残肺痿。

生地　三七　牛膝　犀角　丹皮　血余炭　牡蛎　麦冬　童便

【赏析】

肝藏血，肺主气，患者小产之后，冲任之脉气血受损，血不养肝，肺气上逆，血随气上，而发咳血。本有气血受损，其脉当缓静，乃脉证相合，为顺也。而此患者脉来弦洪而数大，是血虚阳浮之象，脉证相悖，逆也。脉弦主肝，洪大而数因血不养肝，肝气冲逆，致气血妄行，而发咳血。此时肝之气火上逆，载血妄行，当务之急以止血为要，防止血脱危证的出现。犀角地黄汤加减，凉血止血，兼养阴化瘀。犀角咸寒，入血分清热凉血；生地养阴清热，凉血散瘀，二药相配，增加凉血之功；丹皮泻血中之伏热，又能散瘀；三七、牛膝、血余炭合用活血化瘀止血，使血止无凉遏之弊，并可消散离经之血，且牛膝引血下行。牡蛎镇摄浮阳，收涩防脱；麦冬养阴润肺；童便清热养阴，引火归原，兼有化瘀之功。诸药相配，使血止而不留瘀，凉血而不留邪，并能引火归原，收涩浮阳。

案9　血少痰甚案

先天不足，知识早开，水不养肝，肝虚易怒，怒则气升，有升无降，火载血上，红紫相间，形神不振。木叩金鸣为咳，肾水上泛为痰。始则痰少血多，延今则血少痰甚。阴亏水不制火，中伤气不接续，壮水滋肝，兼和肺胃。

熟地黄汤去萸肉，加女贞子、旱莲草、沙参、麦冬。

【赏析】

肝肾同源，先天肾精不足，肾水不能涵养肝木，肝体失养，肝气升发太过，甚至有升无降，则血随气上而发咳血。肝气克犯肺金则发咳嗽，肾不制水则水液上泛为痰。始则气血尚充，中焦健运，故痰少血多；久则阴血亏耗，肾虚水泛，中运不制，则血少痰多，是病情加重，由实转虚之表现。综上，病机属于肝肾阴虚火旺，肺胃不和。治当滋补肝肾之阴，兼和肺胃。方用熟地黄汤合二至丸加减，女贞子、旱莲草同用加强滋阴清热之功，旱莲草兼可凉血止血；沙参、麦冬同用，以养肺胃之阴，并清热润燥。

案 10　咳血感寒案

素有失血之患，心肺营卫俱伤，近乃复感寒邪，已经表散未解，身热憎寒，短气自汗，痰嗽带血，声嘶脉软，正虚邪实，殊为棘手。

柴胡　孩儿参　黄芩　甘草　半夏　陈皮　当归　白芍

昨服小柴胡汤加减，表邪已解。本症阴虚，曾经咳血，龙雷内炽，五液交枯，虚热往来，渴不欲饮，自汗不收，痰嗽带血，声嘶脉软，正虚邪实，殊为棘手。

六味去萸肉，加麦冬、阿胶、小麦。

进补金水之剂，诸症悉退，惟喉痒咳频仍然，夫肺属金而主咳，金之所畏者火也，金之化邪者燥也。燥甚则痒，痒甚则必咳。症本阴亏，水不制火，火灼金伤，精不化气，则肺病燥。法当润补为宜。

六味去萸肉，加五味、麦冬、杏仁、胡桃肉。

【赏析】

本案患者素有失血，气血虚衰，腠理不密，感寒后表散而未解，据六经传变，邪已入少阳。《伤寒论》第 100 条曰"伤寒，阳脉涩，阴脉弦，法当腹中急痛，先与小建中汤；不瘥者，小柴胡汤主之。"可见，小柴胡汤是虚人伤寒以建其中的方剂。用小柴胡汤去生姜、大枣加当归、白芍、陈皮，和解表里，兼养血和营。表邪既解，急当救里。

二诊时痰嗽带血，声嘶脉软，虚热往来，自汗不收，是肺肾阴虚，虚火内扰之象。阴虚津液不足，故口渴，痰瘀互结，故不欲多饮。方用六味地黄丸加减。熟地滋补肾阴，填精益髓；因虚火上炎，故去山茱萸以防其酸性之收涩；山药补益肺脾肾三阴；泽泻利湿泻浊；丹皮清泄相火；茯苓健脾渗湿；阿胶补血滋阴，润燥止血；麦冬润肺滋阴。

三诊时，诸症皆退，仍有喉痒咳频，因阴虚生燥热，燥甚则痒，痒甚则咳，故用六味去萸肉，加五味、麦冬、杏仁、胡桃肉，养阴润肺，下气止咳。

案 11　蒸热夜甚案

肝藏诸经之血，肺司百脉之气，肾为藏水之脏，水亏不能生木，木燥生火，载血上行。木击金鸣为咳，肾水上泛为痰。阴偏不足，阳往乘之，舌绛咽干，蒸热夜甚，脉来细数无神，虚劳已著。勉以壮水之主，以镇阳光。现在木火上升之令，慎防狂吐。

六味去萸肉，加白芍、麦冬、牛膝、山栀。

【赏析】

本案患者症见舌绛咽干，蒸热夜甚，为阴虚热炽，火热进一步消灼营血分津液所致。人体卫阳之气昼行于阳，夜行于阴，因营血分阴血耗伤，夜间阳入于里，则阴更不能制阳，致使阳气偏亢而助长热势，故夜间热甚；营阴耗伤，津液亏乏，无以生苔，血液黏稠，故舌绛；阴液耗伤，无以滋润，故咽干；热伤血络，迫血妄行，灼伤肺络，则咳血；脉来细数，为阴虚内热之象，无神，则表明虚象显然，津亏液涸，乃至真阴亏耗之征。故治宜滋阴壮水，以抑制亢阳盛火，方用六味地黄丸加减化裁。因火炽显然，故去山茱萸以防其酸收之性闭门留寇。熟地滋阴补肾，填精益髓；麦冬养肺胃之阴，兼能清热；山药平补三焦之阴，尤善补益脾阴，配伍茯苓补后天以资先天；丹皮、山栀清肝泻火；白芍养阴血以柔肝缓急；泽泻泄肾利湿，并防熟地之滋腻；牛膝一味，既可滋补肝肾以治本，又能引血下行以治标。全方共奏滋补肝肾，清热养阴之功。

案12 心脾两虚案

思为脾志，心主藏神，神思过用，病所由来。心为君主之官，脾为后天之本，二经受病，五内心虚。水虚不能生木，木火载血上行，木击金鸣为咳。木乘土位，津液凝滞成痰，阴液不足以滋脏腑，二阳之病发自心脾。心烦意乱，形容枯槁，病魔不去，精神不生。辗转沉疴，岁月弥深，所服之方，却是法程。胃者卫之源，脾乃营之本，卫外失司则寒，营内失守则热。失位之血，离经远来则紫，吐后色红者，近血也，渐淡为痰，合而为一者，血迫近而未及化也。痰血本为同类，脏器盛则痰即化红，脏气衰则血即化痰。前论痰为精血所化，譬如乱世之贼盗，即治世之良民。舌上白苔，丹田有热也。足得血而能步，血少故难行。中州不运，食欲少思，内宫运动，心有循持。未吐血前，脉强而硬，既吐血后，脉弦而软，显系血从肝来，营弱心虚则口难言。血化为痰，吐出方快，时而思卧，土困于中，心肾不交，竟夕不寐。脉来时弦细而急，或凝滞若不能自还，此三五不调，近乎涩革，两关尤甚，又似劲脉。总之脉缓则平，脉急则甚。左右者，阴阳之道路。阴阳互相克制，脉亦左右偏强。脾属坤土，主治中央，最宜服食，土不制水，水滋高源，涎吐不禁，清气在下，则生飧泄。昔黄帝问于歧伯曰：形弊血尽而功不立者，神不使也。精神不振，志意不治，精坏神去，营卫不可复收。何者？嗜欲无穷，而忧患不止。诚能屏除尘绊，恬淡虚无，补以药饵，何忧不已。

熟地　洋参　茯苓　白术　甘草　归身　枣仁　远志　枸杞

【赏析】

"思为脾志，心主藏神，神思过用，病所由来。"一句，道尽本案之病因所在，主因思虑过度，劳伤心脾，气血亏虚所致。后天失运，先天不充，水虚不能生木，木火载血上行，木叩金鸣，则咳血；心藏神而主血，脾主思而统血，思虑过度，心脾气血暗耗，脾气亏虚则体倦、食少；中焦受损，气血生化乏源，诸窍五体失养，则口难言，足难行；先天之本失于充养，则形容枯槁；气血亏虚，心脾失养，神志不安，甚则心肾不交，故时而思卧，时而竟夕不寐；中焦失运，不得升清降浊，则下生飧泄，脾在液为涎，则涎吐不禁；胃者卫之源，脾乃营之本，中州不运，营卫失和，则见寒热；气血不足之脉本细缓，而患者"脉来时弦细而急，或凝滞若不能自还，此三五不调，近乎涩革，两关尤甚，又似劲脉"，则见虚中夹有肝强之象，实为肾水不能涵木所致。九峰先生对血与痰之论述堪称精妙，"痰血本为同类，脏器盛则痰即化红，脏气衰则血即化痰。前论痰为精血所化，譬如乱世之贼盗，即治世之良民。"正如清蒋宝素所云："痰本津液、精血之所化，必使血液各守其乡，方为治痰之大法。"故治宜恢复精血之位，则不治痰，痰自治也。本案病机关键在于为心脾两虚，气血不足，后天累及先天，肾虚不能涵木，责之心、脾、肾三脏之虚。治宜健脾养心，补血滋肾。脾为营卫气血生化之源，《灵枢·决气》曰："中焦受气取汁，变化而赤是为血。"故方中以西洋参、白术、甘草大队甘温之品补脾益气以生血，健运中焦，使气旺而血生；当归甘温补血养心；茯苓、酸枣仁、远志宁心安神，又茯苓可健脾渗湿助运，以上诸药配合，寓归脾汤之意；熟地、枸杞滋阴补肾，养阴生津，平抑肝阳；本方以甘味药居多，如甘草、枣仁、洋参等，一则甘入脾，脾为生化之源，为后天之本，脾实则气血得化，土能制水；二则"肝苦急，急食甘以缓之"，甘味药合用以缓肝之急。全方共奏益气补血，健脾养心，滋肾涵木之功。

案 13　血瘀失血案

血富于冲，所在皆是。赖络脉之堤防，从隧道以流注。久咳肺络受伤，血随咳上，鲜瘀不一，脉来浮数兼弦，症本阴亏，水不济火，火灼金伤，木击金鸣，清气不降，络有停瘀，未宜骤补。昔肯堂治失血之症，必先荡尽停瘀，然后培养。

余宗其法，多酌高明。

　　当归　白芍　丹参　侧柏　三七　牛膝　糖楂　桔梗

　　茜根　桃仁　藕节

【赏析】

　　本案患者咳嗽日久，肺络受伤，阴血亏虚，水不涵木，肝寄相火于中，体阴而用阳，阴虚则阳不得潜，故相火上炎，灼伤肺金，则见咳血。且肝主藏血，阴血亏虚，故有瘀血停滞，可伴见胀痛、刺痛，或舌质斑点等症。脉浮数而弦，弦为肝脉，浮数为阳浮载血上行之象。故治宜遵王肯堂治失血之法，血证勿忘活血消瘀，出血诸证，乃因离经之血凝聚于内，血行失畅，导致血溢脉外，阻滞生机，从而加重出血。即瘀血不化，新血不生；瘀阻脉络，不利血行。不宜骤补，而宜通络化瘀。当务之急以荡绦瘀滞为要，继则培其虚损。方中桃仁、当归、白芍、糖楂同用，活血化瘀，其中当归配白芍养阴血，祛瘀而不伤新血；丹参、侧柏、茜根、三七、藕节合用，凉血祛瘀止血，使血止不留瘀；桔梗配伍牛膝，是行气活血之经典药对，桔梗载诸祛瘀药上入胸中，助其化胸肺瘀血，牛膝又引胸中瘀血下行，并能逐瘀通经，与桔梗同用，一升一降，从而能疏泄气机，行气活血，使气血更易于运行。全方共奏活血行气，祛瘀止血之功。

案 14　肺肾两亏案

　　伤风致损，必是肾虚，咳嗽痰多，微带鲜血，耳鸣盗汗，脱肛不收，脉来虚数，下损于上，肺肾两亏。速远房帏，独居静养，真阴来复，方能有济。

　　生地　茯苓　生牡蛎　淮药　百合　冬虫草　桃肉

【赏析】

　　本案患者为伤风所致虚损，虚损为五脏阴阳气血之亏虚，而阴阳之根系在肾，气血源于脾，故虚损与脾、肾之虚密切相关。肾阴亏虚，浮阳外越，肾开窍于耳，故见耳鸣、盗汗；肾虚不固，脾气不升，故见脱肛不收；肾阴亏虚，子病及母，肾为水之脏，则肺阴不足，故咳嗽；"脏气衰则血即化痰"，土不制水，故痰多，微带鲜血；脉来虚数，可知有虚火上炎之象。故治宜滋养肺脾肾三脏，养阴清热。方中生地滋补肾阴，清热凉血；百合滋阴润肺，并可宁心安神；山药滋养肺脾肾三阴，重在滋脾阴，并可健脾助运；茯苓健脾渗湿以助运；冬虫夏草性味甘温，入肺肾能补肺益肾，化痰止咳，对久咳虚损尤为有效，生牡蛎重镇潜阳，止盗汗，固脱收涩。桃肉甘温，入肾、肺、大肠经，补肾固精，温肺定喘。全方共奏肺脾肾三脏并调，养阴清热之功。

案 15　客秋感冒案

肺无因不咳，络不伤血不出，客秋感冒，痰嗽食减，甚则呕吐，至今吐血甚多，鲜红可畏。今春又吐，较前略少，痰嗽益甚，夜不能寐，身痛肢木，血不荣筋，面色带黄，阳盛水不济火，肾虚窃气于金，精损移枯于肺，脉带数象，尤非所宜。

犀角　白芍　茅根　生地　丹皮　甘草　怀膝　童便

【赏析】

本案患者素禀木火体质，肾水不得涵养肝木，肝木制土，肝胃失和，容纳失司，又逢客秋外感，肺为娇脏，易受邪侵，木叩金鸣，肺失宣降，肺气上逆，而致痰嗽咳血；肝胃不和，故食减、呕吐，甚则吐血，颜色鲜红。延至今春，乃木旺之际，咳吐又作，较前略减，痰嗽益甚，则脏器日衰；肺肾之阴不足，久咳吐血，则气血亏虚，虚则不荣，不荣则痛，故见身痛肢木，面色带黄等症。脉有数象，为阳盛之象。本案为虚实夹杂，失血为急，"急则治其标"，故治宜清热凉血为先。方用血分证之代表方犀角地黄汤化裁。方中犀角咸寒，清热凉血，平其火热，以治咳血，可使火平热降，血宁络安；生地甘寒，一则助犀角清热凉血，二则养阴生津，使瘀去新生，阴滋火熄；白芍和血养阴；丹皮，清热凉血，活血化瘀，配合犀角，使血止而无凉遏血凝之弊；茅根凉血止血，清热解毒；甘草清热泻火；怀膝活血散瘀，引血下行；童便清热滋阴，引火归原。诸药合用，共奏清热解毒，凉血止血，引火归原之功。

案 16　三阴不足案

三阴不足，酒湿内伤，下有漏疡，火载血上，痰嗽食少，便溏，舌绛中有槽，左胁有动气，脉来虚弦。法宜清补，仍防狂吐。

大生地　怀药　白术　芡实　蛤粉炒阿胶

【赏析】

叶天士云"又有酒热里湿素盛，外邪入里，里湿为合。"本案患者酒湿内伤，故易生湿热。又言三阴不足，故病机为湿热内蕴兼夹阴伤。肛有漏疡，即阴津先损于下；水不涵木，木火载血上行，木叩金鸣，则痰嗽咳血；又有湿热盛于中，湿阻脾阳，则食少便溏；舌绛，为湿遏热伏之征，舌中有裂纹，则为阴伤；左胁有动气，脉弦，皆为肝动之象，然脉虚而无力，则法宜清补，不宜苦寒降火。方中生地甘寒，滋补肾阴，清热降火；湿热内蕴，湿为土之气，脾胃同属中土，即《湿热病篇》所谓"湿热之邪，始虽外受，终归脾胃也。"故用山药、白术、芡实滋补肺阴，健脾渗湿，以恢复脾胃之运化，一则脾胃得运，湿热则化，二则培土以生金；另芡实，亦可收涩固精，以治漏疡；阿胶补血滋阴，润燥止血，以蛤粉炒制减其滋腻之性，并增止咳化痰之功。诸药合用，滋补三阴之功，补中寓清，故云"清补"。

案17 五心蒸热案

去年咳血，调治已瘥，近乃五心蒸热，痰嗽在夜，痰色多黄。阴亏脾湿生痰，渍之于肺，慎防血溢。

孩儿参 杏仁 生地 赤苓 陈皮 冬术 苡米

【赏析】

本案患者曾病咳血，已有阴血亏耗之机。近日症见五心蒸热，手足心热甚于手足背，痰嗽在夜，则为真阴耗伤，阴虚火炽之象。脾失健运，脾湿生痰，虚火烁痰，故痰色多黄。综上可知，本案病机为脾失健运，阴虚火炽。故治当健脾化痰，滋阴清热。方中孩儿参甘温，益气生津，健脾养胃；白术苦温，健脾燥湿，加强益气助运之力；赤苓甘淡，健脾渗湿，三药相配，寓四君子汤之意，共奏益气健脾之功；杏仁润肺下气止咳；陈皮理气化痰，寓治痰先理气之意；生地滋补肾阴，清热凉血，以防血溢；"治湿不利小便，非其治也，"故用薏苡仁利水渗湿，兼能健脾。

案18 肝阳化火案

暴怒伤阴，肝阳化火，载血上行，咳喘带红，脉来弦劲，法当清以降之。

大生地 白芍 丹皮 泽泻 黑栀 青皮 川连

【赏析】

肝在志为怒，本案患者暴怒之后，肝失疏泄，肝为风木之脏，体阴而用阳，故肝阳亢盛，进而化火，木火刑金，使气火上逆，载血上行，则见咳血。脉弦而有力，则为肝实火热之象。故治宜平肝清肺，行气疏肝。火降则血自宁，气顺则血自归经。方中黑栀子、川连清热肝肺气分之火热；丹皮清泻厥阴肝热之伏火，《本草经疏》曰其"辛以散结聚，苦寒除血热，入血分，凉血热之要药"；生地清热养阴，并能凉血；白芍和血养阴，平抑肝木；青皮疏肝破气，兼引诸药入肝经，与白芍相配，一顾肝用，一护肝体；泽泻入下焦、泻肾浊，子病治母以泻肝火。诸药合用，泻火平肝即能宁血，血得宁静，则血自止。

案 19　失血咳嗽案

肝藏诸经之血，肺司百脉之气。失血后咳不止，气微促，食减，脉细数，由盛怒伤肾，水不济火，火载血上，木击金鸣。肾不纳，肺不降，故气促。前贤以诸端皆为危证，殊书不宜。拟方多酌高明。

云苓　法夏　归身　炙草

共为末，水泛丸。

【赏析】

本案患者为盛怒后肝阳化火，迫血妄行而致失血。失血后，精血已亏，子病及母，肾阴不足，水不济火，火载血上，木击金鸣，则咳不止；肺主气，司呼吸，肾主纳气，肾虚不纳，肺气不降，故见气促；先天亏虚，后天亦伤，脾失健运，则食减。患者诸脏皆衰，故九峰先生言"前贤以诸端皆为危证"，脾胃为气血生化之源，故治宜建中，培土以生金为要。方中半夏、茯苓，燥湿化痰，健脾益气；归身养血和营，活血化瘀；炙甘草入脾胃，可补中焦，兼调和诸药。水泛为丸，缓缓培其正气。

失　血

案1　气逆血上案

右脉弦而洪，左脉弦大而芤。水不养肝，肝不藏血，气逆血上，血不归络，冲犯阳明，致有狂吐之患。天下无逆流之水，水由乎风，人身无逆行之血，血由乎气。脉不安静，波涛不定，防其壅逆，慎之。

犀角地黄汤加青铅、青麟丸、还魂草、赤芍、糖楂、茜草炭、牛膝、荆芥炭、柴胡、童便。

【赏析】

弦应东方肝胆，为木盛之病，大而芤为气有余、血不足之象，血不能统气故也，再之弦则为水不涵木。洪乃经络热盛，血气燔灼之候，弦而洪则为肝之木气旺盛、阳明火盛。水不涵木，藏血失司，肝气逆乱，阳明火盛，血随气逆而致狂吐。血属阴本静，因诸经火逼遂不安其位而妄行，故以犀角地黄汤解胃热、清心火、养阴血、泻肝火，加青麟丸、赤芍、童便增强泻火之功。出血之证，不暇究治，惟以止血为第一要义，故以还魂草、茜草炭、荆芥炭止血。气迫则血走，气不止而血欲止，而不可得也，故加青铅下其气、顺其胃。柴胡入肝调其气、童便咸寒滋其水，凉血甚防留瘀故以赤芍、牛膝、还魂草、茜草炭活血止血祛瘀。苦寒之药虽泻火止血，然不免碍胃，故以糖楂护其胃气。

案2　龙雷鼓动案

上年失血，得于醉饱之后，全属胃病。今次失血，因嗽而起。夫咳血与呕血不同，咳因嗽起，呕是逆来。脉象左关右尺洪而有力，余部细数。阴分素亏，交春生之气，龙雷鼓动，故不时头烘面热，耳鸣咳呛，误视头风，竟以辛温升散，致阳火独狂，冲破血脉，咳吐两昼夜未宁止。用犀角地黄，清心解热，未能制及龙雷。鄙意大剂育阴，兼以苦降之法，必得龙藏泽中，雷潜海底，方可向安。

细生地　黄柏　洋参　天麦冬　肥知母　丹皮　木通　玄参　玄武版

【赏析】

脉象左关右尺洪而有力，余部细数，王氏言其"阴分素亏，交春生之气，龙雷鼓动。"此说一语道破真机。前治以辛温升散致阳火旺于上，阴血亏于下，其治无异南辕北辙，更使阳火迫血妄行。犀角地黄虽折其火而未补其水，故未能制及龙雷。血为气之守，气得之而静谧，故以细生地、天麦冬、玄参、玄武版补肾水以平气，黄柏、知母、木通泄其火以降气，丹皮凉血活血防其瘀滞，虑其阴分素虚，故以洋参清热益气养阴。本案以滋水为主，泻火为辅，须明水火之辨方得其机要。

案 3　呕吐黑瘀案

《经》以中焦取汁，变化而赤，是为血。积劳积损，中气大伤，化机不健，致败精华。所吐黑瘀，即经中败血，继吐血涎，即未化之血也。《灵枢》谓白血出者，不治也。勉拟理中汤，从胃论治，多酌高明。

理中汤。

【赏析】

本案中气大伤，一则化源不足；一则气虚不摄，此为精华衰败之主因。经中败血乃脾虚失与统摄，继吐血涎当为中气大虚、运化乏力之象。血系阴汁，刚燥之剂乃其所忌，然属阳不摄阴者，亦当用姜附也。故以理中汤建其中以化其源，护其气则血不奔，温其阳以运其阴。

案 4　气随血脱案

血吐如顷，气随亦脱，危急之秋，当先从其急，固气为主。盖有形之血，不能即生，无形之气，所当急固。使气不尽脱，则血可渐生，所谓血脱益气，阳生阴长是也。公义十全大补去川芎、肉桂，加杞子、麦冬。

【赏析】

气为血之帅，血随气行，血吐如顷，气血俱虚，非以十全不能相成也。血为气之守，气得之而静谧，故加杞子、麦冬益其源，肉桂味辛、大热，用之恐逆其气、迫其血而弃之，然川芎疏气滞虽是专司，惟升泄有余，虑有助长气血上涌之弊，是以去之。凡诸火逆出血之证，均非辛温升散所可妄试。

案5 阴液不足案

阴液不足，水火有余，载血上行，每吐盈碗，服壮水潜阳等法，病势平复，年余不发。近因起居饮食失宜，加以调治之心懈怠，遂致前症复萌，仍以壮水潜阳法主治。

生地 归身 龟甲 丹参 丹皮 地骨皮 白芍 五味子 蟹甲胶

煎胶服之。

【赏析】

血为气之守，阴液不足则气无所主，阴虚火旺，血随气而行，故以壮水潜阳治之。而后复发病机未变，当守前法。以生地、龟甲、白芍、五味子、蟹甲胶益阴潜阳，丹皮、地骨皮清其虚热，归身、丹参、丹皮活血以防瘀。同为吐血之证，仍须当有水火之分，火盛虽多，水虚亦不少，临证不可不察。

案6 肺肾两伤案

长夏失血，肺肾两伤，金水交亏，龙雷震荡，五液神魄之病生焉。神情恍惚，语言错乱，阴络内伤，云门卒痛，阳跷脉盛，竟夕无眠。脉象虚弦，殊难奏捷。壮水之主，以制阳光，是其大法。仍请原手调治，何必多歧。现在火令司权，远涉就诊，非其所宜。

大熟地 怀芍 阿胶 知母 麦冬 五味子 北沙参 归身

【赏析】

长夏失血而致神情恍惚、语言错乱，此乃重症，再动其气恐为死证。云门卒痛、脉象虚弦、金水交亏，则卫气难以入阴而留于阳，故有阳跷脉盛、竟夕无眠之状，此时当用熟地、怀芍、阿胶、麦冬、北沙参、五味子填补真阴，故曰"壮水之主，以制阳光，是其大法"。佐以知母清其虚热，虚热退则阴血自守也。后以少量归身养血和血、兼以导滞诸药，防其凝滞。

案7 肝胃不和案

暮春风温上受，发热三日，吐血鲜红，四月中旬，血又涌来，至今不止，胸胁相引而痛，是系肝胃不和。胃为多血之府，肝为藏血之脏，肝阴少藏，胃血上涌，脉来洪滑，非其所宜。

犀角　大生地　白芍　丹皮　炙草　黑栀　怀膝　鲜藕汁　童便　红糖

【赏析】

风温之邪，过经三日，内传阳明，阳明火盛则迫血上行致吐。四月中旬肝胃不和而再发吐血，脉来洪滑乃气火内盛之象，治宜泄胃调肝。以犀角地黄汤加黑栀泻火凉血止血，加炙草、红糖合白芍以调养肝气，失血过多故以怀膝、鲜藕汁、童便滋养阴血。

案8　饮聚痰生案

肝为血海，阳明乃气血之纲维。因失血寒凉逼伏，气郁伤阴，滋补则酸水上犯，中脘作痛，温剂则血又上溢，鲜瘀不一，肾虚中胃不健，饮聚痰生为患。

冬术　白芍　茯苓　香附　生姜

【赏析】

肝为血海，体阴而用阳，肝血亏虚则肝气无以依附而气郁不行。此言"伤阴"一言肝之阴血不足，二言气郁无以行津。阳明乃气血之纲维，肾虚火不暖土，则胃中虚寒饮聚痰生。故以香附理气解郁，白芍养肝和血，冬术、茯苓、生姜温中健胃益脾、渗湿利水以复中焦斡旋功能，则气血运行有序，津气自复。案中言"肾虚胃中不健"可知如若肾中虚寒较重，必兼以温阳益气摄血之法，然案中又言"温剂则血又上逆"则暗示肾中虚寒并不是主要矛盾，故不宜服用温燥之剂以防血溢脉外。

案9　督脉少运案

三进真武汤，血上痛除，惟夹脊膂筋酸楚，左手大拇指乍汗乍热，督脉少运，仍防血逆上涌。

人参　白芍　冬术　茯苓　木香　枳实

【赏析】

患者三进真武汤温补肾中真阳，血上痛除。夹脊膂筋酸楚，乃是督脉少运而致气血运行不畅，四肢乃中焦所主，左手大拇指乍汗乍热少是中焦斡旋失司，因营血运行不畅之故，故以四君子健脾益气固涩，白芍酸收益阴防血气上涌；木香、枳实、白芍以行气血之郁滞。

衄　血

案1　水不制火案

水不制火，火旺阳经，血溢于上，名曰鼻衄。

生地　丹皮　泽泻　茯苓　白芍　麦冬　甘草　黄芩　牛膝　茅根

【赏析】

《外科正宗》卷四说："鼻中出血，乃肺经火旺，迫血妄行，而从鼻窍出。"《寿世保元》卷四说："衄血者，鼻中出血也，阳热沸郁，致动胃经，胃火上烈，则血妄行，故衄也。"《景岳全书》卷十三也说："衄火虽多由火，而惟于阴虚者为尤多，正以劳损伤阴，则水不制火，最能动冲任阴分之血。"鼻衄者，或肝或肺或胃蕴热过极，损伤阳络，血随热涌，蒸迫鼻窍。鼻气通于脑，血上溢于脑，故从鼻而出。或因肝肾阴虚，水不涵木，肝不藏血，虚火上炎，血液升腾，溢于清窍，而为鼻衄。故用生地黄汤去山萸肉、山药，加白芍、麦冬、甘草、黄芩、牛膝、茅根，滋阴清降，壮水之主，以制阳光。

案2　络伤血溢案

身怀六甲，火犯阳明，络伤血溢，病名外衄。

生地　麦冬　黄芩　白芍　厚角　甘草　丹皮　茅根

【赏析】

《灵枢·百病始生》："阳络伤则血外溢，血外溢则衄血。"身怀六甲，素体虚弱，阴精不足。水不制火，水中火发，虚火循经上炎，火犯阳明。丹溪曰：言阳明者，以血海言也。则阳明之火上升，血亦随之。火热损伤阳络，血随热动，妄行于脉外，称为外衄。方药以黄芩汤加生地，麦冬，丹皮来滋阴清热止血。

案3　肺绝胃败案

足阳明脉，起于鼻，挟口环唇。盖鼻准属脾土，鼻孔属肺金，而胃统之。产后口鼻起黑色而衄，乃瘀血入肺，肺绝胃败之候也。急拟二味参苏加附子治之。

党参　苏木　附片

【赏析】

鼻与脏腑的联系中，以与肺的关系最为密切，《灵枢·脉度》说："肺开窍于鼻"。而鼻与脾胃在生理上也有一定关联，脾胃在五行属土，位主中央，鼻在面之中央，故在中医诊断学面部色诊理论中，鼻为脾胃之外候所在。脾统血，鼻准属脾，为血脉聚集之处。脾为湿土，肺属燥金，肺为土子，脾土生肺金。鼻为肺之外窍，而肺之经脉与胃之经脉相通，足阳明胃经起于鼻翼旁迎香穴后挟鼻上升。脾胃功能的强弱可直接影响至肺金的盛衰。产后气消血散，营卫不理，散乱于诸经，却不得还，故令口鼻黑气起，及变鼻衄。五脏之华，皆上注于面，青黑者，阴寒之绝气也。况口鼻为阳明多血多气之部，而见阴寒惨杀之气，则胃中阳和之气衰败，可知矣。复至鼻衄，则阳亡阴走也。胃绝肺败，阴阳两亡，故不可治，可急服二味参苏加附子。二味参苏饮治产后血入于肺，面黑，发喘欲死者，若厥冷自汗，加附子。

案4　真阴不足案

操劳过度，真阴不足，水不制火，冲任血动，上溢于鼻，名曰外衄。脉来细弱无神，自述素耽酒色，法当培补真阴，未可作火热论治。

生地黄汤去萸肉，加白芍、归身、牛膝。

【赏析】

操劳过度，耗伤肾之阴精，阴精亏虚，虚火上炎，迫血上逆，以督脉循身之背，上巅顶至鼻梁，血从下而上出于鼻窍，以致鼻衄。诚如《景岳全书》指出："衄血虽多由火，而惟于阴虚者为尤多，正以劳损伤阴而水不制火，最能动冲任阴分之血。"患者自述素耽酒色，耗伤肾精，脉来细弱无神也是阴虚不足之象。故应以用培补真阴，调和冲任法治之，未可作火热论治。方用生地黄汤去山萸肉，加白芍、归身、牛膝。方中去山萸肉之温涩，加白芍微寒，养血敛阴、柔肝抑阳，与当归、牛膝同用，可养血和血降火，引血下行以和降，可谓配伍之精当。

案5　阳明燥热案

阳明燥热，内扰冲任，逼血妄行为衄。治宜清降为主。

　　生地　丹皮　犀角　白芍　山萸　牛膝　槐花蕊

【赏析】

　　《内经》厥论篇谓"阳明厥逆衄呕血"，此阳明指胃腑而言也。盖胃腑以熟腐水谷，传送饮食为职，其中气化，原以息息下行为顺。乃有时不下行而上逆，胃中之血亦恒随之上逆。其上逆之极，可将胃壁之膜排挤破裂，而成呕血之证；或循阳明之经络上行，而成衄血之证。是以《内经》谓阳明厥逆衄呕血也。由此知：无论其证之或虚或实，或凉或热，治之者，皆当以降胃之品为主。则胃火热盛，内扰冲任，迫血循阳明之经络上行，成衄血之证，应以清降为主要治法，以犀角地黄汤加减。

案 6　阴精不足案

　　素本阴精不足，疟后阴液大伤，阴亏阳亢，水不济火，逼血妄行，出于肺窍。肺主百脉之气，肝藏诸经之血。肾使一身之精。水虚无以制火，精虚不能化气，火性炎上，血随气行，是以血溢于肺窍，有喘促痉厥之虑。脉来软数无神，治宜壮水之主，与六淫在经邪热壅盛有间。

　　生地　丹皮　泽泻　丹参　白芍　知母　甘草　牛膝

【赏析】

　　肺主百脉之气即全身的血液，都通过经脉而聚会于肺。肝藏血，肾藏精，精血之间存在着相互转化的关系。血的化生，有赖于肾中精气的气化，肾中精气的充盈，也有赖于血液的滋养。所以，有"精血同源""肝肾同源"之说。在病理上，肾精亏损，可导致肝血不足，反之，肝血不足，也可引起肾精亏损。血本阴精，疟后阴液大伤，阴亏阳亢。肝血不足，肾精亏虚，水虚不能制火，精虚无以化气。故火热之邪迫血上行溢于肺窍，肺热蕴盛，肺肾两虚，肾不纳气，则恐有喘促痉厥之虑。表现为脉象软数无神，治宜壮水之法。应和外感六淫邪气，热邪壅盛，蒸灼鼻窍引起的衄血相鉴别。方药以六味地黄丸去山萸肉、山药，加牛膝、知母、麦冬、甘草，滋阴补肾养血。

案 7　阴虚火动案

　　阴虚火动，齿衄消渴，脉来浮滑，神倦气怯，大便坚，小便数。当从阳明有余，少阴不足论治。

牛膝　生地　知母　麦冬　甘草　丹皮　泽泻　茯苓

【赏析】

肾为先天之本，主骨生髓，脑为髓之海，肾阴精不足，故神倦气怯。肾藏精，为封藏之本，阴精亏虚，封藏不固，加之阴不制阳，相火妄动而潮热消渴。而肾阴不足，阴虚火动，火热之邪循经上炎于胃络，出现齿衄。而大便坚，小便数，脉来浮滑，可见阳明有余而少阴不足，故以六味地黄丸去山萸、山药之温涩，加牛膝、知母、麦冬、甘草，滋阴补肾养血治之。

案8　肾阴不固案

齿者骨之所络也，齿衄动摇，并无火证火脉可据。乃肾阴不固，虚火上升，宜壮水以制之。

生地黄汤加牛膝。

【赏析】

齿，指牙齿，为骨之延续，亦由肾精充养，故称"齿为骨之余"。《杂病源流犀烛·口齿唇舌病源流》说："齿者，肾之标，骨之本也。"牙龈出血牙齿松动，多为肾阴不足，阴虚火旺，虚火妄动上炎所致。故宜壮水以制之。方用生地黄汤加牛膝滋阴清降，牛膝性平，可引火引血下行以降，可谓配伍精当。

案9　阴竭阳亢案

《经》曰中焦受气取汁，变化而赤，谓之血。出于中焦，而主于心，故五脏各有守经之血，而六腑则无矣。其散于脉内者，随冲任二经遍行经络，散在脉外者，充溢于肌腠皮肤之间。凡吐血衄血、牙龈齿缝出血，散在经络之血，涌而上决者也。近人谓巨口失红，及牙龈缝出血者为胃血，此说误人不浅。盖胃为外腑，职司出纳，为水谷蓄泄之区，其中并无一点一丝之血，夹杂内中，即牙宣出血一症，亦不过胃热炽盛，肉不附身，故血热而上涌，其牙不宣而出血者，乃阴竭于下，阳亢与上，龙雷之火冲击胃络。钱氏所谓骨漏是也。恙起于一月之前，齿缝出血，牙并不宣，多则血流迎盏，昼夜十余作，发时面赤目赤，烦扰不安，近虽小愈，而漏不已。脉本六阳，刻下见症在胃，而所以致病，实由肝肾。急宜珍珠母丸合玉女煎加减，俾龙得下潜，然后阳明方有宁宇。

珍珠母　石膏　洋参　羚羊角　花粉　龟板　石斛　龙齿　丹皮　白芍　槐

花　藕汁

珍珠母丸。

【赏析】

脾胃是气血化生之源，脾胃消化和吸收的水谷精微物质，经过生理变化而成为血液，故《灵枢·决气》篇说："中焦受气取汁，变化而赤，谓之血。"血，具有营养和滋润全身的生理功能。血在脉中循行，内至脏腑，外达皮肉筋骨，如环无端，运行不息，不断地对全身各脏腑组织器官起着营养和滋润的作用。《难经·二十二难》说："血主濡之"就是此意。血在脉管中正常运行，是依靠气的推动作用和固摄作用的协调平衡。分而言之，血液的运行主要依赖心气的推动，所谓"心主血脉"；肺气的宣发使血液敷布全身，所谓"肺朝百脉"，肝主疏泄，以调畅气机，也是维持血液正常运行的重要因素，同时"肝藏血"，有调节血量的功能；"脾统血"，有固摄血液的作用。

所以，心、肝、肺、脾任何一脏的功能失调，都会引起血的运行失常。凡吐血衄血、牙龈齿缝出血，是散在经络之血因火热蒸迫上行所致。胃为外腑，主受纳和腐熟水谷，其中无一丝一点之血，故吐血牙龈出血为胃血一说是错误的。此条讨论了牙宣出血是因胃热炽盛，迫血上涌所致，牙不宣出血是因肝肾阴虚，阴竭阳亢，水不制火，火热之邪上扰胃络所致。后谈论的病案，由症状可知为牙不宣出血，强调了所以致病，实由肝肾，病机是阴竭于下，阳亢与上。故用珍珠母丸合玉女煎加减，滋阴养血，清胃热，可谓配伍得当。

中　卷

关　格

案 1　阳亢阴竭案

饮食不入谓之格，二便不出谓之关。阴阳有所偏乘，尺寸为之复溢，气口脉浮大少上引结喉之人迎。吐逆不能食，大便兼旬不解，小便如癃闭，阳明胃液就枯。化火金伤，治节不行，阴阳不相营运，幽门失其启闭。气化不及州都，关津不利，乃三阳将结之危疴也。

生脉散加生地、山药、萸肉、牛乳。

【赏析】

本案为阳亢阴竭，元海无根。症见吐逆不能食，大小便俱阻。关无出之由，格无入之理，急症难从缓治。《内经》以阴气太盛，则阳不能荣，故曰关；阳气太盛，则阴弗能荣，故曰格；阴阳俱盛，不得相荣，故曰关格。关格者不得尽期而死，因是症气逆于上，津涸于下，而势较骤，最忌燥热劫阴，法宜甘润滋阴，生脉散加生地、山药、萸肉、牛乳等。

案 2　气痰作阻案

气痰作阻，食不能下，关津不利，便不能解，中州失运，升降失司，盾高年之逆候也。

生脉散加生地、怀药、制半夏、广皮、白蜜。

【赏析】

下不得出为关，二便俱闭也。上不得入为格，水浆吐逆也。痰气交阻，下关上格，中州失运，升降失司。乃阴阳离绝之危候。法宜益气养阴、降气化痰，以生脉散加生地益气生津。合怀山药、制半夏、广皮、白蜜等健脾化痰。

案 3　三阳结病案

食入则噎，气痰作阻，痛彻心背，已经三载。现在米粥难下，三阳结病已著。

所服之方，都是法程。请原手调治，何用多歧。勉拟补阴益气煎。

生地　党参　山药　当归　陈皮　甘草　柴胡　升麻

病原已载前方，服补阴益气煎大剂，噎塞虽开，势必旋闭。《经》以三阳结谓之隔。隔者：格也。阳格于外，不与阴气相荣，阴阳离决之候也。人迎一盛，病在少阳，二盛病在太阳，三盛病在阳明。胃为水谷之海，脾为中正之官，膀胱为津液之府。忧思抑郁，损伤甲木，春升之气，不能化液，灌溉州都，膀胱津液虚少，无以濡阳明。阳助之火，离出三阳本位，胃津就枯，譬釜底无火，火在釜盖之上，安能腐熟水谷精微，势必吐逆，食不得入故罹患此病。多方寡效者，盖未思及助甲木春和之气，化生气液，如天雨下降流注膀脐，承制阳明，倒吸离出三阳之火，化作釜底之薪，使胃来潮，水火既济，氤氲彻顶，生气勃然，其病自已也。今缘就诊心诚，化裁泄法，尚候贵邑明哲政之。

地黄　党参　茯苓　甘草　陈皮　半夏　远志　苁蓉　当归　黄粟米　柴胡
升麻　川芎

淡竹叶煎水泛丸。

【赏析】

此案历时三载，痰气交阻，气阴两亏，不能摄火而火不归经，胃阴亏虚，而致米粥难下。以补阴益气煎以益气养阴，方中生地滋肾水以济心火，人参扶元气、统血脉，山药补脾益阴，柴胡疏肝胆以升阳，白芍敛阴和血，陈皮利气和中，甘草缓中以益胃气也。脾胃受荫而血自归经，气阴内充，则虚阳得归，水火既济，氤氲彻顶。

案4　斡旋中枢案

容纳主胃，运化属脾，脾升则健，胃降则和，抑郁伤肝，木乘上位，清阳无以展舒，浊阴上僭，致生痞象。津液不归正化，凝渍生痰，蔽障清空之所，以致膈咽不通，饮食不下。年逾六旬，五液先亏，大便结燥，肺胃干枯，乙癸同源，金水相生，未有肝病而肾不病者。勉拟斡旋中枢，以扬清阳为主，清上实下辅之。冀其土德融合，金令清肃，三阳结解。

六味地黄汤去萸肉，加东洋参、归身、麦冬、白术、橘红、甘草、柴胡、升麻。

斡旋中枢，清上实下，共服八剂，咽膈渐利，饮食渐受，中州颇有复振之机，咽之间，部位最高，清虚之所，旷然无外。苍天贵清静，阳气恶烦劳。症本劳烦抑郁损伤，致令三阳结病。宣中则清阳畅而春和之气升，清上则清肃降而膀胱之液化，实下则五液充而三阳之结解。前方既获效机，略加减为丸缓治。

地黄汤加使君子、当归、柴胡、升麻、橘红、麦冬、苁蓉，为末泛丸。

【赏析】

关格日久，伤及肝肾精血，正伤邪盛，三焦气化失司则尿少，腰以下水肿；浊毒内蕴，气机失和，胃气上逆则泛恶呕吐；肝肾阴虚则头晕耳鸣，腰膝酸软，咽干；阴虚生内热则五心烦热，尿赤；舌红少苔、脉细数均为阴虚之象。故先后予六味地黄汤、地黄汤化裁宣中清上实下。

案5　从乎中治案

天气通于肺，肺主喉，喉者候气也；地气通于咽，咽属胃，咽者咽气也。情志抑郁，气痞于中，会厌开阖失常，咽喉气阻，饮食不下，肺胃干槁。三阳结病已著。年逾六旬，尤属不宜。勉拟归脾六君加减，从乎中治，多酌高明。

东洋参　枣仁　远志　粟壳　半复　白蜜

【赏析】

关格的治疗应遵循《证治准绳·关格》提出的"治主当缓，治客当急"的原则。所谓主，是指关格之本，即脾肾阴阳衰惫。治主当缓，也就是治疗关格之脾肾阴阳衰惫，应坚持长期调理，缓缓调补脾肾之阴阳。本案中拟归脾六君加减，从乎中治以长期调补脾胃。所谓客，是指关格之标，即湿浊毒邪。治客当急，也就是对于关格的湿浊毒邪，要尽快祛除。祛浊分化浊和降浊，湿热浊邪，当清热化浊；寒湿浊邪，当温阳散寒化浊；湿浊毒邪上犯中上二焦者，则宜降浊，故以东洋参、枣仁、远志、补益安神，粟壳、半复、白蜜等使其从大便降泄而去。

案6　清上实下案

酒入于胃，肝浮胆横。暴怒伤阴，暴喜伤阳。木乘土位，火灼金伤，金令不肃，州都气化失常，治节不行，传道之官失职，大便结如羊粪，小便不利如淋。诸逆冲上，皆属于火，体战心凉，火之象也。食不能下，人迎脉盛，病在阳明，阳腑火上炎，少阴脏水耗竭，无以濡润诸经，一任三阳转结，《经》以一阳发病，其传为隔是也。虑难奏捷，勉拟清上实下法挽之。

六味地黄汤去萸肉加牛膝、车前、花粉、葛花、橘红、青皮、昆布。

【赏析】

《阴阳别论》曰："一阳发病，其传为隔。三阳结，谓之隔。"本案病为少阴脏水耗竭，阳明腑火上炎，一任三阳转结。故治宜难以捷奏，拟用清上实下之法。清上则肃降而助膀胱之液化，实下则五液充而三阳之结解。

案7　肾脾两调案

归脾六君，助坤顺，法乾健，理阴神，益肾命，畅中阳。共服十有三剂，食入阻碍已平，呕吐涎亦止，胸次之痛大减，弦数之泳亦缓。症本火亏于下，土困于中，津液疑结成痰，蕴结不行，气为之阻，遂致三阳将结。前方既获效机，略为加减，为丸缓治。第胸次云门穴痛未除，乃营液欲竭，终属不宜。

熟地　茯苓　橘红　远志　归身　白术　半夏　炮姜　洋参　甘草　枣仁　木香

为丸，每早、晚服三钱。

【赏析】

归脾六君，补后天以培先天。脾胃为中土之脏，仓廪之官，容受水谷，有坤顺之德，化生气血，则有乾健之功。

案8　二便俱阻案

脉来洪数，气郁填胸，汩汩有声，隐隐作痛，食不能入，二便俱阻。长沙以小便不出谓之关，饮食不入谓之格，阴阳偏胜谓之逆。虑难奏捷。

熟地黄汤去萸肉，加冬葵子、郁李仁、冬瓜仁、火麻仁、柏子仁、姜半夏、车前子。

【赏析】

大便不通，谓之内关；小便不通，谓之外格；二便俱不通，为关格也。由阴阳气不和，荣卫不通故也。阴气太盛，阳气不能荣之，曰内关。阳气太盛，阴气不得荣之，曰外格。阴阳俱盛，不得相荣，曰关格。关格则阴阳气否，结于腹内胀满，气不行于大小肠，故关格而大小便不通也。

故见脉来洪数，气郁填胸，汩汩有声，隐隐作痛，不能食，二便俱阻之"关格"。宜熟地黄汤去萸肉滋阴通关，赖冬葵子、郁李仁、冬瓜仁、火麻仁、柏子仁、车前子等诸子仁润而沉降通便。

王氏治病，辨证详明，立法严谨，相互渗透配合，应用自如，叹为观止。

噎 膈

案1 养胃和中案

郁怒伤肝，忧思伤脾，肝脾荣损，气豆于中，贲门不利，食入作梗，痰多，干物难下，脉弦，左关沉涩，中枯症也。拟养胃和中，兼柔肝木。

于术 茯苓 半夏梨汁炒 橘红 郁金 佩兰 蔻壳 沙苑 谷芽 当归 瓦楞子

【赏析】

胃上口为贲门，下口为幽门，幽门上冲吸门，其吸气不得下归肝肾，为阴火格拒，故噎膈不通。分言之，则噎者咽下梗塞，水饮不行，食物难入，由痰气之阻于上也。膈者胃脘窄隘，食下拒痛，由血液之槁于中也。

噎膈之为病，主要由于七情内伤、年老久病、酒食不节等致脏腑功能失调，气、血（瘀）、痰、热交结，耗气伤津，胃失通降而成。如马培之《医略存真》认为："细揣是症，虽见于膈上，总由脏真气衰，精枯血少。少壮之人不病，多起于高年衰老之人，忧郁劳心，属虚属火可鉴矣。当专事脾肾，肾为胃关，水亏则关门不利，肾不吸胃，脾弱则阴津不布，不能生血。""食入即吐，喉际作梗，因忧郁而成，此气膈也。"治以白术、茯苓、半夏（梨汁炒）、橘红、郁金、佩兰、蔻壳、沙苑 谷芽、当归、瓦楞子等养血柔肝、理气畅中并兼有活血、化痰之功。

案2 内观静养案

夫张机峰之论噎膈也，其言曰此病是神思之病，法当内观静养，方为得旨。盖百病之因，多兼六淫而成，膈则以七情所致。擅于饮食者，亦间有之。治症之法，无非和胃止吐，养阴润燥之方。然病在神思，所谓心病还须心药。内者，外之对。此症向来事外忘内，未尝收拾此心，或为利锁名缰，或为酒沉色困，以致五脏空虚，气无所主，食不能递，入亦反出。若不垂帘反照，及忙里偷闲，浓中着淡，何由屏绝者魔？夫是之谓内观。静者，动之对。此症向来多动少静，未能恬逸此心，微是诱于大喜大怒，而致伤神伤肝，即被牵于劳思过扰，而致伤脾伤肾，致五火丛起，血无由生，胃脘干枯，大肠结燥。务须安养休息，即僻山深林，只称隐逸，宁静有志，虽车轰马骤，亦是心清。夫是之谓静。守此二者，则噎膈可通，即饮食可进，逆自平而呕吐可止，燥自润而血自可生，结自开而二便自利。左结涩，右脉弦小，中伤肺损，扰内无权，阴阳两败，药难为力。回府当以血肉有情之品，养生生之气，每日服人乳、牛乳皆可。

半夏　秫米　苁蓉　五味　白蜜

长流水扬三百六十五遍。

【赏析】

《医宗金鉴》云："五噎，忧、劳、思、食、气也，饮食猝阻，不能下。五膈，忧、恚、寒、食、气也，心脾之间，上下不通，或结咽喉，时觉妨碍，吐不出，咽不下。"治宜调心脾以舒结气，填精血以滋枯燥。半夏性温味甘能通阳，降逆而通泄卫气，李时珍《本草纲目》言半夏能除"目不得瞑"；秫米性味甘凉能养营，益阴而通利大肠，李时珍说："秫，治阳盛阴虚，夜不得眠，半夏秫米汤中用之，取其益阴气而利大肠也，大肠利则阳不盛矣。""流水千里以外，扬之万遍"者，即后人所谓甘澜水，其源远流长，能荡涤邪秽，疏通下达，取此煎药可以调和阴阳。半夏、秫米合用，而助以甘澜水，使本方有通有补、有升有降，共成补虚泄实、沟通阴阳、和利营卫之功。所谓"通其道而去其邪"，则"其卧立至"。肉苁蓉补肝肾之阴血，五味子滋肺肾之阴。人乳、牛乳、白蜜养胃生津。

案3　肝郁中伤案

怒则气上，思则气结，脉沉弦而滑，肝郁中伤，胃失冲和，气血作阻，机关不利之象。呃逆不容饮食，三阳结也。怡情开怀为妙。

补中益气合雪羹汤，用孩儿参加五味。

【赏析】

盖忧思过度则气结，气结则施化不行。气能生血，津血同源，气虚血弱则津液亏虚，津液亏虚而致噎膈，故治当滋补气血津液。以补中益气合雪羹汤健脾和胃，资气血生化之源。

案4　劳心耗肾案

接展羔原，敬悉尊体由服方以来，稀粥渐增。因操劳烦心，清痰复多，饮食日减。症缘劳心耗肾，肾不吸胃，胃不冲和，思则气结，忧则气耗。肾气通于胃，脾络布于胸，静养太和，则真气洋溢。喜则气和志达，心畅胃开，庶臻康泰。胶方虽好，必得补中益气，若过补则壅塞气机。

黄精　党参　福橘　玉竹　杞子　生地　于术　肉　苁蓉　茯苓桂圆　沙苑鹿胶

用桑柴煎，加花粉收胶。

又煎方：黑归脾汤去黄芪加谷芽煎汤代水。

【赏析】

思则气结，多思必耗伤心气；且凡人之脏器，胃主受纳，脾主运化，为气血生化之源。故治当以补中益气、调养心脾为法，正如叶天士在《临证指南医案·噎膈反胃》云：治宜调养心脾，以舒结气，填精益气，以滋枯燥。

案5　阳结阴枯案

食入格拒，胸脘隐痛，气冲涌涎，二便交阻。阳结于上，阴枯于下，为关格之渐。

西党参　郁李仁　茯苓　附子　干姜　川连　半夏　通脱木　姜汁

【赏析】

阳明，燥金也，与太阴湿土为合。脏腑不和，则湿自内聚，为痰为饮；玄府干涸，而胃尤燥，故食难入，二便交阻。阳气结于上，阴液衰于下，为关格之渐，都因阴枯而阳结也。当开痞通阳议治。用西党参、郁李仁、茯苓益气健脾并濡化水谷，大半夏汤加黄连姜汁以开痞通阳。

案6　刚柔并济案

太阴湿土，得阳始运；阳明燥土，得阴自安。胃以降为和，脾以升为健。食入上逆，胃已病矣；大便频溏，脾亦病矣。能粥而不能饭，虑成噎膈。凡九窍失和，都属胃病。治宜刚柔并济，令其升降为要。

麦冬　石斛　茯苓　泽泻　橘白　半复　益智　厚朴　秫米　木香　枳实

【赏析】

脾胃为气机升降之枢纽，脾胃功能失职，则气机升降失调；又兼脾胃气虚，则痰饮内生，遂致升降失司而成噎膈。治当斡旋中焦，脾胃同治。以二陈汤加味调畅气机，刚柔相济，升降相因。

案 7　甘酸化阴案

老年血气渐衰，津液枯槁，胃管窄隘，汤饮可行，食物难入。急宜滋润，以甘酸化阴，勿进温燥之剂。

沙参　杏仁　乌梅肉　麦冬　花粉　炙草　石斛　玫瑰花　木瓜　梨汁　蔗汁

【赏析】

本例病证虽见于上焦口咽，而其源实本于中焦胃。胃阴不足侧肺津不继，津不上承则咽喉不利，食物难下。故方用麦门冬汤生养肺胃之津，达承上启下之作用，使胃得养而能生津液，津液充沛则虚火自敛，咳逆、噎膈之证随之而消。

案 8　肝气犯胃案

脉来两关弦细，肝气犯胃，胸咽梗痛，有如刀割，势成隔疾。

当归　丹皮　郁金远志　柏子仁　砂仁　佩兰　沉香　半夏　茯苓　金橘饼

【赏析】

脉两关弦细，为木来克土之象。患者情志不遂，则使肝气不畅，气机郁滞，气血运行失调，加上自身先有气血亏虚之兆，则更易痰凝血瘀积聚为病。李中梓指出："大抵气血亏损，复因悲思忧患，则脾胃受伤，血液渐耗，郁气生痰，痰则塞而不通，气则上而不下，妨碍道路，饮食难进，噎塞所由成也。肝气郁滞不行，久则气郁化火，肝火犯胃，木来侮土，谓之贼邪，胃脘枯槁，不复用事，横逆犯胃，胃失和降，气血不行，导致痰凝血瘀，进而发为噎膈。"治疗当肝胃同治，以启膈散合二陈汤化裁扶土抑木、调和肝胃。

积 聚

案1 中虚木旺案

肝之积名曰肥气，脾之积名曰痞气。左胁心下俱有形大如覆杯，按之则痛，弹之有声，中虚木旺，健运失常，升降失司，血凝痰阻。枳术治中加减，资坤顺之德，益乾健之功。

枳壳 冬术 人参 甘草 炮姜 青皮 生木香 水红花子 泽泻

为丸，晚服三钱。

【赏析】

《医宗必读·积聚》曰："积之成也，正气不足，而后邪气居之。……初中末之三法不可不讲也。初者，病邪初起，正气尚强，邪气尚浅，则任受攻；中者，受病渐久，邪气较深，正气较弱，任受且攻且补；末者，病魔经久，邪气侵凌，正气消残，则任受补。盖积之为义，日积月累，非伊朝夕，所以去之亦当有渐，太亟伤正气，正气伤则不能运化也，而邪反固矣。"治积之要，在知攻补之宜，而攻补之宜，当于孰缓孰急中辨之。本案积痞势缓而攻补俱有未便者，当专以调理脾胃为主，故以洁古之枳术丸乃其宜也。凡不堪攻击，只宜消导渐磨者，拟和中丸加水红花子、泽泻以行气开滞，融化而潜消之。

案2 五积沉疴案

五味失宜，七情不节，二气失其和顺之机，致令水谷精华之气，不归正化，凝于肠胃之外，膜原之间，为五积之沉疴也。

木香 丁香 陈皮 青皮 半夏 黄连 三棱 莪术 乌梅 巴豆 姜汁

和水泛丸。

【赏析】

五积之久而成大积大聚，病坚固不移者，若非攻击悍利之剂，岂能推逐之乎？经曰：留者攻之。此积之所以当攻者也。然留积既久，蒂固根深，若不攻夺之，岂能自去？该案积于肠胃之外，膜原之间，为五积之沉疴。故以破积导引丸治其坚硬之积块，则脾胃和顺，饮食自消，沉疴得除。

案3 血结痞积案

《难经》云：积者，阴气也。阴沉而伏，血之所结曰积。故积者五脏所生，心下有形，大如覆碗，按之痛而不移，为痞积。当以攻剂伐之，宜局方温中丸。

【赏析】

痞积乃停痰留饮所致胸膈满闷之症。《太平惠民和剂局方》之温中丸又名温中化痰丸。由青皮、良姜、干姜、陈皮组成。为调理脾胃、祛痰化饮而设。服之则中气温而痰自化、痞积自除。

案4 无形气聚案

《难经》云：聚者，阳气也。阳浮而动，气之所钟曰聚。故聚者，六腑所成，按之则移，寻之无迹，此为气聚。宜以宣剂扬之。

麸炒枳实　青皮　白术　香附　乌药　藿香　木香　橘红

【赏析】

《难经·五十五难》：“聚者，阳气也。其始发无根本，上下无所留止，其痛无常处，谓之聚。”《景岳全书·杂病》：“聚者聚散之谓，作止不常也。……其病多在气分，气无形而动也。”皆因气滞较甚所致，治以枳实、青皮、白术、香附、乌药、藿香、木香、橘红等药物以行气化滞收功。

案5 有形之积案

五志违和，六淫外袭，脾胃失其健运之机，致令水谷精华之气，不归正化，结于虚里，大如覆碗，按之不移，上连膻中，不时攻痛。膻中为阳气之海，虚里乃胃之大络。症结盘踞其间，阳气为之闭塞，前人虽有养正除积之法，效者甚鲜。《经》云：坚者削之，留者攻之，结者散之，客者除之。盖有形之积，以攻为是。

东洋参　吴萸　川连　柴胡　巴豆　桔梗　菖蒲　肉桂　炮姜　皂角　椒目香附　三棱　莪术　川芎　紫菀　茯苓水泛丸

【赏析】

邪之所凑，其气必虚。《巢氏病源》曰："积聚癥结者，是五脏六腑之气已积聚于内，重因饮食不节，寒温不调，邪气重沓，牢癥坚结者也。若久即成。"《玉机微义》曰："积聚因饮食及七情而成者多。人之有积，则皆为身中之邪气。"经曰："留者攻之。"此有形之积之所以当攻者也。然留积既久，蒂固根深，若不峻剂攻夺之，岂能自去？

案6 益养脾胃案

清阳不升，浊阴不降，左胁盘踞，此肝积名曰肥气。肝属木，木克土，故肥气久而脾土必亏。脾为生化之源，源竭而肝木愈旺，上刑肺金，致有咳呛咯血之患。热移于脑，则鼻流浊涕。东垣云痞满皆血症也，谓脾胃水谷之阴伤也。心主血，心虚则嘈杂似饥，故得食则安；肝藏血，肝虚则阴伏于阳，皆气血不运而成，即虚转实也。若用气药破之，虽取快一时，贻忧日后，痞气坚而阴愈伤矣。攻之愈急，必变中满，脉象虚数，而脾胃之阴宜养，营分宜调。参以乙癸同源，为法中之法。正气足，积自除；不治痞，而痞自消矣。

洋参 川贝 沙参 太子参 茯苓 山药 半夏 麦冬 归身 白芍 橘红 石斛

苡仁、麦芽二味，煎汤代水。

【赏析】

洁古云：壮人无积，虚人则有之。脾胃怯弱，气血两衰，四时有感皆成积。若遽以磨坚破结之药治之，疾虽去而人已衰矣。故治积者当先养正，则疾自除。譬如满座皆君子，纵有一小人，自无容地而出。令其真气实，胃气强，积自消矣。

案7 土衰木旺案

肝积曰肥气，在左胁下，恙起前年，疟后肝邪未尽，口腹未谨，邪与痰滞，互结络中。春夏以来，渐觉硬大，客秋时感病后，脾胃虽强，而脾阳困顿，土衰木旺，肝邪愈强，积益散大，硬及腹右，食后觉饱，虑成蛊病。脉象左部细弦，右部兼滑，每遇烦劳，气逆耳鸣，心肾荣亏，肝阳上僭。法当扶土抑木，兼和荣泄浊之法。候裁。

土炒于术　枳实　当归　青皮　鳖甲　木香　姜汁　沙党参　冬瓜子　陈皮　椒目　煨姜

【赏析】

中虚木旺，健运失常，升降失司，血凝痰阻。拟枳术法加减，助坤顺之德，益乾健之功。《金匮要略》亦云："心下坚，大如盘，边如旋盘，水饮所作，枳术汤主之。"该案土衰木旺，邪痰互结而成痞积，以枳术汤化裁扶土抑木，兼和荣泄浊调中补气血，消痞散积。

案8　健运分消案

《经》云：积之始生，得寒乃成。肥气为肝积，脏病也。脏难而腑易，久病脾土必伤，故肚腹胀满。连投健运分消之法，撑胀稍舒，而坚积未见松软，不宜速攻，仍固本之中兼以温化。

党参　于术　干姜　川朴　枳实　砂仁　青皮　茯苓　当归　瓦愣　白芥子　水红花子

【赏析】

《古今医统大全》论曰："肝之积，名曰肥气，在左胁下，如覆杯，有头足。久不愈，令人发咳逆喑疟，连岁不已，以季夏戊己日得之。……肝当传脾。脾季夏适王，王者不受邪……故留结为积。""夫肝积肥气者，不独气有余也，中亦有血病也，肝藏血故也。""治积病不可峻用下药，正气虚者愈损真气，积又不去，必先服固本温化之药以扶正，然后攻之，或用磨积药渐而消除融化可也。"

案9　养血柔肝案

郁怒伤肝，肝营亏虚，气从中逆，阳之浊痰，藉以上升，始则胸胁痛胀，走无定继则脐下关元气海梗痛，二便不爽。此肝木横逆，始则上行，继则下克脾脏，于是清不能升，浊不能降，常似喘促，喉间有痰，或上或下。舌白中致滑腻，脉来沉涩软弱，正气已伤。拟养血柔肝，兼和中化浊之法。

当归　丹参　茯苓　半夏　青皮　杏仁　福曲　郁金　佛手　龙齿　冬葵子

一剂二便较爽，喘促已平，胃脘较舒，少腹疼痛亦减，舌白亦退。原方加生首乌、谷芽。

晚诊　背愈觉热，浊痰化热，郁于气分。原方去半夏，加通草、芝麻秸。

【赏析】

该案患者郁怒伤肝，肝气犯胃，脾胃不和，以致清阳不升，浊阴不降。肝、脾、肺功能失调，中焦虚痞，既不任攻击，而脏气久寒，又不受峻补。故以当归、丹参、茯苓养血柔肝以扶正，以半夏、青皮、杏仁、福曲、郁金、佛手、龙齿、冬葵子等行气化痰以降浊。一剂患者气机调畅，二便通利，更加生首乌、谷芽以生发肝气，清阳得以升清，浊阴得以下降。三诊去半夏以防痰浊化热，加通草、芝麻秸以安和五脏，化痰利膈。

案 10 肝郁不畅案

左脉沉不静，右脉滑数，肝郁不畅，气不条达，气聚为癥，任脉为痞，肝脉为患。肝脾皆伤，不宜忧虑郁结。月事不调，常多白带。议养心脾，和肝胃。归脾汤去芪，加金橘皮。

【赏析】

七情所伤，肝气郁结，忧思伤脾，肝脾皆伤气血运行受阻，滞于冲任胞宫，胞脉空虚，气虚而血滞，使瘀血留滞，瘀血内停日久，结块积于小腹，成为气滞癥瘕痞积。故以归脾汤去芪加金橘皮补养心脾，行气疏肝。

案 11 中虚积饮案

水停心下为饮，水积协下为痞。肾纳无权，中虚积饮，清浊混逆，湿热为患。先以东垣补中益气汤去芪。

后天不振，寒湿不化，饮积中焦，积聚为患。脏寒生满，脾虚生湿胀。攻痞成满，破气成鼓。脾虚运化无权，肾虚真阳不旺。气主煦之，血主濡之。补命肾以健中阳，调脾胃以化痞气。

党参　冬术　当归　莪术　桃仁　内金　冬瓜子　糖楂　红花

早服温中丸，以化癥瘕；午后服资生丸，以理脾胃。胀势稍平，心仍嘈甚，食仍作胀兼呕，原方加五谷虫。

服养正化邪之剂，瘕块渐软。养肝肾以化之，以丸代煎。

党参　冬术　当归　白芍　莪术　青皮　陈皮　砂仁　糖楂　五谷　蟾皮鸡金　水红花子　推车汉（去壳）五对（研）　北麦面加麦穗（火煨）

右为末，用红糖、神曲打糊为丸。

【赏析】

脾肾阳气亏虚，气化失司，水液难以输化，停积而为积饮。人之有积，则皆为身中之邪气。若君子座中之有小人也。惟其正气盛而真气营运，不失其常，则积略攻之而散溃，亦或自然消退矣。正气稍虚，则积日着而恣其欺罔之势，正气日渐为之弱矣。凡积成而形渐悴，速补真气，待荣卫充实，方可下之。或且攻且补，或先补后攻，或先攻后补，必至于邪去正复而后已。

案 12　益火消翳案

郁损心阳，寒凝中脘。《经》以阳气者，若天与日，失其所则折寿而不彰，故天运当以日光明。膻中之阳，犹天之日，云雾不清，太虚蒙蔽，生阳不布，膻中阳暖，犹云雾之蔽日也。胸次痞塞不开，似胀非胀，不饥不食，病名虚痞。法当益火之源，以消阴翳。

人参　冬术　归身　炙草　附子　油桂　炮姜

【赏析】

心阳亏虚，寒邪凝滞中焦而成胸脘之虚痞，大寒而甚，热之不温，是无火也。无火者，不必去水，宜益火之源，以消阴翳。以人参、冬术、炙草、附子、油桂、炮姜温补心阳，辅以当归活血通络阳气宣展，阴霾消散，虚痞自出。

案 13　阳气不升案

胃阳衰微，阴寒凝结，嗳噫吞酸，胸痞不饥不食，脉来细数，非食停中脘，乃阳气不升作滞，是阴翳也。议理中主治。

理中汤加陈皮、归身。

【赏析】

《伤寒论》指出太阴寒湿宜服理中四逆辈。阴寒之邪凝结中焦脾胃，脾胃阳虚，寒邪凝滞中脘作痞，以理中汤加陈皮归身温中散寒、行气消痞。

案 14　补肾温脾案

思虑伤脾，脾虚不运，痞塞不开，不饥不食，脉体弦多胃少，法当补肾温脾。

《经》有塞因塞用之例。

归脾汤用东洋参、云苓。

【赏析】

思虑伤脾，脾虚不运，中气虚衰，脾胃不健而三焦痞塞，不饥不食，是为气虚中满。经云："……盖塞因塞用者，若脾虚作胀，治以参术，脾得补而胀自消也……"。由此可知痞有补法，塞因塞用之义也。归脾汤用东洋参、云苓以增加补中健脾益气之力。

案15 调补脾肾案

饮食有节，起居有常。饮食起居，均失其宜，脾胃伤而不运。一月以来，不饥不食，胸次痞满，脉形缓弱，升降失司，否而不泰。法当补脾肾，运中州，以展清阳为主。

熟地 东洋参 归身 枣仁 远志 煨木香 云苓 淮山药 陈皮 炙草 升麻 银柴胡

【赏析】

饮食不节，损伤脾胃，食积痰湿停滞中焦而见胸次痞满，当用益火补土之法，补肾阳以暖脾土，健运中州，故取培土运湿之品，以宣展清阳、鼓舞脾气。

案16 重伤脾胃案

中土素虚，过服克伐之药，重伤脾胃，传化失常，饮食少进，胸腹如胀，病名虚痞。宜资化源之法。

东洋参 冬术 茯苓 炙草 陈皮 归身 木香 煨姜

【赏析】

患者中焦脾胃素弱，过服克伐之剂，重伤脾胃，传化失常，进而食饮少思，胸腹苦满，乃虚痞之证。治当补中益气、健脾和胃。东洋参、冬术、茯苓、炙草益气扶正补中，陈皮、归身理气化滞，木香、煨姜升举阳气，诸药同用使脾气得复，阳气得升，气机得顺，虚痞自除。

案 17　温暖中土案

嗳腐吞酸，胸痞不食，寒滞中焦，脾阳不运，脉来小驶于迟，法当温暖中土。治中汤。

【赏析】

前有《伤寒论》病痉脾寒，喜唾久不了了之例：全由脾阳不运所致，然脾虚生痰化湿则内阻气机升降出入、病太阴虚寒可见脉迟，但脾阳暂复令气破痰阻，则见脉来小驶，即快也。统而言之，此证乃脾胃阳虚，寒湿滞于中焦，脘腹胀满作痞。以治中汤温运中焦，待脾阳恢复，中土得暖，则胸痞自消。方用治中汤，治中汤方为理中更加橘红、温中散寒以治本，行气化痰以除标。

案 18　塞因塞用案

塞而不开谓之痞，胀而不行谓之满，有邪滞为实，无邪滞为虚。今胸脘无胀痛邪滞等证，但不饥不食，而自疑若满。脉来缓，容色萧然，气痞于中，中阳不健，非消导所宜。拟塞因塞用法。

东洋参　冬术　茯苓　炙草　姜夏　归身　远志　煨木香

【赏析】

《伤寒论》第 151 条："脉浮而紧，而复下之，紧反入里，则作痞，按之自濡，但气痞尔。"乃气机阻滞，壅塞心下而成气痞，其治宜塞因塞用，斡旋气机。该案患者胸脘无胀痛邪滞不适而不饥不食，可知气痞于中，中阳不健，脾虚而气机阻滞之候。脾虚气塞，胀而不行，肠道不运，临床还可见大便干燥不通。其治宜塞因塞用，斡旋气机。以东洋参、冬术、茯苓、炙草、姜夏、归身、远志、煨木香等补中益气、健脾和胃而气痞得除。

案 19　邪滞作痞案

前哲以塞而不开谓之痞，有邪滞为实，无邪滞为虚。湿土司令，气滞中州，邪著于心，按之有形，大如覆杯，饮食不进，邪滞作痞。拟平胃散加味。

陈皮　苍术　川朴　甘草　茯苓　木香　枳实　生姜

【赏析】

胃中宿滞不化，即成痞满腹胀，故用平胃散加味燥湿运脾，行气和胃以消痞。

方中苍术、陈皮、川朴燥湿运脾，苦以泻之；茯苓、木香、枳实、生姜行气和胃；恐泻太过，又用甘草以和之，诸药合用，化湿和胃则痞满自消。

案 20　升降失常案

浊气在上，则生䐜胀，操劳过度，中土受伤，无以运化精微。饮食少进胸中痞满，按之不痛，非停瘀可比。乃升降失常，变生痞象。法当苦以泄之，辛以散之，甘温以补之，咸淡以渗之。偏消偏补，均非正治。

川连　川朴　人参　冬术　茯苓　姜夏　炮姜　枳实　泽泻

【赏析】

该案痞满盖由阴伏阳蓄气血不运而成。谓心下之中，腹满痞塞，皆土邪之所为耳。操劳过度，中土受伤，里气虚。邪乘虚而入于心之分野，不能施行而作痞者。治之用川连、枳实之苦以泄之。炮姜、姜夏、川朴之辛以散之。人参、冬术之甘温以补之。茯苓、泽泻之咸淡以渗之。大概与湿同治。使上下分消可也。

案 21　营分受伤案

服调气药，痞反甚，痞不在气分无疑。东垣谓痞从血中来，长沙言病发于阴，而反下之，因作痞。盖皆营分受伤，血属有形，当治以有形之药。

人参　归身　炙草　川连　干姜

【赏析】

《医学正传》云："伤寒……痞满，乃因寒伤荣血，心主血，邪入于本，故为心下痞。"仲景泻心汤数方皆用黄连以泻心下之土邪，至于酒积杂病，下之太过，亦作痞满，亦是血证，何也？盖下多则亡阴，亡阴者则损脾胃，谓脾胃水谷之阴亡也，故胸中之气及其血虚而下陷于心之分，故致心下痞满，宜理脾胃，以血治之。若全用气药通利，则痞益甚，而复下之，气愈下降，必变为中满鼓胀，非其治也。

案 22　培土崇木案

三经受感，病后绝不思食，时或知饥，食入则痞，调治半年方痊。近因忧劳太过，复不能食，脾胃为中土之脏，仓廪之官，赖肾火以生，火素不足，中州不振，胃虚卫不外护则寒，脾虚营失内守则热，非外感比。脉来胃少弦多，原当益火生土，现在木上升，宜先培土崇木。拟治中汤加附子。

服附子治中汤十余剂，化机复，食日增，中土已得平调。第胃火久亏，治中虽然益火，未能达下，益火之本，以消阴翳，中病下取，古之成法。每早服附子治中汤。

六味丸加杞子、制附子、东洋参、白米、归身，蜜丸。

【赏析】

脾主中州而贯四脏，在志为思。今脾气一虚，健运失职，则气道亦不能流利，妨碍饮食，皆脾虚之过也。脉来胃少弦多，土虚木旺，宜先培土崇木，以治中汤加附子调和肝脾，斡旋中焦。更以六味丸加味滋阴降火恢复五脏阴阳平衡。

案 23 阴霾离光案

胸腹乃脏腑之部，膻中为阳气之海。胸次痞塞不开，按之有形，如心积伏梁之状。饮食减少，脉来细数，素来木不条达，中虚清气不展，离光不振，阴霾上翳，审以高年，非佳兆也。

六君子汤加青皮、木香、枣仁、远志、藿梗，蜜丸。

【赏析】

中焦气机不利，脾胃升降失职，气血运行不畅，而致胸次痞塞不开。正如《素问·经脉别论》指出："饮入于胃，游溢精气，上输于脾，脾气散精，上归于肺.通调水道，下输膀胱，水精四布，五经并行。"治脾胃以调五脏，以六君子汤加味，待脾胃升降功能恢复正常，气机调畅，则痞满自消。

案 24 养正除积案

年甫十五，经水未通，小腹右角有形，大如覆杯，痛如针刺，痛时其形反隐伏不见。盖积居膜原之间，如气源流冲击暂离窠白，潜行于里。小便不利，且痛如淋证之状，积瘀壅塞膀胱。《经》以膀胱为州都之官，津液藏焉，气化则能出矣。州都气化失常，故小便如淋证二之状，非淋证也。胸次气血，往来不畅，肺司百脉之气，为水之上源，下流不通，上流壅塞，气不化液，无水通调，水道郁而不伸，非喘促可比。扁鹊云积者五脏所生，聚者六腑所成。脉来细数兼弦，证本先天元阴不足，水不涵木，木乘土，健运失常，致令血液精华，不归正化，结于脏腑之外，隔膜之间，少腹厥阴肝木之部，症名肥气。当从养正除积论治，暂拟交加散加味，观其进退。

生地、生姜，二味同捣汁。丁香、蔻仁、洋参、青陈皮、木香、红花，为丸。

【赏析】

张元素提出"养正积自除，令真气实，胃气强，积自消矣。"王九峰受其启发，治疗肥气、痞气病变，亦多运用养正除积之法，认为肥气、痞气多与脾虚不运、升降失司有关，故治宜补脾为主，或脾肾两补；而肥气、痞气迁延日久，必伤脾土，然土衰又助长木旺，因此治疗则采用交加散加味以扶土抑木。从养正除积论治，正所谓："正气足，积自除，不治痞而痞自消矣。"

案 25 健脾和中案

先哲言养正除积，盖为虚之辈，非《经》正治，权宜耳。五积之候，使非悍利之品，岂能推逐顽积，体虚绵弱，积劳则甚，痛而不已，结于虚里。饮食不节，起居不时，致伤胃气，与停滞相搏结而成积，暂以和脾胃以潜消，资生原而融化。

异功散加枳实、木香。

【赏析】

《医宗金鉴》："积之成也，正气不足而后邪气踞之。……初中末之三法不可不讲也。初者，病邪初起，正气尚强，邪气尚浅，则任受攻；中者，受病渐久，邪气较深，正气较弱，任受且攻且补；末者，病魔经久，邪气侵凌，正气消残，则任受补。盖积之为义，日积月累，非伊朝夕，所以去之亦当有渐，太亟伤正气，正气伤则不能运化，而邪反固矣。"该案患者胃虚之积，以异功散加枳实、木香益气补中、调理脾胃，融化而潜消。

反 胃

案 1 脾胃失健案

食入反吐，脾胃失其健运之机，清阳无以展舒，浊阴上僭，升降失司，否象已见。勉拟东垣治法，行春令，甦中土。不致三阳转结为吉。

东洋参　炙草　陈皮　柴胡　炙黄芪　老生姜　葛根　木香　当归　大枣

【赏析】

反胃是指饮食入胃，宿谷不化，经过良久，由胃返出呕吐的一种病证。胃主受纳腐熟，脾主升清运化，故反胃一证多与脾胃密切相关。脾胃斡旋中枢，脾主升清，胃主降浊，气机升降调畅，则纳食正常。本案患者脾胃健运失司，气机升降失常，清阳不升，浊阴不降，壅滞中焦，阻碍气机，故曰否象，亦有痞满之意。气机逆乱，胃以降为顺，今反不降，故食入则吐。正如李东垣所言："脾胃内伤，百病由生，"因此，治疗从中焦脾胃入手，重在调畅气机。然肝属木，脾属土，肝主疏泄，气机的舒畅有赖肝木的条达，故在治疗中亦注重"脾病调肝"，即王氏所言"行春令，苏中土"，从而渐入春和，不致三阳转结，则为吉。方中东洋参、炙黄芪、炙草、大枣扶正健脾益中；木香、柴胡相配，行气、疏肝、理脾、和胃，正如《日华子本草》所云，木香可"治心腹一切气…健脾消食…呕逆反胃"，柴胡可"益气力…胸胁气满"；陈皮燥湿理气；生姜和胃止呕；葛根以助清阳之升，正如《本经》言之可"主消渴，身大热，呕吐，诸痹，起阴气"；肝藏血、脾统血，气滞则血行不畅，故配以当归和血养血。诸药合用，全方气血并治，以气为本，肝脾同调，以脾为先。

案 2 益火消翳案

中胃如釜，命火如薪，朝食午化，午食暮化，胃中之热，何异大烹之鼎。食入呕吐，火力不足可知，益火之源，以消阴翳。前贤大法，仿以为治。

金匮肾气丸（煎剂）。

【赏析】

反胃一证，病变部位多在胃，故历代医家多从脾胃虚寒论治，用药以温补脾胃为主。正如《类证治裁·噎嗝反胃论治》中所云："反胃者，食入反出，完谷不化，由胃阳之衰于下。"然胃主容纳，脾司运化，有赖于肾中水火为之斡旋。如许叔微在《普济本事方》中有言："不能进食……不可全作脾虚，盖因肾气怯弱，真元衰劣，自是不能消化饮食，譬如鼎釜之中置诸米谷，下无火力，虽终日米不熟。"即将脾肾关系比喻为"薪火"与"鼎釜"，凡遇脾元虚弱，胃中无火，饮食不进，食之反吐，则可责于肾气虚弱，真元衰微，不能腐熟胃中食物。清代·叶天士更明确指出"反胃乃胃中无阳，不能容受化物，命门火衰不能熏蒸脾土，以致饮食入胃，不能运化"，因此，当从肾火论治，"益火之原，以消阴翳"，方用金匮肾气丸温补命门之火。方中地黄、山茱萸补肾滋阴而摄精气；山药、茯苓健脾渗湿；泽泻泄肾中水邪；牡丹皮泻伏火且活血；桂枝、附子温补命门真火，乃起"少火生气"之功。全方配伍，诸药合用，共成温补肾气之效。

案3　心脾两虚案

胃虚中阳不运，脾虚传化失常，食入停中不运，朝食暮吐，午后脘痛气响，转矢则舒。由七情郁结，思虑损伤。补中益气，升健中阳虽好，不若归脾加减，兼养心脾为妙。早服金匮肾气丸三钱。

归脾汤。

归脾汤养心脾以舒郁，肾气丸益肾火以升阳，服后颇合机宜。脘痛渐平，食入不吐。《经》以忧惧则伤心，思虑劳倦则伤脾。心不受病，患移相火，脾为中土，非火不生，脾伤不运，郁壅脘痛，郁火与阴霾搏击有声，故贲响腹胀。益火之源，以消阴翳，斡旋中土，以畅诸经。仍宜恬淡无为，以舒神志。仍服肾气丸三钱。

人参　冬竹　炙草　当归　枣仁　远志　炮姜　肉豆蔻　青皮　木香　南枣
煎水叠丸。

【赏析】

本案患者因情志因素所致，思虑过度，劳伤心脾。心藏神而主血，脾主思而统血，思虑过度，心脾气血暗耗，脾虚则运化失常，故见食入停中而不运。朝食暮吐，则为胃中无阳，命门火衰不能温煦所致，正如明代·赵献可所言"命门火衰，釜底无薪，不能蒸腐胃中水谷"。病机显见，为心脾两虚，脾虚失运，命门火衰。脾虚失运为思虑过度、心脾两虚所致，故王氏云"补中益气，升健中阳虽好，不若归脾加减，兼养心脾为妙"，可见王氏治病求本，善于把握病之主因。命门火衰，则用金匮肾气丸益火升阳，以消阴翳。归脾汤中人参、黄芪、白术、炙甘草甘温之品，补脾益气；当归、龙眼肉甘温，补血养心；茯苓（多用茯神）、酸枣仁、远志宁心安神；木香辛香而散，理气醒脾，和胃止呕，与大量益气健脾药合用，行气舒郁，复中焦运化之功，使补而不滞，滋而不腻，正如张璐所云："此方滋养心脾，鼓动少火，妙以木香调畅诸气"；姜、枣调和脾胃，以资化源。全方心脾同治，补脾为主，兼以养心安神。

二诊时，因方证相应，一诊方药服后颇合机宜，症见食入不吐，脘痛渐减，惟腹胀气响仍见。君火以明，相火以位，今因情志因素扰动心神，相火妄动，疏泄失司，木郁土壅，气机壅滞，故脘痛腹胀；下有命门火衰，不得温化，阴霾丛生，上有心神忧虑，疏泄失常，郁火内生，故而郁火与阴霾搏击有声，而见贲响气胀，转矢得舒。正如王氏分析病机所言"心不受病，患移相火，脾为中土，非火不生，脾伤不运，郁壅脘痛，郁火与阴霾搏击有声"所致。故治宜"益火之源，以消阴翳，斡旋中土，以畅诸经。"既已对证，固守原方，仍以肾气丸进服，"少火生气"，以补命门之火，复运中土，使中焦阳得生，气得运，郁得散。又因情志因素所致，故以归脾汤加减，加入理气舒郁、温中行气之品，并改为丸药，以图缓治，另嘱患者注意精神调护，"恬淡无为，以舒神志"，相互配合，则可向愈。

案4　健土补火案

纳食主胃，运化主脾，脾升则健，胃降则和。胃阳不足，不能纳食，脾阴不足，不能运食。阳赖肾水以煦和，阴赖肾水以濡润，皆真气为斡旋。丙虚不能生戊土，丁虚不能生己土，壬虚盗气于庚金，癸虚窃气于辛金。金伤则治节传送失常，土困则升降转输失职，以故食入反出，补中益气，助春生之气，以甦中土，可谓详而细矣。第三阳从地而起，方能渐入春和，相火从肾而升，庶可以消阴翳。是宜益火之源，以求其本，使阳升于下，令阴精上蒸，则融和之气充满中州，脾胃自然强健，每朝仍服补中益气丸。

附桂八味加菟丝子、枸杞子、鹿角胶、苁蓉。蜜丸，早、晚服四钱。

【赏析】

胃主容纳，脾司运化，脾胃为后天之本，肾为先天之本，脾胃之阴阳有赖肾中水火为之斡旋。右命火亏，不能生土，则运化失常。胃阳不足，不能纳食，脾阴不足，不能运化。左肾水虚，金为水之母，子病及母，盗气于金，则治节传道失职，宣发肃降失常，故而食入反吐。左升右降，故所服补中益气，助春升之气，而促右降，为的对之法。然三阳从地而起，方能渐入春和，命门之火从肾而升，庶可以消阴翳。阴阳互根，阳生阴长，阴从阳化，而收既济之功。故而虽以补中益气强健脾胃，助脾胃阳气上升，亦须治病之症结，以求其本，温补命火，以消阴翳。故用附桂八味丸加减，方中附子、肉桂、肉苁蓉、鹿角胶、菟丝子温补肾阳，大补命门之火；六味丸加枸杞子滋补肾阴，以填肾精，正如张景岳所言"善补阳者，必于阴中求阳，则阳得阴助而生化无穷"，全方填补肾精，令肾气充足，上暖脾土，中州得助，故自然向愈。

案 5 坤顺乾健案

食入反吐，脾胃失其健运之机，清阳无以展舒，浊阴上僭，升降失司，否象已见。拟归脾、理中，一助坤顺，一法乾健。

人参 冬术 炙草 炮姜 归身 黄芪 木香 茯苓 枣仁 远志

【赏析】

脾胃为中土之脏，仓廪之官，容受水谷，有坤顺之德，化生气血，有乾健之功。明代杜文燮《药鉴·病机赋》曰："胃阳主气，司受纳，阳常有余。脾阴主血，司运化，阴常不足。胃乃六府之本，能纳受水谷，方可化气液。脾为五脏之本，能运化气液，方能充荣卫。胃气弱则百病生。脾阴足而诸邪息。"脾主升清，胃主降浊，本案患者胃阳虚弱，脾阴不足，升降失常，则清阳无以展舒，浊阴不降反而上越，故饮食不下，上返而吐。本案与案1有相似之处，但亦有别，结合药证分析，可知，案1重在气机升降失常，故治以健运中焦，调畅气机为主；而本案为脾胃虚弱，升降失司，故治宜健脾补阴，温中助运。方用归脾汤合理中丸加减，方中人参、白术、炙甘草、茯苓为四君子汤健脾益气、渗湿助运，配以黄芪以助健脾益气之力；炮姜温中行气；木香醒脾和胃，理气止呕；酸枣仁、远志宁心安神；阴血同源，当归补血和血。全方气血并治，健脾和中，一助坤顺，一法乾健。

案 6 食入随吐案

王太仆曰：内格呕逆，食不能入，是有火也。食入反出，是无火也。肾火不宣，胃之阴阳不健，传化失常，食入则吐。食入于胃，赖肾火中阳腐也，丙虚不能生戊土，丁虚不能生己土，脾虚不运，胃府津液为浊，胸中泛泛不安，饮食进而反出，因循怠治，冀望自瘳，反复相仍，病情转剧，将近半载。前哲以朝食暮吐，属相火下亏，食入随吐，属胃阳中弱。至于竟夕无寐，小便频数，乃胃不和、则卧不安，中气不足，溲便为之变。今食入随吐，当先理胃阳为急。拟治中汤合神香散，建中宣火，是否候酌。

人参　炙草　泽泻　青皮　白蔻　白术　干姜　橘红　丁香

复诊　饮食较进，呕吐亦退，腹内知饥，饥不欲食，食入即胀，得后与气，则快然如衰。此胃阳未复，脾阴亦亏，脉来胃少弦多，爰以归脾汤加减。

归脾汤去黄芪，加半夏。

三诊《上古天真论》曰：饮食有节，起居有常。李东垣曰：饮食不节，起居不时，脾胃受伤。王节斋曰：胃阳主气，脾阴主血，胃司受纳，脾司运化，一纳一运，化生精气，津液上升，糟粕下降，斯无疾矣。症本辛苦劳烦过度，起居饮食失宜，五志违和，七情不节，致伤脾胃，传化失常。脾胃为中土之脏，仓廪之官，容受水谷，有坤顺之德，化生气血，有乾健之功。若使胃强脾健，何反胃呕吐之有。中土既伤，化机失职，饮食少思，食入反出，延绵数月，反复相因，病势益甚，竟成反胃。胃者卫之源，脾乃营之本。胃虚，卫失外护则寒。脾虚，营失中守则热。故寒热往来如疟，与外感六淫有间。前服崔氏八味汤，益火生土不效，盖非相火衰微，乃抑郁不舒，致火不宣扬，不能温土，非相火亏虚，不能生土可比。且南方卑湿，中土常亏。现在湿土司令，中阳亦困，湿郁生痰，痰饮不化。四进治中汤合神香散，理胃阳以开郁而生火，食入不吐，四肢微热，乃胃阳来复之征。三投归脾法，益脾阴以渗湿而祛痰，腹内知饥，食入不胀，乃脾阴渐生之兆。岐伯曰：治病必求其本。症本戊己受伤，法当专培中土。胃强则食进而呕吐自止，脾健则痰清而化机守职，诸恙不治而自除矣。拟早服胃爱散，晚服健脾丸，一助坤顺，一法乾健，胃爱散去黄芪加陈皮。

人参　茯苓　于术　甘草　陈皮　丁香　豆蔻　干姜

为极细末，早服三钱，以冰糖一钱，和开水调下。

《医统》大健脾丸去黄连、枳实，加当归、远志、枣仁。

人参　白术　茯苓　半夏　远生稻　蔻仁　木香　当归　远志　枣仁　青皮　陈皮　山楂　荷叶

陈米煎水泛丸。

【赏析】

本案按语对反胃之病机、证型论之精详，并加以鉴别。开篇引入王冰之观点以明义，反胃乃饮食入后、返出而呕之证，其病之根结为无火也，这与噎膈相异。

正如张景岳所言"反胃者，食犹能入，入而反出，故曰反胃；噎膈者，隔塞不通，食不能下，故曰噎膈。食入反出者，以阳虚不能化也，可补可温，其治犹易……"然火之亏虚，亦有不同，如《医述》中所云"然无火之由，有三焦之辨：寒在上焦，则多为恶心欲吐，此胃阳虚也；寒在中焦，则食入不化，每至中脘少顷复出，此脾阳虚也；寒在下焦，则朝食暮吐，暮食朝吐，乃食入幽门，丙火不能传化，故久而复出，此命阳虚也。使不知病本所在，混行猜摸，而妄祈奏效，所以难也。"本案患者病情转辗半年，皆由火虚之因未辨，"朝食暮吐，属相火下亏，食入随吐，属胃阳中弱"，一语中的，点明久治不愈之因。患者症见食入随吐，为胃阳虚衰之证；且患者生活地处南方卑湿，如叶天士有云"且吾吴湿邪害人最广"，湿邪易袭中焦脾胃，湿困中焦，气机不展，湿郁生痰，痰饮不化，则脾胃虚弱，《灵枢·口问》曰"中气不足，溲便为之变"，故小便频数；"胃不和，则卧不安"，故不寐。病机为胃阳虚衰，湿遏气阻，故治宜急理胃阳，建中宜火。方拟治中汤合神香散加减化裁。治中汤是临床常用方剂，具有健脾温中，调气和胃之功效，神香散具有理气宽中，温中散寒之功效，两方合用温中行气之功倍增。方中人参、炙草、白术甘温，健脾宜气；干姜辛热，温补中阳；青皮、橘红辛散，破气理气；丁香温胃暖脾，降逆止呕；白豆蔻芳香化湿，理气畅中；泽泻泄水除湿，以助脾运。

二诊时，患者饮食有所改善，呕吐亦退，腹内知饥，然饥不欲食，食入即胀，得后与气，则快然如衰。王氏精于脉诊，脉呈胃少弦多之象，故果断辨识病之转机，此为"胃阳未复，脾阴亦亏"之证，不容小觑。故治宜健脾益气，滋补阴血，方用归脾汤加减。因患者腹胀，故去黄芪，加半夏以增加燥湿化痰止呕之功。

三诊时，症见腹内知饥，食入不胀，此乃脾阴渐生之兆。方证对应，颇合机宜，本症为中焦虚衰，戊己受损，故治宜专培中土，或温补中阳，或健脾助运，胃阳得复，脾阴健运，则诸恙不治而自除矣。为巩固疗效，改为丸剂，以图缓治。晨服胃爱散以得阳助，晚服健脾丸以得阴生。胃爱散去黄芪加陈皮，全方共起温阳益气之功。大健脾丸去寒性之黄连、枳实，加养血安神之当归、远志、枣仁，全方旨在健脾益气，养血化痰。本案三诊按语十分精详，明晰患者的病因、病机、转归以及各阶段识证的关键，值得后学细心参详。可见，王氏用方用药并不拘泥于一方一法，而是精准识证、辨证、灵活运用，其经验丰富可见一斑。

案7　食不能化案

王冰曰：病呕而吐，食入反出，是无火也。相火不足，中土受亏，土虚不能载木，肝病传脾，值春木上升之令，复食生冷伤胃，脾阳愈亏，不能运化精微，胁痛吞酸，食入反吐。前哲谓朝食午化，午食暮化，胃中阳热，无异大烹之鼎。食不能化，火力不足可知。益火之源，以消阴翳，上病下取，最是良谋。仍以益火之本。

附子　炮姜　冬术　人参　炙草　茯苓　当归　生地　杞子　苁蓉

【赏析】

此案属脾肾阳虚，肝气犯胃证。王氏指出"相火不足，中土受亏，土虚不能载木，肝病传脾"，肾阳不足，无以温煦脾阳，又有"复食生冷伤胃，脾阳愈亏"，故患者症状有呕吐、胁痛吞酸等。治法当"益火之源，以消阴翳"。方中附子、炮姜、苁蓉三药温补脾肾之阳，参、苓、术、草四君子健脾益气，以生地、当归养阴生津、清泻肝热，枸杞子滋补肝肾。全方肝脾肾同治，气血同调，散中有收。

案8　水枯木燥案

肾乃先天纳气藏精之穴，脾属后天资生化育之枢。先天精亏，频年产育过多，水枯木燥，肝木转取汲于胃，胃取汲于脾，脾胃输津液于肝，久则不能相继，而反为木克矣。滋水清肝，补精纳气，实为正治。故滋阴清降，似乎有效，后天薄弱者，滋降岂能久服。今拟欲求稳当，莫如滋水涵木，扶土柔肝，则先天后天，皆得其治，土气不为木制矣。据愚见，治病用药，须要中正和平，方能胃气无损，倘胃气一虚，则五脏无养，诸病蜂起。故曰：胃气治，则诸病不生，胃气弱，则诸邪辐凑是也。苦辛降逆，只可暂制肝气之怒盛，呕止痛平，即宜补肾和胃，方无掣肘之弊。

脉来沉弦涩兼，由肝郁不舒，少腹痛，气逆直冲于胃，气不下趋，反胃之症，宜和中抑木法。

冬术土炒　半夏　炙草　茯苓　白芍　陈皮　当归　蔻仁　木香　荔枝核

【赏析】

该患者症见呕吐、少腹痛、气逆直冲于胃，脉象沉弦涩兼。王氏指出，"胃气治，则诸病不生，胃气弱，则诸邪辐凑是也"，可见胃气虚弱为本。患者产育过多，体内阴液耗损太过，"肾乃先天纳气藏精之穴，脾属后天滋生化育之枢，"肾阴不足，病及中焦，脾胃阴精不足则水谷无以运化，肝阳无阴精滋润则疏泄失常、横逆犯胃。治法本当温补脾胃，兼以滋水涵木，然脾胃虚弱，滋降药物不能久服，故治法当"中正和平"，选用和中抑木法。方中半夏、陈皮合用以燥湿化痰；蔻仁、木香、荔枝核合用以温中行气止痛；白术、茯苓、炙草合用以健脾化湿；血为气之母，血盛则气旺，血衰则气少，故用当归补血和血；另以白芍养血柔肝，敛阴止痛。全方散中有收，肝脾并治，气血同调，使肝气得泻，脾胃得舒。

案9　肝木扰胃案

《经》云：曲直作酸。酸者，肝之味也。肝气怫郁，上升扰胃，致胸痞气逆，吞酸呕吐。昨进泄肝和胃，似合机宜。原方进治。

原方加煨姜、益智仁。

【赏析】

肝主升发，肝气喜条达舒畅。若"肝气怫郁，上升扰胃"，则可"致胸痞气逆，吞酸呕吐"。现患者症状好转，续原方进治。方用：冬术土炒，半夏，炙草，茯苓，白芍，陈皮，当归，蔻仁，木香，荔枝核，煨姜，益智仁。其中益智仁能"益脾胃，理元气，补肾虚"（王好古）；"开发郁结，使气宣通"（刘完素）。诸药合用全方共奏理气和胃，疏肝健脾之功。

案10　呕吐酸苦案

肝邪横逆，经络胀痛不堪，呕吐酸苦，兼蛔上溢，缘痛久胃气空虚，求嗜而出。理中安蛔，合左金疏肝法。

左金丸加茯苓　玄胡　白术　石决　砂仁　半夏　陈皮　青皮　荑皮

【赏析】

此案属肝气犯胃，蛔虫内扰证。患者呕吐酸苦，兼蛔上溢，并可见腹部经络胀痛，实乃蛔虫内扰所致。治法当理中安蛔，疏肝理气。方用：黄连，吴茱萸，茯苓，玄胡，白术，石决明，砂仁，半夏，陈皮，青皮，荑皮。黄连、吴茱萸合用以疏肝和胃，降逆止呕；半夏、陈皮、白术、茯苓合用以理气化痰；石决明、青皮合用以平肝清肝，破气消积；玄胡、荑皮合用以行气活血止痛；砂仁理气消食。全方旨在调理中焦气机，疏肝理脾，消食化滞。

案11　无故嗳气案

无故嗳气不止，仿旋覆代赭法。
党参　熟地　赭石
一剂而愈。

【赏析】

患者无明显其他不适，无故嗳气不止，乃气机自行上逆，治当平肝降逆。以党参、熟地、代赭石三药合用。方中代赭石能平肝降逆；气血同源，血能载气，故配以补益气血之药，党参能补中益气，和胃生津，熟地滋阴补血。三药共奏调和气血，平肝降逆，一剂而愈，收效甚好。

案12　土衰木困案

抑郁不舒，土衰木困，食入即呕，脉左寸关散，肝木乘土，急宜清降。

左金丸加苡米、半夏、代赭石、山栀、姜、竹茹。

【赏析】

患者情绪抑郁，影响气机，肝气郁结，久而化火，疏泄失常，又有脾虚不运，肝木乘土，故食入即呕。治此属肝气犯胃证，法当清肝泻火，降逆止呕。方用：黄连、吴茱萸、薏苡仁、半夏、代赭石、山栀、生姜、竹茹。方中黄连功能泻火燥湿，代赭石可"治反胃…安胎健脾，又治夜多小便"（《日华子本草》），与山栀、竹茹四药合用，以清肝泄热，和胃止呕；黄连、薏苡仁、半夏合用以祛湿；代赭石合山栀以清热凉血；吴萸、半夏、生姜合用以理气降逆止呕。全方气血并治，肝脾同调。

案13　完谷不化案

脉来六部弦劲，朝食暮吐，完谷不化。

首乌　益智仁　灶心土　火麻仁　代赭石　半夏　牛膝　车前　桂心　茯苓　茅术

【赏析】

患者脉象六部弦劲，乃气血壅滞之象；又有朝食暮吐，完谷不化，为脾胃虚弱，无力运化，水饮内生。又兼有食滞，水饮与食滞相结，上逆而呕吐。此案病机虚实夹杂，治法当治本为主，重在调理脾胃，健脾消食化饮。王氏认为，"脾为中土，非火不生"，故用何首乌、益智仁、灶心土、桂心四药合用以温肾暖脾，固气涩精；代赭石平肝降逆，兼以凉血；半夏燥湿化痰；茅术燥湿健脾；车前"清胃热，利小便，消水肿"（《滇南本草》）；上药合用，脾肾同补，兼以健脾祛湿，使脾胃之气得以恢复，水饮食滞得以祛除。另有牛膝引药下行；火麻仁"补中益气"（《本经》）、"逐水，利小便，破积血，复血脉"（《别录》）。全方重在温补脾肾，使脾胃机能恢复正常，兼以祛除水饮。

诸　虫

案 1　胃虚肝乘案

胃虚肝乘，纳谷则呕，甚则吐蛔，通补阳明，开泄厥阴。

党参　吴萸　乌梅　半夏　茯苓　黄连姜汁炒

姜汁冲入。

【赏析】

患者体内有蛔虫留宿肠道，久则肠道虚寒；蛔虫窜动则可影响全身气机，故可见腹痛时发时止；进而伤及脾胃，土虚木乘，故纳谷则呕。治法当通补阳明，开泄厥阴，用抑木扶土法。蛔虫得酸则静，得辛则伏，得苦则下，方中有乌梅味酸以生津安蛔；半夏、吴萸、姜汁合用以温中行气止呕；有党参、茯苓补中益气；有黄连苦寒燥湿，清热下蛔。全方补中益气，清热泻肝，兼以治蛔。

案 2　蛔厥作痛案

蛔厥作痛，呕泻俱出，皆缘平素劳郁，多怒伤肝，思虑伤脾，脾气日损，胃气日亏，饮食少进，遂致湿蒸蒸郁生虫。脉来弦数。乌梅汤加味。

乌梅　半夏　细青皮　枳壳　白术　川楝子　茅术　川朴　楝树根　吴萸　煨姜

又甘草粉一两，铅粉炒黄五钱，白蜜汤调服。早服粉蜜汤，晚服乌梅汤。

【赏析】

患者"平素劳郁，多怒伤肝，思虑伤脾，脾气日损，胃气日亏"，脾胃虚弱，肝失疏泄，中焦气机失常，"遂致湿蒸蒸郁生虫"，故患者症见蛔厥作痛，呕泻俱出，饮食少进。脉来弦数，为体内正盛邪实之象。《伤寒论·厥阴篇》指出，"蛔厥者，其人当吐蛔。今病者静而复时烦者，此为脏寒，蛔上入其膈，故烦，须臾复止，得食而呕，又烦者，蛔闻食臭出，其人常自吐蛔。蛔厥者，乌梅丸主之。"仿仲景治法，此案治当疏肝健脾，理气安蛔，方用乌梅汤加减。方中乌梅味酸以生津安蛔；配半夏、白术、茅术以健脾行气；吴萸，煨姜温中止呕；以枳壳、川棟子、青皮、川朴疏肝下气，清泻肝火，燥湿消积；以川楝子、楝树根杀虫驱蛔。全方重在调理气机，兼以安蛔驱虫。晨起阳气渐生，机体正气渐盛，故另嘱白蜜汤早服，用以消积杀虫。

案3　脾胃两败案

脉来弦细少神，气血已衰，食少胸腹作痛，有时呕涎，脾胃两败，和中合养营治法。

冬术　干姜　益智　砂仁　陈皮　香附　丹参　当归　吴萸　半夏　枣

【赏析】

患者脉来弦细少神，为脾胃虚弱，气血已衰之象。症见"食少胸腹作痛，有时呕涎"，乃气血不足，脾胃失养，运化失职，水饮内停。治以和中养营，健运脾胃，补气和血，兼以温化水饮。方中干姜、益智仁温肾暖脾，补肾阳以助脾阳；冬术、砂仁、陈皮健脾行气，燥湿化饮；吴萸、半夏燥湿行气，温中止呕；香附、丹参、当归行气疏肝，补血和血，使气有所依；大枣调和诸药，全方共起和中养营之功。

案4　益养肾元案

虫以湿土为窠，旧法燥湿健脾以化之，乃治虫通套法也。然有五脏形状之异，寸白与扁虫不同，寸白无妨，扁虫则类马蝗，能大能小，尖嘴秃尾，接续可长数尺，与寸白类害人甚速。惟养肾元，先杜其布子之患。每早服黑锡灰丸三钱。

熟地　黄精　茯苓　白术　黄柏　川楝子　附片　乌梅　榧子　萹蓄　茴香
净黄土煎汤代水。

【赏析】

寸白虫与扁虫，即现代所说绦虫与姜片虫。"虫以湿土为窠，旧法燥湿健脾以化之，乃治虫通套法也"，然寄生虫繁殖迅速，故当"先杜其布子之患"。治当补肾填精，兼以杀虫。方中熟地、黄精补养肾精；茯苓、白术健脾行气，合以茴香、黄土、附子，可温补脾肾，和胃理气；王氏认为虫本湿热蕴蒸而成，故用川楝子、黄柏以清热燥湿；萹蓄、榧子、川楝子合用以杀虫消积；乌梅味酸以安蛔，黄柏苦寒以下蛔。全方以补肾填精，健脾行气为先，使机体正气充足，辅以杀虫消积之药，使虫祛而正气不伤。另早服黑锡灰丸三钱，用以增强杀虫之力。

案 5　木乘土位案

脏气实者，虫无以生，虫之生者，脏气虚也。症本肾虚于下，木失敷荣，木乘土位，脾困于中，湿蕴生热，化生蛔虫，虫食脂膏，痛如锥刺，时作时止，脉反浮洪，痛甚颜青唇赤，是虫之明验也。治宜固肾扶土为主，追虫渗湿佐之。

生地　东洋参　冬术　当归　茯苓　川椒仁　黄柏　荔枝核　木香　使君子　山药　白芜荑

水泛丸。

【赏析】

患者症见腹痛时作时止，痛如锥刺，痛甚颜青唇赤。脉反浮洪，乃机体正邪交争剧烈，气血涌动所致。虫邪窜动，阻碍脏腑气机，影响中焦疏泄，且"症本肾虚于下，木失敷荣，木乘土位，脾困于中，湿蕴生热，化生蛔虫"，故"宜固肾扶土为主，追虫渗湿佐之"，补肾健脾，温肾阳以助脾阳，脾气健运则湿热得去，虫无所依。方中东洋参（牛蒡）扶正祛邪，茯苓、冬术二药合用以健脾行气；当归、生地补血养阴；山药补脾养胃，补肾涩精；荔枝核、木香、川椒、黄柏合用以行气止痛除湿；白芜荑合使君子共奏杀虫消积之功。

案 6　肝邪横逆案

肝邪横逆，胸膺胀痛，呕吐苦酸，兼吐蛔虫。病缘胃虚趁嗜而出，理中安蛔，参入左金疏肝。前年经治以愈，今因半产早劳，兼之平素多郁，最伤脾胃，胃虚肝乘，纳食则呕，脘中板硬如拳，是中虚气滞凝结。诊脉沉细，形神皆衰，棘手重症，勉方候酌。

桂心　干姜　砂仁　白芥　白术　陈皮　半夏　白芍　木香　海螵蛸　荸荠

【赏析】

患者年前患虫证，经治以愈，现纳食则呕，脘腹硬满如拳，乃"半产早劳，兼之平素多郁，最伤脾胃，胃虚肝乘""中虚气滞凝结"所致，可见患者脾虚不运，土虚木乘。诊脉沉细，为病位在里，气血不足之象。治法当补气健脾，疏肝行气。方中桂心、干姜温补脾肾，补肾阳以助脾阳；半夏、陈皮、白术、砂仁、白芥合用以温中止呕，燥湿行气；白芍养阴柔肝，合木香以疏肝柔肝，理气止痛；海蜇皮、荸荠合用以清热化痰消积。全方重在调理脾胃，脾气健运则食能化，气能生，湿能去，呕能止。

案7 气滞湿滞案

服药以来，痛胀未发，不发则已，发则霎时令人不可受，痛止则如平人一样。《经》以五行之速，莫逾风火，郁火郁风，气滞湿滞生虫。此虫不杀，此风不可散，此火不可凉，郁自不可补，亦不可破。调冲任，利阳明，气血融合，不治痛而痛自解，不调经而经自调。玩味诸家化裁之妙，全在圆机活泼，不可拘泥成方，徒事止痛，愈吃愈虚。拟方质之明哲。

　　七制香附　茯苓　归身　会皮　生广木香　金铃子　酒炒白芍　醋炒柴胡
冬瓜子　苦胡芦巴　甘草

【赏析】

患者初起病机为"土虚木乘""中虚气滞凝结"，症见"纳食则呕，脘中板硬如拳"，脉象沉细；服药后，现腹部痛胀时发时止，发时痛剧，痛止如常人，可见上逆之气已消，然气机仍壅滞于中焦，气血不和。气血不和为本，时发时止之痛为标，此当治病求本，治法当调冲任，利阳明，使气血融合。方中制香附能理气解郁，合以当归、白芍合用以疏肝解郁，养血、柔肝敛阴，配醋炒柴胡，使肝阳得升，肝阴得养；木香、川楝子合用以疏肝行气，清泻肝火；茯苓、陈皮合用以健脾行气；另有冬瓜子清肺化痰，兼以益气；苦胡芦巴温肾，祛寒，止痛；甘草调和诸药。全方重在疏肝理气，柔肝养血，肝主一身之气机，脾主统血，肝脾和调则气血得运。

心腹痛

案1 脾肾阳虚案

疟后脾肾两伤，腹痛心慌，神疲食减，呕恶酸水，平明虚热，溲色清澄，头中一线痛至尾闾。目中眩花，三阴不足，阴湿凝结。拟桂附八味加减。

附子　油桂　炮姜　姜夏　广皮、淮药、熟地、萸肉、泽泻　丹皮　茯苓

【赏析】

本案中患者因罹患疟疾造成脾肾亏虚，肾为胃之关，脾胃之运化腐熟，全赖肾阳之温煦，又脾胃为水谷生化之源，为后天之本，先天之精有赖于后天水谷的滋养，所以脾、肾阳虚常相互累及而为患。肾主水，肾阳亏虚则无力蒸腾气化，水液代谢失常，造成水饮中焦滞留不去，脾喜燥恶湿，脾虚又被湿困，加重了脾运化失常，是故纳食减少，神疲乏力，腹部疼痛；脾胃互为表里，相互影响，脾虚湿困影响到胃，影响了胃的功能，是故呕恶酸水；肾阳不足，是故小便清长，颜色较淡；筋脉失于温煦，是故从头中痛至尾闾。究其病机，脾肾阳虚，阴湿凝结，津液失于输布，反而出现了局部的阴液不足。故其治法以温补脾肾，利水渗湿，使津液得以输布为要。王氏选用了桂附八味丸加味，方中附子、肉桂、炮姜温补肾阳；山药、山茱萸、熟地黄、泽泻、茯苓、丹皮则是六味地黄丸全方用以滋补肾阴；半夏燥湿祛痰；陈皮行气健脾，全方共奏温补脾肾、利水渗湿之功。

案2 心脾两虚案

脉象沉弦，气郁肝伤，土为木侮。肝病善痛，已历多年，不耐烦劳，形容憔悴，血不华色，心脾营损。养心脾以和肝胃。

东洋参　归身　白芍　枣仁　炙草　焦冬术　广皮　茯苓　远志　木香

进养心脾以和肝胃，痛稍安，容色渐转，既获效机，依方进步。

前方加熟地、油桂、桂圆肉。

腹痛已平，饮食已进，夜来安寐，脉形神色俱起，不宜烦劳动怒，原方加减。

熟地　东洋参　白芍　远志　杞子　炙草　冬术　归身　茯苓　木香　枣仁

【赏析】

本案中患者虽然出现腹痛，但病因却不在脾胃而在于肝。开篇提出患者脉沉弦，有肝气郁结之征。结果久病未愈，依五行生化制克，肝病传变于脾，正如《金匮要略》所言，"夫治未病者，见肝之病，知肝传脾，当先实脾。"肝主藏血，心主血脉，木为火之母，故肝之为病亦可累及于心，即母病及子，而导致心失所养，可见形容憔悴、面色无华、失眠等症。

对于本案的治疗，王氏指出，患者正气亏虚比较严重，本着急则治其标的原则，应先养心脾，再和肝胃，以归脾汤加减治疗，处方中人参、白术、茯苓、甘草益气健脾；当归、白芍养血补血；远志、酸枣仁养心安神；陈皮、木香理气健脾，诸药合用，起到补益心脾的作用。

二诊时患者面色、疼痛已有所缓解，说明药味比较对证，故依方进服，并加用滋阴之熟地，温通心阳之肉桂，补益心脾桂圆肉，以加强原方功效。

三诊时症状进一步缓解，腹痛消失，精神、纳食、睡眠改善，故继续补养心脾，以巩固疗效，同时嘱咐患者要调畅情志，不可动怒伤肝。

案3　寒邪客胃案

寒滞互结中焦，胃脘当心而痛。

藿香　附片　香附　广皮　炮姜　川朴　木香　枳实

【赏析】

本案患者属于寒邪客胃所致。患者因外感寒邪，滞结中焦，寒邪内客于胃；或过服寒凉，寒凉伤中，致使气机凝滞，胃气不和，收引作痛。正如《素问·举痛论》曰："寒气客手肠胃之间，膜原之下，血不得散，小络急引，故痛，"治疗当以温胃散寒，理气止痛为要，方中炮姜、制附片温胃散寒止痛；香附、陈皮、厚朴，木香，枳实理气止痛；藿香则化湿和胃。当寒邪祛除，胃痛自解。

案4　瘀血阻络案

忧悲不解，二气潜消，血由忧煎，气随悲减，不能营养心脾，胸腹痛无定止。

熟地　归身　五灵脂　蒲黄　炮姜　炙草

【赏析】

本案中患者因情志失调，忧思损伤心脾，导致脾虚气结，运化失司，津液不得输布，聚而为痰。而气血不畅，痰瘀交阻，致使心脉痹阻，而发为胸痹心痛，痛无定止。正如沈金鳌在《杂病源流犀烛·心病源流》中指出七情除"喜之气能散外，余皆足令心气郁结而为痛也。"本案处方中，熟地、当归、五灵脂、蒲黄能活血化瘀止痛；炮姜则温补心脾；炙甘草健脾调中，全方共奏活血化瘀止痛之功。

从本案可以看出，情志异常可导致脏腑功能紊乱而发病，尤其与心病关系较为密切，如《灵枢·口问》云："悲哀愁忧则心动"，后世进而认为"七情之由作心痛"，故提示治疗本病必须重视精神调摄，避免过于激动或喜怒忧思无度，保持心情平静愉快。

案5　胸阳不振案

积劳积损，五内受伤，气血虚寒，心脾失养，胸胁隐痛，痛甚心慌，按之痛缓。法当温养。

东洋参　枣仁　远志　茯苓　炮姜　煨木香　冬术　归身　炙甘草

【赏析】

本案中患者因积损所致素来正气亏虚，心脾失养。当寒邪内侵时，因素体阳虚，胸阳不振，阴寒之邪乘虚而入，寒凝气滞，胸阳不展，血行不畅，而引发胸胁隐痛喜按，痛甚则心慌。如《医门法律·中寒门》云："胸痹心痛，然总因阳虚，故阴得乘之。"又如《诸病源候论》曰："寒气客于五脏六腑，因虚而发，上冲胸间，则胸痹。"胸痹心痛多为虚实夹杂证，但从本案疼痛性质来看，患者隐痛喜按，应是虚症为多，治疗以扶正为主，故王氏指出"法当温养"，方中人参、酸枣仁、远志养心安神；茯苓、白术益气健脾；当归养血活血止痛；炮姜温补心阳；木香理气健脾；甘草健脾调中，全方共奏补益心脾、温阳止痛之功。

案6　气血两亏案

拒按为实，可按为虚。脘痛按之稍缓，由忧思不遂所致，乃气血双亏，不能营养心脾。法当温补。

东洋参　冬术　煨木香　茯苓　陈皮　归身　远志　炙草　枣仁　姜枣

【赏析】

本案中王氏开篇明示从疼痛性质鉴别虚实证的方法，即疼痛拒按多为实证；疼痛喜按则多为虚症。随后就进行了举例说明，本案中患者胃脘疼痛，按之稍缓，说明很可能是一个虚症疼痛。经询问后得知系因忧思过度，气血双亏，不能营养心脾所致。故治疗以扶正为主，类似上一案，王氏指出"法当温补"，方中药物组成也类似于上一案，以温补心脾为主。

案7　脾胃虚寒案

痛不拒按，得食即缓，因多劳伤力，饥饱失时所致。营络胃阳俱虚，宜温通甘缓。

党参　桂枝　生姜　云苓　炙草　大枣

【赏析】

本案中患者疼痛不拒按，且得食即缓，说明很可能是一个虚证疼痛。通过了解病史可知患者因劳积、饮食失调所引发，辨证应属脾胃阳虚，营络失养，导致出现腹痛，即所谓"不荣则痛"。治疗则应温阳和胃止痛为宜，正如王氏指出"宜温通甘缓"，予以桂枝茯苓人参汤进行治疗，方中桂枝、炙草及生姜、大枣辛甘化阳，温补阳气；党参补气健脾；茯苓燥湿健脾，且炙甘草健脾调中，缓急止痛。诸药合用，共奏温阳和胃止痛之功。

案8　肝郁乘脾案

肝郁乘脾，中伤气痛，饮食少进，食入则吐，脉来细数无神，久延有虚劳之虑。《经》以怒为肝志，木郁达之。然草木功能，难与性情争胜，使悲怒不戒，终无济也。

孩儿参　冬术　炙草　橘皮　归身　白芍　茯苓　佩兰　郁金

蜜水为丸。

【赏析】

本案王氏明确指出病机为肝郁乘脾。患者多因情志失调，过怒伤肝而发病。且木郁土壅，肝病传脾，致使脾胃亏虚，脾主运化，胃主受纳，两者功能失常，则出现腹痛，纳食减少，食入则吐，脉来细数无力等症。若病情迁延不愈，则有转化为虚劳的可能，故必须及时治疗。《素问·藏气法时论》云"肝苦急，急食甘以缓之，"故治宜甘缓之药健脾和中缓急，培土抑木，并兼以柔肝理气止痛。方中太子参、白术、茯苓、甘草合用可以益气健脾；当归、郁金活血止痛；白芍缓急止痛；橘皮、佩兰行气除湿，为了增加补益功效，还以蜂蜜泛丸，诸药合用，共奏补益脾胃，缓急止痛之功。

对于疏肝解郁，王氏则指出，其治疗关键在于调畅情志，而不在于草木药物，盖草木功能，难与性情争胜，倘若悲怒不能控制，则难以获效。纵观王氏医案，专力疏肝解郁之方剂、药物甚少，其治肝思想，一以贯之，由此可见一斑。

案9　肝病治脾案

病原已载前方。第脘痛甚则发寒，肢尖面目不可以当风，此属气闭不能营敷四末，上走清空，非真虚也。服理气之剂，佐以山栀清气郁之火，病势随愈，呕吐亦平，饮食亦进，脉数亦缓。症本木乘土位，中伤气郁，化火伤阴。不宜烦劳动怒。肝病治脾，前医良法。拟六君加减。运中枢以畅清阳为主。

孩儿参　茯苓　白术　炙草　橘红　青皮　木香　沉香　佩兰　当归　白芍
远志

蜜水为丸。

【赏析】

本案承接上一案而来，患者出现胃脘疼痛，四肢、头面恶风怕冷，分析其病机，实属阳气郁闭在内，不能温煦四肢，故恶风胃寒，而非虚寒证。治疗不在于温阳散寒，而以理气、清泻郁闭内火为要，经治疗后阳气得以敷布四肢、头面，则疼痛、呕吐、纳食自然改善。本案中患者病机乃肝郁犯脾、化火伤阴。按照常规，应使用疏肝解郁之品，但王氏认为疏肝解郁的关键在于调畅情志，而不在于草木药物，倘若烦劳动怒不能控制，则药物难以获效，多采用培土抑木之法。因此拟以六君子汤加味治疗，方中太子参、白术、茯苓、甘草益气健脾；陈皮、青皮、木香、沉香、佩兰理气；当归活血止痛；白芍缓急止痛；远志则安神解郁，诸药合用，共奏理气健脾止痛之功。肝病治脾，辅以调畅情志，可谓是王氏治疗肝病的一大特点。

案10　阴亏火燥案

肝郁气痛，痰多作嗽。肺有伏风，值秋燥行令，自得其位，无足虑也。
茯苓　苏梗　半夏　广皮　杏仁　甘草　当归　白芍
气痛竟止，痰嗽未平，咽痛似伤，非喉痹也。乃阴亏火燥，肺有伏风，仍以清肃肺胃。

前方去白芍，加牛蒡子，蛤粉炒阿胶。

痰嗽稍平，脘痛复作，按之则痛缓，可缓为虚也。《经》以脾络布于胸中，肺脉环循胃口。症本木旺中虚，土不生金，风伏于肺，气机不展，痛则不通，不可拘肝无补法之说。通则不痛，通者、宣和也，非必通利也，补亦可通也。益水生木，培土生金，展气化，宣伏风主治。

熟地　人参　霞天曲　广皮　枣仁　炙草　茯苓　于术　当归　炒白芍
半夏　远志　桂枝　阿胶蛤粉炒

陈米煎汤，代水泛丸（甲子拟方）。

服丸徐治，入冬以来，脘痛时作时止，痰嗽或减或增，饮食较进，细数之脉未起。肺胃双亏，伏风未尽，肾病当愈于冬，自得其位而起，不愈者，以水旺于冬，而冬水反涸，得润下之金体，而少升生之气故也。水冷金寒，肺有伏风，外风易感，同气相求也。必使里气融和，方克有济，暂从温散。

熟地　当归　蜜炙麻黄　杏仁　半夏　炮姜　细辛　五味桔梗　苏梗　茯苓
甘草

乙丑五月，诊脉仍细数，素本阴亏，木不条达，克制中胃。中伤络损，气失冲和，肝郁则痛，胃伤则呕。阳明之气，下行为顺，太阴之气，上升则和。《经》以六经为川，肠胃为海，以通为主。五六日一更衣，阴液不濡，肠胃燥结可知。香燥开胃，非所宜也。当润燥生阴，佐中和胃。

熟地　人参　苁蓉　当归　阿胶　牛膝　橘红　白蜜

润燥生阴，佐和中胃，服后痛呕惧平，惟胸次不畅，大便未解。阳明传进失职，太阴滞结不行，皆缘阴液有亏也。不必强行伤气，照原方加郁李仁五钱。

大便已解，腑气已通，症本阴亏。当从缓治。盖阴无骤补之法，仍以甲子所拟丸方调治。逢节气以人参汤送下。

丙寅二月　诊脉细数如初，饮食较前略进，形神渐振，痛呕并作，举发渐稀。症本阴亏不敛，克制中胃，胃不冲和，传化失职，津凝为饮，液结成痰。肝为起痛之源，胃为传病之所。脾络布于胸中，肺脉环循胃口。中虚清气不展，阴霾上臀，否象呈焉。七方中甘缓最为妥协，服三五剂后，仍以甲子所拟丸方调治。

归脾汤去桂圆加姜、枣。

【赏析】

本案病情复杂，处方变化多端，充分体现了王氏辨证论治的特点。首诊时患者肝郁气滞导致腹痛，且伴有咳嗽痰多，此时肺金虽有伏邪未愈，但正值秋令，乃肺气旺盛之时，故此暂不考虑治疗。处方中茯苓健脾燥湿；半夏、陈皮理气祛痰；苏梗、杏仁止咳化痰；当归活血止痛；白芍缓急止痛；甘草调中，诸药合用，起到理气止痛、祛痰止咳之功。

次诊时，腹痛缓解，但咳嗽痰多仍然存在，且伴咽喉疼痛，再同喉痹相鉴别以后，判断为阴亏火燥证，仍以清肃肺胃为主清热，前方中去缓急止痛之白芍，针对咽喉疼痛的症状，加用牛蒡子、蛤粉炒阿胶等利咽之品。

三诊时，咳嗽略有好转，但是腹痛再次发作，因疼痛性质喜按可缓，判断为虚痛。这里王氏引经据典，提出了针对肝气郁结所致的疼痛，仍以通为要，通有二义：一则为通利，二则为补亦可通。针对本案病机为木旺中虚，故宜用培土抑木之法，健脾胃而促进肝气调和，并可培土生金，宣和肺中伏邪，就可以达到"通则不痛"的治疗作用。处方中以人参、白术、茯苓、甘草益气健脾；神曲、陈皮消食和胃；远志、酸枣仁养心安神；熟地养血活血；当归活血止痛；白芍缓急止痛；半夏燥湿祛痰；桂枝温通心阳；阿胶、蛤粉滋阴润肺，全方共奏健脾和胃，润燥止痛之功。

四诊时，病情反复，适逢冬季，天气寒冷，考虑为肺胃双亏，当以温补散寒之品为先，处方中以炮姜、细辛温阳散寒；麻黄、杏仁、苏梗止咳化痰；熟地养血活血；当归活血止痛；半夏燥湿祛痰；茯苓燥湿健脾；甘草调中，诸药合用，起到温阳散寒止痛，止咳化痰的作用。

五诊时，诊脉发现患者仍为细数脉，且五、六日方大便一次，考虑为素体阴液亏虚，致使木不条达，克制中胃，气失冲和，肝郁则疼痛；胃阴亏耗，不能受纳，故呕吐。此时继续使用茯苓、白术等燥湿健脾药物尚不适宜，应先以滋阴润燥为先，处方中人参益气养阴，补脾益肺；熟地、当归、苁蓉、阿胶、白蜜皆为滋阴润燥之品，还带有一定的通便作用；牛膝活血；陈皮行气健脾，诸药合用，起到滋阴润燥、益气健脾的功效。

六诊时，症状有所缓解，仍有大便难解、胸部不适之感，说明前方有效，只是阴液亏耗较重，一时难以峻补而已，故维持前方的基础上，加用郁李仁增强通便的功效。

七诊时，前方奏效，诸症明显缓解，大便已解，腑气已通。应继续治疗巩固疗效，考虑到阴液亏耗难以峻补，故滋阴法不能放弃，在此基础上兼以健脾和胃之法，处方以三诊时方剂治疗，并以益气养阴之人参汤送下。

八诊时，纳食、精神好转，症状略有反复，王氏总结前面七诊，认为阴液亏耗是本案的关键病机，肝为起痛之源，胃为传病之所，是故腹痛、呕吐为主要的症状表现，治疗还是以甘缓润燥最为要紧，可以继续服用前面的方剂，待肝疏胃和，则以归脾汤补益心脾可也。本案治疗中，从王氏"七方中甘缓最为妥协"可知其十分重视顾护脾胃津液的思想。

案 11　肝肾阴虚案

肝阴不敛，肾阴不滋，健运失常，中伤饮聚，痛呕并见，屡发不瘳。肾伤窃气于肺，肝病必传于脾，肾气通于胃脾，络布于胸，络脉通调则不痛，胃气强健则无痰。治病必求其本，滋苗必灌其根。如不培养真元，徒以痛无补法，执定呆理，安望成功？数载以来，病势退而复进，脉体和而又否者，病势深而少静定之力也。盖阴无骤补之法，且草木功能，难与性情争胜。金为水母，水出高源，谨拟补肾生阴为主，清金益肺辅之。俾金水相生，从虚则补母之法，乃经旨化裁之妙，非杜撰也。

熟地黄汤加阿胶、天麦冬、苁蓉、沙参、霞天曲为末，水泛丸。逢节参汤下。

【赏析】

本案同上一案有所类似，都是以阴液亏虚为主要表现，但是上一案主要是涉及肝、胃、肺的阴液亏耗，本案则涉及到了肾阴不足。王氏分析病机，认为肝阴不敛，肾阴不滋，肝肾本已亏虚，加之肾虚窃气于肺，肝病必传于脾，肾气通于胃脾，肝肾亏虚累及于肺、脾、胃三脏，则出现腹痛、呕吐、咳嗽等症状。使用滋阴之法治疗当无异议，然多脏阴液亏耗，从何处入手？王氏指出，治病必求其本，滋苗必灌其根，需首先滋肾阴以培养真元，至于肝阴、肺阴，王氏认为阴无骤补之法，且草木功能，难与性情争胜，故应利用脏腑生克关系，金为水母，以金水相生之法，滋肾阴以协助补益肺金，虚则补其母，实乃处方化裁之要妙。本案处方中熟地、肉苁蓉滋补肾阴；阿胶补血；天冬、沙参滋补肺阴；神曲健脾和胃；且以益气养阴之参汤下药，诸药合用，共奏滋阴润燥、补益肺肾之效。此案实乃王氏利用补益方法，治疗疼痛病症的一个范例，处方中并无明显的止痛药物，而用于治疗腹痛症，所以如此，乃辨证准确，患者系"不荣则痛"，治病必求其本之故也。

案 12　两和肝胃案

肝气逆行犯胃，痛呕不能纳谷，议归芍二陈，两和肝胃。

当归、白芍、广皮、半夏、茯苓、甘草、姜、枣

痛呕未平，大便且闭，木反侮金，胃病传肺，肺与大肠相为表里，肺气下行，传送守职，大便自解。通则不痛，得大便宣通，痛呕方能平复。仍以二陈加味。

二陈汤加杏仁、郁李仁、柏子仁、当归、牛膝、蜜。

气虚不能传送，液耗不能濡润。气主煦之，血主濡之。肾司二阴，胃司九窍，肾水承制五火，肺金运行诸气。气液不足濡润。肝阳木旺，中伤转输失职，血燥液干，故大便不解，痛呕不舒，通夕不寐。拟生脉散，行肺金之治节，滋肾水之源流，冀其清肃令行，肝胃自治。症不拘方，因人而使，运用之妙，存乎一心。公议如是，敬呈钧鉴。生脉散加白蜜。

昨进生脉散，夜得少寐。今仍痛呕。虽体气素旺，然病将三月之久，脾胃已困，肝阳独旺。肝在声为呼，胃气愈逆，不能饮食，转输愈钝，大便不行。肝为刚脏，非柔不和，再为仓廪，非谷不养。肝气郁极化火，火灼阴液为痰，痰凝气结，幻生实象，非食积壅滞可下也。公议仍以生脉散合大半夏汤。

痛呕不止，饮食不进，大便不解，总由水不济火，火灼液耗，两阳合明之气，未能和洽，故上不入，下不出，中脘呕不好也。此时惟宜壮水清金，两和肝胃。木欲实，金以平之，肝苦急，甘以缓之。水能生木，土能安木，肝和则胃开纳谷，胃开则安寐便解，此不治痛，不通便，而通便止痛之法在其中矣。仍以生脉散合《金匮》大半夏汤，加甘麦大枣法。

人参　麦冬　五味　半夏　小麦　甘草　大枣，甘澜水煎。

腑气虽通未畅，脏气未和，痛尚未止，总由肝气横逆。夫肝属木，赖肾水滋营，不思食者，胃阳不展，土受木制故也。胃为阳土，得阴始和，究其原委，皆出平昔肝阳灼炽，耗损肾阴，以致水亏于下，莫能制火，火性上炎，与诸阳相牵为患。王道之法，惟有壮水之主，以镇阳光。俾水能济火，则肝自平，胃自和，痛自止矣。

六味合生脉散加黑枣、黄粟米、蜜，甘澜水煎。

木喜条达，郁则侮土，性藉水济，涸则燥急。心烦口燥，母病及子，胃气由心阳而开，肝木得肾阴而养。中阳贵健旺，金令宜清肃，大便通，大肠之气已顺，痛呕止，阳明之气已和。惟是胃气不开，尚不思食，乃病久气馁中伤，胃不清和，明液未能遽复。养肝和胃，益气生津，俾二气各守其乡，庶免变生之患。

六味合生脉散加牛膝。

【赏析】

本案首诊时患者呕吐、腹痛、纳差，究其病机，属于肝气失于疏泄，横逆犯

胃所致。法当舒肝和胃，降逆止痛，处方中当归活血止痛，滋养肝血；白芍柔肝止痛；陈皮、半夏燥湿健脾，降逆止呕；茯苓健脾；姜、枣、草和胃调中，配伍精当，相得益彰。

二诊时，患者诉痛呕未平，且出现不大便之症。分析病机，此乃木反侮金，肝病、胃病传肺，又因肺与大肠相为表里，因此不大便之故明矣。论其治疗，若使得肺气下行，则大便自解。若大便宣通，通则不痛，痛呕自能平复。王氏选用二陈汤加味进行治疗。方中杏仁降肺气止咳，兼以润肠通便；陈皮、半夏燥湿化痰，降逆止呕；茯苓、甘草健脾和胃；郁李仁、柏子仁、当归、白蜜皆有润肠通便之效；当归、牛膝尚可活血止痛，全方共奏降逆止咳、润肠通便之功。

三诊时，疗效不彰，乃从脏腑关系考虑，认为属于诸脏津液亏耗所致，其中以肾阴亏虚最为要紧，盖肾司二阴九窍，承制五火，肺金运行诸气，若肾阴亏虚，气液不足濡润，易致木乘土位，中焦传导失司，加之血燥液干，故大便不解，呕吐，腹痛，失眠等症。论其治法，当以滋补肺肾之阴为要，因行肺金之治节，滋肾水之源流，则肝胃自治。拟生脉散益气滋阴，加白蜜以润肠通便。

四诊时，夜得少寐，呕吐、腹痛仍在，王氏认为此属疾病迁延，脾胃亏虚较重，虽用生脉散，但一时难以恢复，故前方继续使用，同时配伍《金匮要略》之大半夏汤，其方中半夏降逆止呕；人参、白蜜补虚缓急，可以用于治疗呕吐的兼症。

五诊时，症状仍未缓解，痛呕不止，饮食不进，大便不解。王氏分析其病机，总以水不济火，津液亏耗为主。仍以前方继续使用，并针对失眠症状，加用《金匮要略》之甘麦大枣法进行治疗，至此生脉散、大半夏汤、甘麦大枣汤三方合用，共奏益气养阴、降逆止呕、养心安神之功。

六诊时，症状缓解不大，王氏细究其病情，水不济火，津液亏耗之病机无误，何故疗效不彰？恐因本案患者系多脏阴液亏虚，非止肝胃阴亏，肾阴亦有不足，究其治法，惟有壮水之主，以镇阳光。前几方皆无滋肾阴之药物，乃以六味地黄丸合生脉散加减治疗，以滋补肾阴，同时加黑枣、黄粟米、白蜜，增加其补益和胃之功。

七诊时，大便已通，呕吐、腹痛消失，说明前方滋肾阴的方法得当。惟是胃气不开，尚不思食，多半是由于惟以亏耗久矣，难以峻补恢复，尚需缓缓培补，以防疾病反复。为巩固疗效，处方仍使用六味地黄丸合生脉散加减治疗，另加牛膝一味，以活血定痛，全方共奏益气养阴、补肾活血之功。

回顾此前诸诊，虽腹痛、大便不通反复发作，但王氏处方中专力止痛、泻下药物甚少，所以如此，盖因王氏认为，水能生木，土能安木，肝和则胃开纳谷，胃开则安寐便解。治疗时并非不考虑止痛、通便，而是将通便止痛之法寓于补益之药中矣。正所谓"运用之妙，存乎一心"。

案 13　肝制中胃案

肝制中胃，不能纳谷，大便复闭。稽核各家，并无攻下成法。据《医通》中或问大便不通，暂服通剂可否？乃曰：病非伤寒痢疾症，岂可下乎！虽然取快一时，来日团结更甚。致令阴亏于下，阳结于上，燥槁日甚，三阳结病，势在必然。《经》以北方黑色，入通于肾，开窍于二阴，肾恶燥，喜辛润，为五液之长，阴液足，则大便如常，阴液衰，则大便燥结。高年血燥阴亏，每有是疾。《经》云：肝木太过，则令人善怒，不及则令人胸痛引背，下则两胁胀痛，痛久伤气，气伤阴亏，火燥便结，肠胃气滞，外似实象，内系枯燥。所谓大虚似实，虚极反似实象也。转瞬木令司权，中枢益困，急宜养阴涵本，子母相生，俾春生之气，萃于一身，自能勿药有喜。

六味去丹皮、泽泻，加人参、麦冬、五味、当归、牛膝、枸杞，蜜水为丸，朝晚服三钱。

【赏析】

此案是对上一案以补益的方法治疗大便不通的进一步解释。文中自问自答，详细解释了临床上对于大便不通的患者，若非伤寒痢疾之证，不可妄用攻下之法的原因。正如王氏指出"虽然取快一时，来日团结更甚。"妄用攻下，可能导致阴液的进一步亏耗，燥槁日甚，致使大便秘结更加严重，病情愈重还恐生变故。对于便秘患者，还需辨明是否属于阴液亏耗所致为要，尤其王氏还引用经典，解释了肾阴、肝阴，传变于胃，导致大便秘结的病机。即《经》云：肝木太过，则令人善怒，不及则令人胸痛引背，下则两胁胀痛，痛久伤气，气伤阴亏，火燥便结，肠胃气滞，外似实象，内系枯燥。如上一案中的大便秘结，貌似实证，实则阴液亏虚重矣，即所谓大虚似实，虚极反似实象也。治疗此类便秘，自然是以益气养阴为要，尤其要注意滋补肾阴，如本案使用了六味地黄丸和生脉散加减治疗，方中熟地、山药、山茱萸、枸杞滋补肾阴；人参、麦冬、五味子益气养阴；茯苓健脾燥湿；当归、牛膝活血止痛；白蜜滋阴润肠通便，共奏益气养阴、补肾通便之功。本案将通便止痛之法寓于补益之药中，个中之妙，值得细细品味。

案 14　痰浊闭阻案

昔肥今瘦，神疲食减，胸痞作痛，曲直作酸，痰饮作呕。中虚本侮，传化失常，宜治中宣补。

洋参　于术　炙草　炮姜　橘红　青皮　豆蔻　木香　半夏

【赏析】

本案中患者形体消瘦，纳食减少，神疲乏力，胸部痞闷作痛，呕吐痰涎，一派虚证表现，究其病机，以脾虚湿困、痰浊闭阻胸中为要。如王氏指出，属于"中虚本侮"，治宜治中宣补，处方中西洋参、白术、炙甘草益气健脾；炮姜温阳化饮；肉豆蔻化湿和胃；半夏降逆祛痰；橘红、青皮、木香理气消痞止痛，诸药合用，共奏益气健脾、除湿祛痰、消痞止痛之功。

案 15　脾肾两亏案

冲任并损，脾肾两亏，壮年产育过多，精血不足营养心脾，心脉循胸出胁，肝虚不能为胃行其津液，凝滞成痰，随气流行，乘虚而进，先犯心脾之络，是以胃脘当心而痛，横侵胁肋，攻冲背膂，膨胀有声，时作时止，乃痰饮之征。夫气血犹源泉也，盛则流畅，畅则流通，少则凝涩则不适，不通则痛。无急暴之势，惟连绵不已，虚病不卜可知。用药大旨，培补脾肾，以资冲任精血之本，宣通脉络，以治痰饮之标。拟丹溪白螺丸，合景岳大营煎加减。

熟地　当归　茯苓　白术　杞子　白螺壳　胆星　橘红　半夏　草蔻　五灵脂　没药

水泛为丸。

大营煎以养血，白螺丸之祛痰。营血渐生，宿痰渐化，脉络通调，病何由作？精血充满，痰无以生。痛止年余，近又复作，此精血未能充满，痰饮犹存，蔽障经中，气为之阻。自述痛时小溲如淋，乃痰隔中州，升降失司之据。养阴宣络，古之成法，药合机宜，原方增减。

熟地　当归　洋参　益智　陈皮　半夏　草果　山栀　姜黄　廷胡　白螺壳　甘草　姜　枣

煎汤泛丸。

【赏析】

本案中患者因产育过多，冲任并损，脾肾两亏。精血亏耗太过，不能营养心脾，导致心脾两虚。加之脾胃受损，不能有效运化水谷精微，津液凝滞成痰，随气流行，乘虚进犯心脾之络，出现胃脘痛、心痛等症。疼痛发作时，迁延至胁肋、背部，且膨胀有声，时作时止，此乃痰饮之征。故本案病机实为脾肾两虚，痰浊闭阻所致的胃脘痛、心痛。究其治疗，在于"培补脾肾，以资冲任精血之本，宣通脉络，以治痰饮之标。"王氏选用丹溪白螺丸合景岳大营煎加减治疗，方中熟地、枸杞滋肾；茯苓、白术益气健脾；白螺壳、胆南星、橘红、半夏祛痰；当归、五灵脂、没药活血止痛；草豆蔻行气，全方共奏补益脾肾，祛痰止痛之功。

二诊时，患者诉疼痛消失年余，今又复发。王氏分析病情，认为此属于上一诊时疗效不够巩固，精血未能充满，痰饮犹存，气为之阻所致。又患者自述痛时小便淋漓，此乃痰饮聚集中焦，水液代谢失常之故也。故增减原方，加强祛痰药物的力量，再针对小便淋漓加用药物，处方中熟地滋肾；西洋参益气养阴；白螺壳、陈皮、半夏、草果祛痰；当归、姜黄、玄胡活血止痛；益智仁固精缩尿；姜、枣、草和胃调中，诸药合用，共奏补益脾肾，祛痰止痛之功。

案16 积食停寒案

积食停寒，脘痛如刺。

藿香 木香 陈皮 枳壳 乌药 厚朴 香附 炮姜

【赏析】

本案从症状表现和使用药物推断其病机，属于寒邪客胃所致的实寒证，寒邪客胃，胃中阳气郁闭，不能外达，不通则痛，且痛如针刺。治疗时当以温阳散寒、理气止痛为要，处方中炮姜起到温阳散寒的作用，配伍大量的理气药物如藿香、木香、陈皮、枳壳、乌药、厚朴、香附，则是起到理气止痛、消食醒脾的功效，诸药合用，可驱寒外出，布散阳气于四肢百骸，食滞消散，则腹痛自解。

案17 寒饮犯胃案

胃脘当心而痛，痛则水泻，脉滑而弦，舌有黄苔，胸次不舒，不思饮食，积食停饮阻隔，阴阳升降失司。和气平胃，以展清阳主治。

干姜 冬术 木香 茯苓 草蔻 延胡 枳实 厚朴 泽泻

【赏析】

本案同上一案相比，虽然都表现为腹痛，但是病机不同，前者为寒邪客胃，比较单纯；本案则为寒邪、水饮停聚中焦所致，病情相对复杂，脉象弦滑、不思饮食、苔黄都不是单纯寒邪具有的表现。故治疗时要兼顾两方面的需求。处方中干姜温阳散寒；白术、茯苓健脾燥湿；木香、草豆蔻、枳实、厚朴行气；玄胡行气止痛；泽泻利水渗湿，诸药合用，起到温阳散寒，利水渗湿，行气止痛之功。

案 18 寒热错杂案

客秋脘痛，心中愦愦莫能自主，服黄连二剂稍好。现在大痛不止，痛时胸次气郁如焚，贯膈冲咽，痰塞咽喉，咯咽不去，午后尤甚。头眩形神不振，饮食少进，脉来弦数，五志不伸，肝火犯中，土为木侮，以苦泄辛开法调之。左金戊己本好，先以泻心法，服后再议。

川连　黄芩　半夏　甘草　炮姜　人参　大枣

【赏析】

本案中患者曾发作胃脘疼痛、心悸，服用清热疏肝药物，症状有所缓解。现今疼痛不止，且伴胸部气郁如焚，痰塞咽喉不去，头晕，纳差，脉弦数，此一派肝火蔓延之象。究其病机，此案除胃中有寒外，还兼有肝火上炎，致使土为木侮，寒热错杂，中焦气机升降失司，不通则痛。治疗时必当恢复其气机升降，以苦泄辛开之法进行治疗。王氏以《伤寒论》之半夏泻心汤加减化裁，处方中黄连、黄芩清泻肝火；半夏降逆祛痰；炮姜散胃中之寒；人参、甘草、大枣益气健脾，诸药用，辛开苦降，寒温并用，以求恢复中焦气机升降，通则不痛，胃脘痛可自解矣。

案 19 胃寒积饮案

年甫廿三，胃痛八载，呕吐吞酸，脉象沉潜无力。中阳不健，胃寒积饮，拟苓桂术甘汤加味。

茯苓　冬术　桂枝　白蔻　半夏　姜

【赏析】

本案中患者23岁，却有胃痛病史8年，此病迁延难愈。从患者呕吐吞酸，脉象沉潜无力的临床表现，以及所用处方可知，此属于寒饮犯胃，中阳不振，因寒邪内客于胃，或过服寒凉致使气机凝滞，胃气不和，收引作痛。如《素问·举痛论》曰："寒气客手肠胃之间，膜原之下，血不得散，小络急引，故痛。"这里王氏选用《伤寒论》之苓桂术甘汤加味治疗，方中茯苓、白术燥湿健脾；白蔻仁温中化湿；桂枝温通经脉，散寒止痛；半夏、生姜降逆止呕，诸药合用，共奏温阳化饮，降逆止呕，散寒止痛之功。

案 20　当脐作痛案

当脐作痛，痛时作呕作胀，已历多年。肾火不足，积寒为患。每朝服金匮肾气丸。

【赏析】

本案中患者脐周疼痛，作胀，呕吐，迁延难愈。究其病因，王氏指出属于肾阳亏虚，积寒为患。除腹痛外，还可以表现出腰膝酸软，畏寒肢冷，小便清长等症状。王氏选用了金匮肾气丸进行治疗，意图少火生气，从而培补肾阳。方中桂枝、附子扶助少火、温暖脾土；茯苓、泽泻利水渗湿；地黄滋肾阴；山萸肉、山药滋补肝脾；丹皮活血清热，补中寓泻。朝时是阳气升发之时，借其生发之气行药势，增强温阳的功效。

案 21　食积夹寒案

积食停寒，脘痛如刺，上焦不行，下脘不通，俗名心痛，
吐之则愈。《经》云：在高者，引而越之。病在胸膈之上为高，越之为吐。拟二陈汤加莱菔子，探吐。

【赏析】

本案中患者食积挟寒，停聚中焦，以致上焦不行，下脘不通，中焦胃脘疼痛如针刺状。因胃脘正在心下，故原文中又称为"心痛"，但是这里的心痛与常规的胸痹心痛又有不同，病位在胃而不在心。王氏引用《内经》之"在高者，引而越之"，提示本案应使用涌吐之法，因势利导进行治疗，方用二陈汤加莱菔子探吐，取其消食化痰和胃之功也。吐后有形之邪即去，气机恢复。此病多为暴食寒凉导致，正气尚实，不为久用之法。今时临床中涌吐法虽已不多见，但本案用方及临证思路，仍值得学习。

案 22　火郁上焦案

胸次胀痛如锥，心烦消渴饮冷，热郁上焦，宜先清降。

二陈汤加黄芩、山栀。

【赏析】

本案中患者胸部胀满疼痛如锥刺，心中烦热，渴喜冷饮，一派心火上炎，郁于上焦，不得布达之貌。究其治法，不外乎清上焦热邪，降上逆之心火，王氏选用二陈汤加黄芩、栀子治疗，方中黄芩、栀子清热燥湿、泻火除烦；陈皮、半夏降逆止呕；茯苓燥湿健脾；甘草和胃调中，全方共奏泻火除烦，降逆止呕之功。当上焦热邪祛除，心痛必自行缓解，是故方中并未使用止痛药物，却仍有止痛之功。

案 23　火郁下焦案

脉滑数，小腹痛如针刺，大便坚，溲混赤，火郁下焦。法宜清利。

赤苓　猪苓　泽泻　车前　滑石　木通　白术　甘草　山栀

【赏析】

本案中患者少腹疼痛，且伴大便坚硬难解，小便浑浊，尿色赤，加上脉象滑数，一派火郁下焦之貌。这些症状表现同上一案中心火郁于上焦形成了鲜明的对比。究其治法，正如《内经》所言："其下者，引而竭之，"当以清热利尿通淋为要，本案中王氏选用了《伤寒论》之猪苓汤进行治疗，处方中茯苓、猪苓、泽泻利水渗湿；车前子、滑石、木通利尿通淋；白术燥湿健脾；栀子清热燥湿、泻火除烦；甘草调中，诸药合用，共奏清热泻火、利水通淋之功。当下焦郁热得以从小便祛除，则腹痛必自行缓解，是故方中并未使用止痛药物。

案 24　痰郁中焦案

脉滑数，脘痛横连胁肋，昼轻夜重。此为痰郁，宜苦泄之。第经日不食，气馁于中，不胜涌吐，暂以失笑散加味。

五灵脂　蒲黄　没药

无灰酒一杯煎服。

【赏析】

本案中患者胃脘疼痛，延及胁肋，脉象滑数，昼轻夜重，从症状表现分析，此为痰郁中焦，不通则痛，治疗宜用涌吐之法，如《内经》曰"在高者，引而越之"，但本案中患者已经数日不食，脾胃亏虚，恐不能耐受攻伐涌吐之剂，只能是"急则治其标"，暂时以失笑散加味治疗腹痛，待痛止后再做打算。方中蒲黄、五灵脂、没药皆为活血止痛之品，之所以选用无灰酒，盖因古人喜在酒内加石灰以防酒酸，但有聚痰之弊，本案病机在于痰郁中焦，岂能用之？所以选用无灰酒，取其温散通经，以助失笑散之药力，诸药合用，起到活血化瘀止痛之功。

案 25　胃阳郁闭案

症延二载，曾以盛寒之令，手浸水中，因而心痛，已而复作，日以益甚。四肢者，诸阳之本，足阳明胃亦主四肢，冬时阳气在内，胃中烦热，为寒所束，化机失职，而精华津液，不归正化，互结于中，是以痛无休止。法当理气为先。

乌药　沉香　木香　人参　冬术　陈皮　炮姜　藿香

为水蜜丸。

【赏析】

本案中患者曾经在寒冬季节，手浸水中，因而引起心痛，迁延两年未愈，反复发作且日以益甚。王氏分析其病机，此乃寒冷季节，四肢接触寒凉，导致阳气郁闭，不能通达四肢，甚则郁而化火，聚于中上焦，故而心痛。究其治疗，当以理气为先，处方中乌药、沉香、木香、陈皮、藿香皆有理气之功；加用人参、冬术益气健脾；炮姜通阳散寒，诸药合用，可使阳气布达四肢，阳郁得散，则心痛可自行缓解，而无须使用止痛之品。

案 26　霍乱腹痛案

水湿之气，直犯阳明，饮食之滞，停留中脘。邪滞搏结于中，势不两立，是以心腹撑痛，欲吐不吐，欲利不利，挥霍撩乱，莫能自主。乃干霍乱之危症。先以淡盐汤探吐，后服金不换正气散。

广皮　苍术　川朴　甘草　藿香　半夏　槟榔　草果

【赏析】

本案中系干霍乱之危症，王氏开篇指出，此系水湿之气，直犯阳明，又兼饮食之滞，停留中脘。两者相搏于中焦，引起心腹胀痛，欲吐不能吐，欲泻不能泻，挥霍撩乱，莫能自主。究其治疗，首先"急则治其标"，以淡盐汤探吐祛除上焦相搏之邪实，再选用金不换正气散进行治疗，方中陈皮、苍术、藿香、半夏、槟榔、草果皆有化湿之功，配伍厚朴行气除满；甘草调中，诸药合用共奏行气化湿之功。

案 27　热入血室案

脉来洪数而弦，少腹痛连胸背，虚烦自汗，食入作吐，溲赤不利，便黄有沫。《内经》"痛论"十三条，寒居十一，惟二便不爽属热。今上则呕吐不安，下则二便不利，此二阳之火，蕴结不开，值经血适来，血为热所搏结，厥阴脉络愈壅，诸逆冲上，皆属于火，故食不得入。诸汗属阳明，心烦由血热。法当清理肠胃之火，直行下焦瘀血。

茯苓　泽泻　猪苓　山栀　枳壳　车前　青皮　当归

昨投药后，诸症轻减。惟少腹胀痛不舒，夜来无寐，水不制火，阳跷脉盛，阴不上承，心阳独旺，血为热所搏结不行，经水适来，热入血室。议壮水补阴为急，行血遂瘀为缓。

生地黄汤去萸肉，加当归、白芍、半夏、黄米，甘澜水煎。

血积下焦，少腹胀痛拒按，时觉上攻胸背，食饮少思，自汗心烦不寐，二便不利，症属有余。然久恙二气俱亏，不胜攻伐，先进扶正之剂，二气渐振，症势渐解，今渐进行瘀之剂。

当归　牛膝　生楂　香附　红花　桃仁　木香　青皮

少腹胀痛拒按，上攻胸背，便黑不爽，溲赤而浑，血蓄下焦已著。昨进通瘀之剂，胀痛反甚，非药不对症，乃药浅病深。况痛久正气已虚，无能斡旋药力，正治之法从缓，暂以养阴宣络主之。

当归　牛膝　茯苓　泽泻　没药　乳香　青陈皮

瘀停少腹，胀痛不舒，火在二阳，自汗不寐，血为热搏，滞涩难行，呕吐心嘈，二便不爽，症延日久，二气交亏。屡进补正通瘀之剂，症势退而复进，瘀血行而又止。盖血为热搏，干涩于中，有非气复津回，不能融化之势。今拟清轻之品，以彻二阳之火，俾胃肠清和，再议行瘀可也。

生地黄汤去萸肉、山药，加车前、牛膝、山栀、当归。

两进清轻撤火之剂，诸恙俱减。少腹胀痛，然心下反觉不快，按之则痛，时呕痰涎。恙久脾胃两亏，转输失职，不能运化精微，以致中官不快。脾伤不能为胃行其津液，瘀结成痰作呕，胃虚不能斡其药力，流畅诸经，停瘀不散作痛。欲培脾胃，守补之剂非宜，欲散停瘀，胃弱攻剂不胜。暂以通彻阳明主之。

熟地　孩儿参　茯苓　甘草　枣仁　半夏　白归身　远志

【赏析】

此案中女患者适逢经期诸症发作，王氏据《内经》"痛论"之说，从患者二便不利分析，此属热证。究其证据，一则脉来洪数；二则小便黄赤；三则虚烦自汗，又符合经典之说，判断属于热入血室之证，血为热所搏结，故出现痛连胸背、呕吐等症状。法当清火泄热，处方中栀子清火除烦；泽泻、猪苓、车前子清热利尿；当归活血止痛；茯苓利水渗湿；青皮行气，全方共奏清火泄热之功。

次日二诊时，诸症有所缓解，但少腹胀痛，失眠。王氏分析此为血热搏结，热势较重，故少腹胀痛。此外心肾不交，肾水不能上承抑制心火，心火上炎，热扰心神故难以入眠。究其治法，因正气亏虚较为明显，当先扶正，再谈祛邪，正所谓"壮水之主，以制阳光"，先以滋补阴液为先，使用生地黄汤加减治疗。

三诊时，经前方治疗后阴液得以滋补，症势渐解。因正气亏虚已经有所缓解，可以使用祛邪之剂，拟加入活血化瘀药物，处方中当归、牛膝、红花、桃仁、生楂皆可活血化瘀；香附、木香、青皮则行气，以助活血药物之力，全方共奏活血化瘀，行气止痛之功。

四诊时，患者诉服用前方，症状不减反增，出现少腹胀痛延及胸背，黑便，尿赤等症。王氏分析，此恐患者正气亏虚久矣，虽上几诊已进补益之剂，但是病重药轻，患者尚不能耐受前方以攻伐为主的药物，考虑目前状况，只能正治之法从缓，即在滋阴的同时，使用活血之力较弱的药物，处方中没药、乳香活血止痛；当归、牛膝活血化瘀；茯苓燥湿健脾；泽泻利水渗湿；青皮、陈皮行气，诸药合用，起到活血化瘀，利水渗湿之效。

五诊时，王氏审视前面诸诊，虽屡进扶正通瘀之剂，但病情反复难愈，瘀血行而又止。究其原因，实因未抓住本病的关键病机，盖血为热搏，不去清热，以药物强行化瘀，实难获效。故心有定见，继续以清轻之品泻火除烦，再使用活血化瘀药物治疗。处方中药物类似于首诊，兹不赘述。

六诊时，因抓住了关键病机，两进泻火除烦之剂，诸症明显缓解。正当拟用化瘀药物之时，又出现了胃脘痛、呕吐痰涎等症状，分析病机，此乃迁延日久，疾病传变于脾胃，不能运化精微，脾伤不能为胃行其津液，蕴结成痰而作呕；胃虚不能耐受攻伐之剂，瘀血内停而疼痛。此时脾胃亏虚，难以耐受，自然不宜使用活血化瘀等攻伐力量强的方剂，一味进补益之剂，又恐有留邪留瘀之弊，是故王氏扶正祛邪同用，以通彻阳明为主，处方中太子参、茯苓、甘草益气健脾和胃；熟地滋阴；半夏燥湿祛痰；当归活血止痛；远志、酸枣仁养心安神，全方共奏健脾和胃、祛痰止痛之功。

案28　木乘土位案

木乘土位，转化失常，清阳不升，浊阴不降，升降失司，否而不泰。脘痛如刺，呕吐痰涎，不思食物，脉来软数，已历多年，正气已亏，殊难奏效。拟补气法加补正品。

太子参　冬术　炙草　青皮　橘红　当归　白芍　草豆蔻　木香　沉香　枣仁　远志

蜜水泛丸，朝、晚服三钱。

【赏析】

此案中患者因病情迁延多年，肝郁犯脾，木乘土位，致使脾胃运化失常，升降失司，清阳不升，浊阴不降。临床表现为胃脘疼痛，性质如针刺，呕吐痰涎，纳食差。王氏分析，患者正气亏虚久矣，此时妄用攻法，恐患者难以耐受，遂扶正以培补脾胃为先，处方中太子参、白术、甘草益气健脾；远志、酸枣仁养心安神；青皮、陈皮、木香、沉香、草豆蔻行气止痛；当归活血止痛；白芍缓急止痛，全方共奏健脾和胃，行气止痛之功。

案29　血蓄下焦案

阴虚于下，肾不养肝，木乘土位，健运失常，不能营运精微，二气源流不畅，痛则不通，是以痛呕不能纳谷。延今四载有余，春末夏初举发。今年发生在冬时，脘痛如刺，呕吐不食，呻吟不绝，几致汗脱，延绵四十余日，服药痛呕虽平，饮食难进，脉仍未起，虑其未复。以丸代煎，徐徐培养。

熟地　当归　洋参　肉桂　山药　萸肉　白芍　木香　枣仁　半夏　远志　橘红　茯苓

蜜水泛丸。

【赏析】

此案同上一案类似，亦是久病迁延，正气亏虚，不能耐受攻伐之剂，考虑实际病情，只可"徐徐培养"。究其病机，以肾阴不足为始，肾阴亏虚，则水不涵木，肝木受损，则木乘土位，致使脾胃运化功能失常，不能营运精微，胃络失养，不通则痛，出现腹痛、呕吐等症。今冬时，已经进服药物治疗，症状有所缓解，呕吐、腹痛消失，但是纳食、脉象仍未恢复。此时不可掉以轻心，正气实未恢复，疾病有反复可能，应当培补脾胃、心肾，以巩固疗效。处方中西洋参、茯苓益气健脾；熟地、肉桂、山药、山茱萸滋补肾阴；远志、酸枣仁养心安神；当归活血止痛；白芍缓急止痛；木香、陈皮行气健脾，诸药合用，起到培补脾胃，补肾养心之功，以蜜水泛丸加强其补益效果。

胁　痛

案 1　肝郁胁痛案

胁痛本属肝胆，二经之脉，皆循胁肋。素本忧劳，忧伤肺志，劳动心阳，心肺伤而肝郁。法当宣补，未可以东方气实，宜疏散治。

洋参　茯苓　冬术　当归　远志　木香　陈皮　炙草　姜　枣

【赏析】

此案开篇王氏便明确提出胁痛的病位及病因。病位上，本病以胁肋部疼痛，可发生在一侧或两侧为其中心征候。病因上，胁痛主要责之于肝胆。因为肝位居于胁下，其经脉布于两胁，又胆附于肝，与肝呈表里关系，其脉亦循于肝。肝为刚脏，主疏泄，性喜条达；主藏血，体阴而用阳。若肝疏泄不及，肝郁气滞，脾运阻滞，湿自内生；或气郁日久，气滞及血，瘀血停积；或肝肾亏损，血不荣络等，均可导致胁痛。

本案中患者素体正气亏虚，忧劳日久，一方面肺在志为悲，忧伤过度自易伤肺，进而影响到肝；另一方面劳烦过度则损伤心阳，子病及母，也使肝木受损。致使肝疏泄不及，肝郁气滞，出现胁部疼痛的表现，故治病求本，当先治疗心脾，方中西洋参、茯苓、白术、甘草益气健脾；远志养心安神；当归活血止痛；木香理气止痛；陈皮理气健脾；姜、枣、草调和诸药，全方共奏补益心脾、行气止痛之功。全方未用多少治肝药物，却用于治疗胁痛，其中用意，值得读者反复推敲。

案 2　气滞胁痛案

肝胆气滞不舒，胁肋痛如锥刺。宜济川推气饮。

肉桂　姜黄　枳壳　甘草　姜　枣

【赏析】

本案中明确提出患者的病机属于肝胆气滞，一般说来，气滞多致胀痛窜痛；瘀血多致刺痛较剧。但是后文明确患者胁肋部刺痛难耐，说明临床上症状变化多端，还需要仔细分析，辨证论治，不可但见刺痛者就一概而论为瘀血证。王氏在这里选用《重订严氏济生方》中的推气饮进行治疗，方中肉桂温通经脉、散寒止痛；姜黄行气活血，通经止痛；枳壳破气除痞；另加姜、枣、草调和诸药，诸药合用，共奏行气止痛之功。

案3　木乘土位案

抑郁伤肝，木乘土位，木性条达，不扬则抑，土德敦厚，不运则壅。气道不宣，中脘不快，两胁作痛。

香附　陈皮　半夏　甘草　姜　枣

【赏析】

本案中王氏指出了胁痛中的脏腑传变规律。胁痛虽主要责之于肝胆，但与心、脾、肺也有相关。如本案中患者因情志失调，造成肝郁气滞，肝喜条达，此时被抑，结果木郁土壅，传病于脾，造成脾失健运。正如《金匮要略》中所言，"夫治未病者，见肝之病，知肝传脾，当先实脾"。临床表现出胁肋部疼痛，且伴有中焦胃脘不适，若及时治疗，则可截断病情发展，王氏这里处方以疏肝行气为主，方中香附疏肝解郁、行气止痛；陈皮行气祛痰；半夏行气消痞；另加姜、枣、草调和诸药，诸药合用，共奏疏肝解郁、行气止痛之功。

案4　暴怒伤肝案

暴怒伤肝，木火载血妄行清窍，胁肋胀痛，烦热脉洪。宜先泻东方之实，兼助中央之土，以杜传脾之患。

当归　青皮　陈皮　茯苓　白术　白芍　丹皮　山栀　泽泻　象贝

【赏析】

本案中介绍了因精神亢奋，暴怒气逆，肝疏泄太过导致肝脉不畅，气机失和而产生的胁痛。这同上一案中，因为情志抑郁，导致肝疏泄不及，气机郁结而产生的胁痛形成了鲜明的对比。正如《杂病源流犀烛·肝病源流》所说："气郁，由大怒气逆，或谋虑不决，皆令肝火动甚，以致联胁肋痛，"本案中患者因暴怒伤肝，气机失调，而出现了胁肋部胀痛，且肝火还上犯清窍，故而出现心烦、发热、脉洪大等症状，因此治疗时需要行气疏肝，清泻肝火。此外，考虑到肝病容易传变到脾，故而需要"先安未受邪之地"，加用一些健脾药物。处方中，丹皮、山栀可以清泻肝火；白芍柔肝止痛；当归调经止痛；青皮疏肝理气；泽泻、浙贝泄热；茯苓、白术益气健脾；陈皮理气健脾，全方共奏疏肝理气、泄热止痛、健脾之功。

案5　食积致痛案

胁痛多年，屡发不已，延今益甚，寒热、攻补、调气、养血等剂，遍尝无效。第痛时有。乃食积之征也。

暂以丹溪保和丸主治。保和丸，每朝、晚服三钱。

【赏析】

本案带有鉴别诊断的性质。胁痛多责之于肝胆，临床上尚需同其他疾病鉴别，如胃脘痛就易与胁痛混淆。因为两病证中皆可有肝郁的病机。但胃脘痛病位在胃脘，兼有嗳气频作、吞酸嘈杂等胃失和降的症状。而胁痛病位在胁肋部，伴有目眩、口苦等少阳经的症状，两者有别。本案中患者胁痛多年，遍尝寒热、攻补、调气、养血等剂，疗效不彰，说明药不对证。经王氏诊察之后，发现为胃中食积所致，由此推断患者还应该存在纳食较少、嗳气、吞酸嘈杂等表现，其治必先消食和胃，王氏选用简便的保和丸进行治疗，以消食健胃，俟食积症状缓解后，再观察胁痛的表现是否产生变化，以开展下一步的治疗。

案6　肝火犯胃案

肝火内郁，胁痛二便不爽。

川连　吴萸　山栀　青黛　当归　芦荟　木香　龙胆草

【赏析】

本案开篇明确提出病机在于肝火内郁，肝郁导致气滞，气滞及血，瘀血停积，则出现胁痛。此外，肝病传脾，损伤脾胃功能，又出现二便不爽，可能还出现了嗳腐吞酸等肝火犯胃的症状。治疗时当以清肝泻火为先，方中龙胆草、栀子、芦荟、栀子、青黛清肝泄火；木香理气止痛；当归养血清热益肝；黄连、吴茱萸则组成左金丸，专治肝火犯胃之证，全方共奏清肝泻火、和胃止痛之功。

案7　肝肾亏虚案

肝藏诸经之血，肾司五内之精。缘少年嗜欲无度，损伤肝肾，精血两亏。精虚不能化气，血虚无以涵肝。气血犹泉流也，虚则不能流畅，凝滞不通，不致胸胁作痛，延绵不止，虚痛奚疑。祛当培补气血，治其致病之本，不可泛服行气通经之品。

熟地　当归　肉桂　杜仲　牛膝　枸杞　甘草

【赏析】

本案中患者因劳欲过度，引起肝肾亏虚，精血亏耗，由于水不涵木，肝阴不足，络脉失养，致使"不荣则痛"。《金匮·胁痛统论》曾对此明确指出："肝虚者，肝阴虚也，阴虚则脉细急，肝之脉贯膈布胁肋，阴血燥则经脉失养而痛。"同前述几案之实证不同，本案系因肝肾亏虚，络脉失养而致病，说明胁痛亦有虚证，往往病程长、来势缓，临床表现以疼痛隐隐，久久不解而喜按，脉虚无力为主，自当仔细鉴别。处方中熟地、当归补血养肝；肉桂、杜仲、枸杞补肾；牛膝补肝肾，强筋骨；甘草调中，诸药合用，共奏补益肝肾、养血止痛之功。

案8　心脾两虚案

肝胆之脉，循乎胁肋。忧思过度，致伤心脾，气血不能流贯，致令厥、少二经不利，心脉亦循胸出胁。脾伤故木不安，是以胁肋隐痛。宜先培补心脾，治其致病之源。

洋参　冬术　熟地　炙草　柏子仁　茯苓　当归　远志　木香　酸枣仁

【赏析】

本案开篇再次明确胁痛的病位在胁肋部，病因责之于肝胆。但临床复杂多变，脏腑之间传变相关，故治疗时又不能完全拘泥于肝胆，否则有自缚手脚之嫌。本案中患者因忧思过度，导致心脾损伤，厥、少二经不利，一方面手少阴心经亦循胸出胁，可以影响胁肋；另一方面脾土受损，母病及子，亦可传病于肝木，是故心脾两伤，却引起了胁肋部疼痛。病机既如此，治病求其本，自当补益心脾为先。方中西洋参、白术、茯苓、甘草益气健脾；柏子仁、远志、酸枣仁养心安神；木香理气止痛；熟地、当归养血止痛，诸药合用，共奏补益心脾、理气止痛之功。

腰 痛

案 1　空痛病骨案

腰者，肾之府。腰间空痛，按之稍缓，能直不能曲，病在骨也。

熟地　洋参　鹿角　杜仲　胡桃　龟胶　当身　青盐　补骨脂　自然铜
茯苓　羊肾

【赏析】

腰为肾之府，乃肾之精气所溉之域，腰痛与肾关系密切。肾主骨生髓，肾精充足，髓化生有源，骨质方能得养。肾精亏虚，无以濡养筋脉，故而腰间空痛喜按；骨髓伤败，故见腰部屈伸不利，此乃骨痹之证。本案患者证属肾虚髓亏，治宜补益肝肾，强筋健骨。方用青娥丸加味。方中熟地、杜仲、胡桃、当归身等补肝肾，强腰膝，壮筋骨；鹿角、龟胶、羊肾等血肉有情之品峻补阴阳，滋养肾阴，洋参补气生精以助滋阴壮阳，自然铜接骨止痛，茯苓补肾健脾，再加青盐以味咸入肾，使药力达肾，增强疗效。

案 2　精伤邪乘

腰为肾府，痛属肾虚。肾与膀胱相表里。太阳挟脊抵腰，督带、冲、任，皆会于此。素沉酒色，肾阴本亏，恬不知养，戕伤血脉，时有痛作，屡发不瘳。展转沉涸，岁月弥深。行立不支，卧息稍缓。暴痛为实，久病为虚。在经属府，在脏属肾。每晚服青娥丸三钱。

当归　洋参　苁蓉　鹿角　杜仲　补骨脂　巴戟天　淡秋石

【赏析】

肾与膀胱相表里，足太阳膀胱经过之，此外，任、督、冲、带诸脉，亦布其间，故腰痛与肾及诸经脉相关。本案患者平素房事不节，耗伤肾阴，腰府失养，若起居不慎，不避风寒，诸邪常因肾虚而乘客，内外二因相互影响，痹阻血脉，发为腰痛。久病不愈，正气已虚，当予补肾固本。《青娥丸》出自《太平惠民和剂局方》，主治肾虚为风寒湿邪所伤，或坠堕损伤所致腰痛。每晚服之可壮筋骨、通血脉。方中鹿角通督脉而助阳，且益精补血；苁蓉、巴戟天、补骨脂、杜仲等温阳补肾，强壮腰脊，再掺入淡秋石滋阴退热，洋参补脾益气，当归养血补肝，与补肾之品相合，共补精血。本方温肾壮阳，滋补精血，正合"急则治其标，缓则治其本"之意。

案 3 肾胃两亏

腰乃身之大关节也。腰痛屡发不瘳，痛则伤胃。肾乃胃之开关。关津不利，皆缘肾胃两亏，气血源流不畅。目得血而能视，足得血而能步。血失其营养，以故头倾视深，步履欹斜，服健步、虎潜等丸寡效，胃气不能敷布也。拟六味二妙，肾胃兼治，以渐图功。高年慎防倾跌。

六味加黄柏、苍术、蜜。

【赏析】

《素问·水热穴论》："肾者，胃之关也，关门不利，故聚水而从其类也。"肾为至阴之脏，主水，司开阖，水从胃入，而从肾出，故为胃关。胃主受纳水谷，肾主气化水液，胃之水液由肾之气化而转输膀胱，排出体外。肾气虚衰，失于化气行水，关隘失守，水聚于内，水气聚而上攻于胃，致胃气失和；另一方面，肾为水火之脏，职司封藏，肾中真水上承，可滋养胃中津气，促进胃之和降。腰痛屡发，责之于肾精亏虚。肾胃两亏，肾气化蒸腾不利，胃"游溢精气"不得，以致津液输布失常，无法滋养血脉。"血主濡之"，血失其营养，四肢、官窍、筋骨、关节不得荣润，因而可见头倾视深，步履欹斜等证。胃气不能敷布，则服前方未见效。治当以肾胃兼治，方用六味地黄丸合二妙散，六味滋补肾阴，兼以补肝脾，补其不足以治本，黄柏、苍术清热燥湿，蜜甘温健脾。

七 疝

案1 冲任皆虚案

《经》以任脉为病，男子内结七疝。冲任同源，为十二经脉之海，起于肾下，出于气街，并足阳明经，夹脐上行至胸中而散。症因思虑烦劳，损伤中气，亏及奇经。任虚则失其担任之职。冲虚则血少不能荣筋。肝主一身之筋，与肾同归一体，前阴为宗筋之会，会与气街，故睾丸下坠，不知痛痒，名曰癩疝。前哲治法颇多，效者甚鲜，暂从中治。

补阴益气去黄芪，加熟地、山药、茯苓、半夏、川芎、炼蜜为丸。

【赏析】

癩疝，七疝之一，是指少腹不痛，阴囊肿硬重坠，如升如斗，麻木不仁的一类男科疾患。《素问·骨空论》云："任脉为病，男子内结七疝，女子带下瘕聚"，是因任脉起于中极之下，循腹中线而上行。冲脉者，十二经脉之海，与阳明合于宗筋，会于气街。阳明经病变，势必累及冲任二脉。脾胃虚弱，气血生化乏源，任为阴脉之海，任脉虚而对阴经气血调节失司；冲为血海，冲脉虚而对宗筋濡养不力。脾气主升，能升发清阳，举托脏器，患者平素忧思过度，损伤脾气，脾气虚衰，清阳下陷，睾丸失于举托而下坠，发为癩疝。足厥阴肝经络阴器，在腹部与冲任二脉相通。本案之证责之于中虚，法当益气升陷，养阴合营。方用补阴益气煎加减，方中人参、白术、茯苓、炙甘草、山药等补脾益气，升麻、柴胡升阳举陷，提升下陷之中气，血为气之母，气虚日久，营血亦亏，用熟地、当归、川芎养血和营。炼蜜为丸，徐图功效。

案2 任虚水亏案

二天不振，八脉有亏，任脉不足，睾丸下坠。偏于左者，肝也。肾气通于耳，水不济火则耳鸣，火炽阴消则精泄。脉来虚数少神，脾肾双补为主。

大熟地八两　东洋参三两　远志肉一两五钱　煨木香八钱　山茱萸四两　归身三两　酸枣仁三两　福橘皮二两　怀山药四两　炙甘草八钱　云茯苓三两

蜜丸

【赏析】

肾为先天之本，受五脏六腑之精而藏之，具有营养脏腑组织的作用。脾为后天之本，主运化，化生气血，充养肾精，脾气散精，脏腑经络、四肢百骸得以濡养。现患者脾肾两亏，任脉失养，乃病疝气。肾开窍于耳，《灵枢·脉度》中言："肾气通于耳，肾和则耳能闻五音矣。"肾精亏虚，髓海不足，耳失濡养，则见耳鸣；肾水亏虚，相火旺盛，扰动精室，精关不固，可致遗泄；脉象虚数少神，是气阴亏虚之候。治宜补脾益肾，方中以熟地、山药、山茱萸补肾填精，东洋参扶正祛邪，炙甘草、茯苓补气健脾，当归养血，酸枣仁、远志安神益阴，木香、橘皮理气。

案3　气血湿郁案

冲为血海，任司胞胎，下肝肾，上隶阳明。气血凝结，湿气郁之。服药以来，热势足咸，癥瘕未消，扶正气徐徐消化。

归尾　山栀　牛膝　糖楂　延胡　杏仁　茯苓　陈皮　茜根　苏木　千里马

【赏析】

《素问·骨空论》有云：任脉发生病变，在男子则为七疝，在女子则为带下瘕聚。瘕聚，相当于女子之疝，是指妇人下腹有结块，或胀，或满，或痛的一类病证。任主胞胎，起于胞中，行于腹里，为"诸阴之海"，冲脉亦起于胞中，称为血海，冲任气血不足，功能失调是癥瘕发生的根本原因。气为血帅，气行则血行，气滞则血瘀，加之湿邪入里化热，煎熬血液，共同导致腹中之瘀血集结成块。服药后，病势稍缓，此时不宜过行攻伐，效仿张元素"养正积自除"之意，扶助正气，令余积不攻自走。方中归尾、牛膝滋补肝肾，糖楂、延胡以化宿瘀，山栀、茯苓、茜根、苏木、千里马等清热燥湿，杏仁、陈皮加强理气之功。

案4　坎离不济案

心之所藏者神，肾之所藏者精。精神生于坎府，运用出于离宫。心肾两亏，小腹小块，按之不痛不移，气往上冲，每朝溏泄，精神散乱，无梦而遗。清阳在下，则生飧泄，阴不敛阳，坎离不济，火升不降，当先治心脾。冀水火有济，清升浊降，饮食如常，乃为妙也。每朝服资生丸，以助坤顺，午后服济生肾气，以法乾健。

归脾汤去黄芪，加神曲。

【赏析】

本案患者属心肾不交，兼有脾虚。心阳不振，不能下达温暖肾水，以致下焦虚寒，腹有积块，肝肾经脉失养，寒水之气循经上冲；心为五脏六腑之大主，喜怒忧思悲恐惊皆动于心，肾藏精，精生髓，髓养脑。肾精不足，无力上奉以安神；心阳受扰，不能下温以定志，故而精神散乱；真水亏虚，相火旺盛，搅动精室，则见遗精；《内经》云："清气在下，则生飧泄"，脾胃虚弱，清阳不升，水谷精微失于运化，不升必降，从下而出，可见泄泻；同时心肾交通，亦有赖脾胃气机升降的转枢及运化水谷精微的供养，若使水火互济，必不忘补脾。方用归脾汤益气补血，健脾养心，去黄芪升提之力，使气机升降有常，加神曲健脾消食合胃，朝服资生丸健脾开胃，午后服济生肾气温肾化气，心脾肾三脏并治。

案5　单腹癥瘕案

少腹左右有块，腹大膨胀，形削食少，乃单腹之胀。客秋产后，气血凝结，癥瘕为患。肝脾为病，病延已久，其势已深。

四制香附　青皮　肉桂　莪术　冬术　川芎　糖楂　归身桃仁　冬瓜子

【赏析】

足厥阴肝经之循行环阴器，抵少腹，络属疝病的发病部位。肝失疏泄，气机不畅，则致肝经所过部位胀满疼痛，脾虚运化失司，则见形削食少。妇人产后恶露未净，凝结于冲任之中，新血又日凝滞其上以附益之，遂渐积而为癥瘕。"结者散之""留者攻之"，此案有形结块为患，病久势深，非攻不足以去之，病在肝脾，当攻补兼施，力求克敌。方中香附、青皮、糖楂理气行滞，川芎、桃仁、莪术活血化瘀，肉桂温中散寒止痛，为防攻邪太过，损伤正气，用归身以养血和血。

案6　经络不通案

暴病在经，久病入络。通则不痛，非通利也，乃和利也。

乌药　干葛　甘草　当归　白芍　肉桂　陈皮

【赏析】

疾病初期，病位在经；久病不愈，病位在络。此乃"经属阳，络属阴""经主气，络主血"故也。在经之病常属于骤然发病，局部疼痛剧烈，在络之病常为慢性期，病情较为稳定。疝病后期，病势延绵，病邪由经转络，由气分转血分。气病及血，而致气滞血瘀，不通则痛。然此时病在血分，邪盛正虚，不任攻伐，通利太过，惟恐正气伤而不能运化，而邪反固矣，故当行气血而营阴阳，濡筋骨利关节。方中用乌药行气散寒止痛，牡蛎、当归、白芍养阴和营，肉桂温阳散寒，温通经脉，葛根入脾胃二经，鼓舞脾气之升清，陈皮健脾理气。

案7　久病脾陷案

疝气九年，大如鸡卵，常发不已，发则胀大，不耐饥寒劳碌。

补中益气加金铃子、橘核、枸杞、姜、枣。

丸方：金铃子　杞子　橘核　防风　青陈皮　赤芍　肉桂　茯苓　泽泻　海藻　猪苓　红糖为丸

【赏析】

患者疝积日久，肿块增大坠胀不适，易受饮食劳倦、寒邪进犯所累。本案以补中益气汤加味治疗，以方测证，患者证属脾虚气陷。脾失健运，筋肉失养，中气下陷以致筋脉弛纵，肝脉气滞。方中黄芪补中益气、升阳固表；人参、白术、甘草、姜、枣甘温益气，补益脾胃；陈皮调理气机，当归、枸杞、补血和营；升麻、柴胡协同参、芪升举清阳。诸药相伍既奏补气健脾之功，使后天生化有源，脾胃气虚诸证自复其位；又添升提中气之效，使中焦升降之功能得复，令睾丸坠胀自可痊愈。再添金铃子、橘核暖肝散寒，行气止痛。患者病久不愈，服丸方取"丸者缓也"之意，徐图功效。

案8　肝脾肾虚案

疝气三载，脉弦兼滑。《经》以任脉为病，内结七疝，大如鸡卵，囊大如瓜，满腹攻痛，劳则胀大作坠，肝肾不足，中气亦虚。劳者温之，损者益之。

补中益气合六味加延胡、荔枝核、橘核、金铃子。

【赏析】

疝之为病，病位多在肝肾二经，疝气为病，或结于少腹，或结于睾丸，或结于睾丸之上下两旁，多为肝肾二脉循行之所。肝血不足，肾阴亏虚，肝肾经脉失养，气机不利，则见腹痛；肝肾不足，脾气虚衰，中气下陷，睾丸失托而下坠，发为疝证。脉象弦滑乃肝经气机阻滞之兆。此案证属肝肾亏虚兼脾虚气陷。《素问·至真要大论》云:"寒者热之,热者寒之,微者逆之,甚者从之,坚者削之,客者除之,劳者温之,结者散之,留者攻之。"应以肝肾为本,培补肝肾,益气升提。方用补中益气合六味化裁,六味立肝脾肾三阴并补之效,补中益气汤奏升阳举陷之功,佐以延胡、荔枝核、橘核、金铃子活血化瘀,行气通滞。

痿 躄

案1 肺热叶焦案

久嗽不已，脉弱形癯，两足环跳穴按之则痛，不能步履。《经》曰：肺热叶焦，则生痿躄。肺为华盖，司气化而主皮毛，譬如天之雨露不施，则万物不生，树之剥肤亡液，则枝叶必槁也。若惟知壮筋骨而治腰膝，失其旨矣。下病治上，则宜滋养肺金。

炙黄芪　北沙参　玉竹　麦冬 毛燕根　扁豆 甜杏仁　茯苓

【赏析】

痿躄，亦称"痿证"，是指肢体筋脉迟缓，软弱无力，不能随意运动，或伴有肌肉萎缩的一种病证。"痿"是指肌体痿弱不用，"躄"是指下肢软弱无力，不能行走之意。《素问·痿论》言："五藏因肺热叶焦，发为痿躄"，火热损伤肺金，肺热叶焦，精津失其宣布，久则五脏失濡而致痿。肺为热灼，气阴两伤，失其清肃润降之常，加之燥热之邪煎液生痰，导致患者久嗽不愈；环跳穴属足少阳、太阳二脉之会所，位于髀枢处，筋脉失养，按之则痛；脉弱形瘦正乃阴虚之象。本证属肺热津伤之痿躄，治宜清热润燥，养阴生津。方用沙参麦冬汤加减，方中北沙参、玉竹、麦冬清肺热，养肺阴，生津液；黄芪、扁豆益气健脾；杏仁润肺止咳。

案2 精血两亏案

腰为肾府，膝为筋府。盖肾脏藏精，肝脏藏血。肝肾两亏，后天生化之气，又不能充旺，血枯髓涸，以致大筋软短，小筋弛长。短则为拘，弛则为痿。腰痛脊突，足膝难行，形体口渐消瘦。症势非轻，宜乙癸同源，以充筋髓。

当归　熟地　白芍　牛膝　山药 东洋参　茯苓 杜仲 毛脊　胡桃　玉竹于术　猪脊筋

【赏析】

《素问·痿论》云："肺主身之皮毛，心主身之血脉，肝主身之筋膜，脾主身之肌肉，肾主身之骨髓。"肝藏诸经之血，肾司五内之精，肝肾亏虚，阴精不足，筋脉肌肉不得荣润濡养而弛纵，不能束筋骨而利关节，以致肌肉软弱无力，形体消瘦枯萎。治宜补益肝肾，滋液养荣。方中当归、熟地、白芍滋阴养血荣筋；牛膝、杜仲、胡桃肉补肝肾，强筋骨；山药补脾益肾；毛脊、猪脊筋为血肉甘润之品，填精益髓；东洋参扶正祛邪；茯苓、于术健脾益气，以资气血生化之源。

案3　三阴挟湿案

正在壮年，三阴不足，阴寒湿邪，乘虚陷入下焦，两足胫骨肿胀，腿膝酸疼，大肉渐瘦，脉象弦细微数，神疲食少，面目萎黄，气血俱亏，虑成残废。宜平补三阴，兼利湿舒络之品，缓缓调治。

炙生地　当归　山药　牛膝　龟板　苡仁　冬术　茯苓　木瓜　萆薢　桑枝　红枣

【赏析】

本证属本虚标实。《素问·阴阳别论》认为"三阳三阴发病，为偏枯痿易，四肢不举，"肝脾肾三阴不足，精血既亏，无以濡养筋骨，脉弦细微数，是其征也。寒主收引，其性凝滞，湿为阴邪，其性重浊，困遏肌体，阻滞气机。脏腑本虚，寒湿之邪乘虚而入，浸淫筋脉，气血运行不畅，致筋脉失于滋养而成痿；寒湿困脾，脾阳受困，运化失司，故食少纳呆；湿阻气滞，气血运行不畅，不能外荣肌肤，故面色不荣。宜平补三阴，兼以利湿舒络，标本同治。方中生地、当归、芍药、牛膝、龟板、红枣等滋阴养血，肝、脾、肾三脏并补；冬术、薏苡仁、茯苓健脾利湿，木瓜、萆薢、桑枝祛湿通络。

案4　血亏湿恋案

足三阴之络，自足过膝而入腹。肝肾血液内亏，湿邪乘虚而入，腿足酸疼有年，夏令为甚。下午则酸痛益剧，阴虚邪恋经髓。当固本治标。

丹参　独活　萆薢　秦艽　当归　炙地　龟板　牛膝　苡仁　木瓜　桑枝　枣

【赏析】

足三阴经从足走腹胸，均从足部经过下肢内侧、腹部抵止于胸部。经脉行气血，通阴阳，以荣周身，肝肾不足，精虚血少，经脉所过部位有失荣润，可致肌肉痿废不用。"正气存内，邪不可干"，外来湿邪趁虚而入，湿邪浸淫筋脉，气血运行不畅，致筋脉失于滋养而成痿。长夏时期，气候多湿热，复伤时令之气，症状愈重。湿性重浊，下先受之，故多见腿足酸痛。本案肝肾阴虚为本，湿热邪恋为标，故治宜培补肝肾，清热利湿。方用丹参、当归、炙地、龟甲、牛膝补肝肾，益精血；独活、萆薢、秦艽、苡仁、木瓜、桑枝清热利湿，通络止痛，符合"治病求本""因势利导"的原则。

案5　湿邪逗留案

迭进甘寒舒络，兼培气血，股腿外廉痛已渐减，而内廉大筋伸则痛，《经》云：湿热不攘，则大筋软短，短则拘挛。且汗孔不透，究系营卫不充，湿邪逗留不解。仍用前法，少佐辛温之品。直达下焦，以冀全可。

　　大熟地　全当归　牛膝　川断　甜瓜子　白芍　丝瓜络　黄柏　独活　草薢　熟附　木瓜　桑枝

【赏析】

《素问·生气通天论》曰："因于湿，首如裹，湿热不攘，大筋緛短，小筋弛长，緛短为拘，弛长为痿。"可见，湿热之邪，是本病的重要致病因素。湿热之邪留恋不解，郁于肌表，闭塞腠理，故而无汗。先前以甘寒舒络，兼培气血之法，下肢疼痛缓解，然湿性重浊粘滞，湿热之邪难以速除，仍为本证之标。仍守前方之义，方中以大熟地、全当归、牛膝、白芍养血益阴，黄柏、独活、草薢、木瓜、桑枝清热化湿通络，少佐熟附鼓舞阳气。

案6　三阴血虚案

脉象比昨较静，惟是弦细，细为阴亏，弦为血少。肝肾血液不足，莫能流贯络中，腿足酸痛乏力，或轻或剧者，虚则善变也。拟以三阴进治。

　　生熟地　当归　党参　毛脊　冬术　川断　丝瓜络　菟丝子　杜仲　杞子　川膝　枣仁　草薢　桑枝

【赏析】

足厥阴肝经、足少阴肾经自足过膝而入腹，先天不足，或久病体虚，或房劳太过，伤及肝肾，精损难复；或劳逸太过而伤肾，耗损阴精，肾水亏虚，可令腿足经脉、肌肉、筋骨失于灌溉濡养，而感酸痛乏力。此案患者脉象弦细，正是阴虚血少之征。正虚为本，治宜平补三阴。方中以熟地、当归、杞子、枣仁补肝养血；党参、冬术补脾益气；川膝、川断、毛脊、菟丝子补肾填精；丝瓜络、萆薢、桑枝通络祛湿。以方测证，本案患者属肝肾阴亏，兼有湿邪为患。

案7 肝脾虚寒，湿阻络脉案

腿有六经，内前廉属肝脾之络。筋脉扎起，屈伸则痛，酸楚乏力，筋无血养，络湿不清，即系夏令，犹须棉护，显属虚寒。法当温养。

熟地 党参 当归 杜仲 巴戟 柏子霜 丝瓜络 狗 虎骨 牛膝 冬术 萆薢 五加皮 木瓜 桑枝

【赏析】

脾主四肢，其充在肌。"诸湿肿满，皆属于脾"，脾失健运，水湿内停，流溢浸淫筋脉，气血运行不畅，致筋脉失于滋养，故见下肢屈伸则痛，酸楚乏力；时属夏令，尚且犹须棉护，显是虚寒所致，躯干、四肢失于温煦。饮为阴邪，遇寒而凝，得温而行，治当以温阳散寒，兼以化湿。方中杜仲、巴戟天、虎骨、牛膝滋补肝肾，温阳散寒；党参、冬术健脾益气；熟地、当归滋阴养血，使"阳得阴助而生化无穷"；萆薢、五加皮、木瓜、桑枝利湿通络。狗疑为狗脊传抄之误。

案8 脾胃不运案

胃为水谷之海，脾为生化之源。脾气散精，上归于肺。肺失降令，脾失转输，水谷之湿邪，聚而为痰，停蓄于中，以致中脘不舒，食少作胀。痰气上升，肺之治节无权，于是二便不畅，两足软弱难行。痿躄大症，以《经》旨治痿独取阳明。盈阳明主润宗筋，束骨而利机关也。当先理脾胃，佐清痰气。

半夏 茯苓 苡仁 牛膝 当归 冬瓜子 厚朴 杏仁 陈皮 款冬

四剂后，咳减胀消，二便亦畅。原方去厚朴、冬瓜子、冬花，加冬术、独活、川断。服四帖，足渐有力。惟脾肺湿痰，未能尽净，前方去杏仁、苡仁加料豆。

【赏析】

肺主宣发肃降，主行水，通调水道；脾位于中焦，主运化水液，为水液升降出入之枢纽。肺失肃降，脾失健运，水湿内停，聚而生痰。水湿痰饮停蓄于中，以致气机不利，因而中脘不舒，食少作胀；痰气上升，肺气不利，治节无权，故见二便不畅，两足软弱难行。《素问·痿论篇》强调"治痿独取阳明"，盖"阳明者，五藏六府之海，主润宗筋，宗筋主束骨而利机关也……故阳明虚则宗筋纵，带脉不引，故足痿不用也。"治当以调理脾胃，清气化痰。方中以半夏、陈皮健脾理气，牛膝、当归养血补血，厚朴、杏仁、款冬化痰止咳，薏苡仁、冬瓜子利湿。四剂后，咳减胀消，二便亦畅，是痰邪得清，肺功得复，此时去厚朴、冬瓜子、冬花等攻伐之品，加冬术、独活、川断等扶助正气。

三 消

案1 久病肾消案

阴虚有二，有阴中之火虚，有阴中之水虚。水火同居一窟，肾脏主之。阳不化气，水精不布，水不得火，有降无升，直入膀胱，饮一溲二，名曰肾消。经载不治，拟方挽之。是否候酌。

附桂八味加巴戟、苁蓉、石斛、远志、菖蒲、五味子、麦冬。

【赏析】

肾消病属于中医"消渴"范畴，为先天肾气不足或消渴久病及肾，肾之络脉瘀阻，肾用失司所致。以腰膝酸软、夜尿频多、尿多浊沫、性欲淡漠，或水肿胀满为典型表现的病证。该病为本虚标实、虚实夹杂之证，系正气虚损，津液失调，水湿、痰饮、瘀血、气滞等病理产物积损肾络而成本病。《素问·调经论》："有所劳倦，形气衰少，谷气不盛，上焦不行，下脘不通，胃气热，热气熏胸中，故内热。"法当滋阴补阳，补肾固涩。方用附桂八味系《金匮要略》之肾气丸，有温补肾阳，化气行水之效。再添地黄饮子化裁，滋肾阴，补肾阳。巴戟、苁蓉补肾益精，石斛清热养阴生津，远志、菖蒲安神益智、祛痰，五味子、麦冬养阴生津，五味子兼有收敛固涩之功。

案2 二阳结消案

《经》以二阳结，谓之消。谓手足阳明、胃与大肠经也。胃乃水谷之海，大肠为传送之官，二经热结，则运纳倍常，传送失度。故善消水谷，不为肌肤，名曰中消，诚危症也。谨防疽发。

生地　石膏　木通　牛膝　知母　麦冬　生草　滑石

【赏析】

"二阳结，谓之消"一语出自《素问·阴阳别论》。所谓"二阳"，阳明也，为足阳明胃和手阳明大肠的合称。"消"，消渴也。"结"，乃指燥热郁结。意指邪气郁结于阳明，使胃肠俱热，继而耗伤津液，导致消渴病。本病以阴虚为主，燥热为标。法当清胃泻火，养胃生津。本案方选玉女煎化裁，生地清热凉血生津，石膏清热泻火，除烦止渴，木通泻火行水，知母清热生津，麦冬入肺、胃、心经，养阴生津，牛膝散瘀消痈，滑石利水通淋，再添生甘草调和诸药。

案 3　脾瘅消渴案

岐伯曰：五气上溢，名曰脾瘅。夫五味入口，藏于胃，脾为之行其精气。津液在脾，故令人口甘也。此肥美之所发也。肥者令人内热，甘者令人中满，故其气上溢，转为消渴。治之以兰，除陈气也。

佩兰　知母　黄柏　天花粉　西洋参　麦冬　五味　升麻　生地汁　生藕汁

【赏析】

"脾瘅"之名，源于《素问·奇病论》，清晰描述了脾瘅源于肥胖，其核心病机为中满和内热。结合《素问·通评虚实论》中"凡治消瘅、仆击、偏枯、痿、厥、气满发逆，肥贵人则膏粱之疾也"的论述，不难推测脾瘅不仅是消渴的前驱病证，也是向肥胖相关疾病发展的重要阶段。因此对脾瘅进行早期干预，可以预防肥胖相关疾病的发生，符合中医"治未病"的思想。而《素问·奇病论》中的"治之以兰"，近代医家多认为是佩兰，佩兰味辛性平，归脾胃二经，芳香化浊，理气醒脾，起到了预防及治疗的作用。方中药用佩兰芳香化湿，醒脾开胃；知母、天花粉清热生津，黄柏清热燥湿；西洋参、麦冬养阴生津，五味子收敛固涩，益气生津；再添升麻生地汁凉血生津，升阳发表，生藕汁调中开胃。此案治疗体现了"治未病"的治疗原则。

案 4　中消下治案

善食而瘦，名曰食消，亦名中消。热结阳明胃轻，防其疽发。拟知柏八味加减主之。

知柏八味丸去萸肉，加萆薢。

【赏析】

《素问·气厥论》云："大肠移热于胃，善食而瘦入，谓之食亦。……胃移热于胆，亦曰食亦。""善食而瘦"乃中消的主要临床表现，是由于内热消耗阴津所致。主要病机是由胆胃燥热，临床常见：善食易饥，形体消瘦，倦怠乏力，大便干燥。法当养阴益胃，清热燥湿。本案遣方知柏地黄丸化裁。《医方考》云："熟地、山萸，味厚者也，味厚为阴中之阴，故足以补肾间之阴血；山药、茯苓、甘淡者也，甘能制湿，淡能渗湿，故足以去肾虚之阴湿；泽泻、丹皮，咸寒者也，咸能润下，寒能胜热，故足以去肾间之湿热；黄柏、知母、苦润者也，润能滋阴，苦能泻火，故足以服龙雷之相火。夫去其灼阴之火，滋其济火之水。则肾间之精血日生矣。王冰曰：'壮水之主，以制阳光'此之谓也。"方中去萸肉意在防止太多滋腻，加草薢以利湿去浊。

案 5　上消中治案

大渴引饮，舌裂唇焦，火灼金伤，津液枯涸，能食，脉软，此属上消，亦名膈消。谨防发背。白虎加人参汤。

知母　生石膏　甘草　人参　粳米

【赏析】

上消其病变脏腑主要责之于肺，病机为火刑肺燥。刘完素《素问玄机气宜保命集·消渴》云："上消者，上焦受病，又谓之膈消病也。……燥在上焦也。"刘氏所言"燥"，有二种意义：一是指燥热，为病因；二是指火热消烁所引起的水津气液不能输布的病理现象。水精输布主责在肺，火乘肺烁，通布失司，则水津不布而燥。可见，消渴病中，上焦肺的主要病变是肺气虚燥，不能输布水精之气，以致三焦结滞，腠理闭塞，肌肉失养，水气不入，直趋而下。法当清热泻火，益胃生津。

方用白虎加人参汤。《伤寒论·辨阳明病脉证并治》曰："若渴欲饮水，口干舌燥者，白虎加人参汤主之。"知母、石膏清热泻火，知母生津润燥、石膏除烦止渴；人参补脾益肺，生津止渴；粳米补脾胃，养五脏；再添甘草补脾益气，调和诸药。

案 6　上中并消案

善渴为上消，属脾，善饥为中消，属胃。饥渴交加，脉胃俱病。肺主上焦，胃主中焦，此由中焦胃火上炎，上焦肺金失其清肃，津液为之枯槁，欲得外水相救，故大渴引饮。阳明主肌肉，多食而瘦削日加，乃水谷精华，不归正化，故善食而瘦，阳明症也。《经》言亢则害，承乃制。拟白虎汤主之。

【赏析】

此案乃上消、中消合而为病。中焦消渴，胃火可上炎刑金，使肺津更燥，上消愈盛；而善食易饥、消瘦为阳明热盛。《素问·六微旨大论》言："亢则害，承乃制"。是谓机体也需要与外在环境一样通过自我调节保持相对的平衡状态，才能维持自身的正常生理活动。法当清热生津。方用白虎汤，生石膏除阳明气分之热；知母与石膏相须为用，清热生津，除烦止渴之功愈强；粳米、炙甘草益胃生津，并可防止大寒伤中，调和诸药。

案7 下消膏淋案

《经》以二阳结，谓之消，有上、中、下之别也。下消者，小溲如膏如淋，浑浊者是也。良由过用神思，扰动五志之火，消灼真阴，精血脂膏津液，假道膀胱溺器而出，故小溲如膏如淋。五内失其营养，一身失其灌溉，日消月缩，殊为可虑。拟两仪加味，以滋肺肾之源，取金水相生之意。第草木功能，难与性情争胜，更宜屏除尘绊，恬淡虚无，俾太和之气，聚于一身，自能勿药有喜。

生地　冬洋参　天冬　麦冬　南沙参　牛膝　归身　羚羊角　秋石
熟膏。

【赏析】

此案为消渴证治晚期，阴损及阳，阴阳俱虚，或兼痰瘀浊毒壅滞，故小便频数，混浊如膏。五脏失养，肝脾肾皆损，常为本病的必然趋势。遂用两仪汤加味，资肺肾以求金水相生，法当滋阴温阳。药用生地清热凉血生津，冬洋参疏散风热，天冬滋阴润燥，麦冬清心润肺，养胃生津，南沙参养阴清肺；牛膝散瘀消痈，当归身补血活血；羚羊角平肝熄风，清热镇惊；秋石滋阴降火；熟石膏清热泻火。

案8 木火余威案

消渴已止，眠食俱安。痰嗽未平，胸腹仍胀，乃木火余威，木击金鸣，火灼金伤故也。曾经产后，经前作痛，于兹七载，尚未妊育，女子八脉有亏。现在经闭二月有余，脉象细数无力，非胎候也。有虚劳之虑。宜静补其阴。

天麦冬　生熟地　冬术　龟板　儿参　女贞　玉竹
熬膏。

【赏析】

本案消渴虽愈，但迁延日久，现仍具咳嗽腹胀等症状，乃体内仍有肝火，木火刑金所致。该患者闭经二月余，脉象细数无力，八脉亏虚，应防止发展为虚劳，宜滋补其阴液并嘱其静养休息。法当益气生津，滋阴温阳。方中天冬滋阴润燥，清肺降火；麦冬清心润肺，养胃生津；生地清热凉血生津；熟地滋阴补血；冬术健脾益气，尚有安胎之效；玉竹养阴除烦；龟板、女贞滋阴潜阳，补益肝肾；再添儿参大补元气，补气益肺，生津止渴，安神益智。

案9　滋阴降火案

脉来软数无力，症本阴液有亏，五志过极，俱从火化，万物遇火则消，必先荡涤积热，然后补阴，否则得补而愈炽，服泻心汤五剂，火势已杀，宜补真阴。

知柏八味去萸肉，加山栀、龟板、为丸。

【赏析】

此案患者脉软无力，是为火热煎灼阴液，久病伤阴所致。如若直接补益恐助火伤阴，使得病情更加严重。遂应先服泻心汤荡涤体内积热，再服知柏地黄丸化裁以补真阴，法当滋阴降火。方用知柏地黄丸化裁，熟地滋阴补血；山药、茯苓甘淡祛阴湿；泽泻、丹皮咸寒祛湿热；黄柏、知母苦润泻相火；去萸肉以防滋腻，加山栀以增清热利湿之功，加龟板以添滋阴潜阳之效。此案体现了"壮水之主，以制阳光"的治疗法则。

阴 萎

案1 燥热竭阴案

精也者，神依之如鱼得水，气依之如雾覆渊。先天氤氲而无形，后天有形而可见。男女媾精，万物化生，得自然之气，生子必寿。养先天，炼后天，水升火降，则为和会，见欢娱之举，自然入毂，不可徒事补阳，燥热竭阴，致有亢制之弊。非徒无益，而反害之。

鲤鱼子　洋参　枸杞　鹿角胶　熟地　山药　胡桃　黄鱼胶　于术　苁蓉　覆盆子　萸肉　芡实　巴戟　益智　茯神　桑椹　车前　橘皮

水泛丸。

【赏析】

阴痿，又称阳萎，阳痿在男科临床上既可为患者的主要病症，也可为五脏病变的症状之一。中医学对阳痿的认识较早，并根据脏腑气血阴阳状况对其进行辨证论治。肾藏精，主生殖，在窍为前后二阴。肾阳亏虚，命门火衰，阳具自然痿软，故医家多将阳痿归咎于命门火衰，提倡用补肾壮阳法。然本案为阴虚宗筋失养，虚火偏亢于内的证候，故一味补阳似"抱薪救火"，犯"虚虚实实"之戒，治当滋阴潜阳。方为丸剂，方中鲤鱼子、黄鱼胶填精益肾；熟地、山药、枸杞、桑椹补血滋阴，生津润燥，东洋参即牛蒡，扶正祛邪；于术、橘皮健脾；鹿角胶、苁蓉、巴戟天、益智仁、胡桃肉温肾助阳，寓"阳中求阴"之意；覆盆子、芡实收敛固涩，车前子，此处用之补中有泻，养阴温阳同用，又加以健脾补气等药，再用丸剂缓图，配伍巧妙。

案2 滋阴降火，斡旋中气案

思为脾志，心主藏神，神思过用，病所由生。心为君主之官。端拱无为，相火代心司职。曲运神机，摇动相火，载血上行，下为遗泄。因循怠治，病势转深，更增虚阳上越，眩晕等症。诸风掉眩，皆属于肝。面色戴阳，肾虚故也。不能久立久坐者，肝主筋，肾主骨，不足以滋荣筋骨也，眼花耳鸣者，肾气通于耳。肝开窍于目，水弱不能上升于耳，血少不能归明于目也。胸背之间隐痛如裂者，二气无能流贯，脉络不通也。呕吐黄绿水者，肝色青，脾色黄，青黄合色则绿，乃木乘土位之征也。前阴为宗筋之会，会于气街，而阳明为之长，心脾不足，冲脉不充，宗筋不振，阴缩不兴。滋阴降火，苦坚之法，最是良谋。惜少以通济塞之品，以故无效。不受温补热塞之剂者，盖壮年非相火真衰，乃抑郁致火不宣扬，膻中阴暝，离光不振也。相火不足，宜益火之源以消阴翳。相火不宣，则宜斡旋中气，以畅诸经。譬如盛火蔽障，透微风，则翕然而起矣。

生地　东洋参　冬术　甘草　木香　沉香　琥珀　归身　枣仁　远志　玄参　黄柏

蜜为丸。

【赏析】

本案阴萎之证起于心思过用，心脾两虚。脾主运化，为气血生化之源，后天之本，脾的运化全赖脾之阳气，而脾阳须依赖肾阳的温煦才能强盛。若脾肾阳虚，可致脾的运化功能减弱，气血生化乏源；又因阳明主润宗筋，阴茎又乃宗筋之会，宗筋失养则致阳痿不起。肾藏精，主生长发育与生殖，为先天之本。但肾精必须得到脾运化的水谷精微的充养才能充盛不衰。若思虑太过或所欲不遂，心脾受损，则气血生化无源，气血运行不畅，宗筋失养遂生阳痿。本案即属心脾两虚，宗筋失养之证。治当健脾养心，益气生血。方用七福饮加减，方中人参、白术、茯苓、炙甘草补气健脾，熟地、当归、玄参，配合黄柏苦燥坚阴，枣仁、远志安神定志，木香、沉香、琥珀理气安神，收敛浮阳。

案3　滋阴填精案

阳事不举，举而不坚，精不充实，心有余而力不足。养阴中之阳，清神中之气，气来生阴，自能入毂。

菟丝子　熟地　苁蓉　芡实　燕根　鹿尾　鲦鱼胶　桂圆　柏子仁　远志　茯苓　车前　牡蛎　桑椹　枸杞　玉竹

以上十四味研末，以桂圆、鲦鱼胶煎水泛丸。淡菜汤下。

【赏析】

阴萎首见于《内经》。《素问·阴阳应象大论》云："阴萎，气大衰，九窍不利。下虚上实。涕泪俱出矣。知之则强，不知则老……老者复壮，壮者益治。"年老体虚或先天禀赋不足，性机能减退；或者房事不节，阴阳不调，而导致阴器萎弱不用。阳道不举，或举而不坚，精不充实，是肾虚之证，法当滋阴补阳。方中菟丝子、苁蓉、芡实、鹿尾、枸杞补肾固精；桂圆、柏子仁、远志养心安神；茯苓、车前子利水渗湿；牡蛎平肝潜阳，收敛固涩；熟地、玉竹、桑椹滋阴润燥。燕窝、淡菜，乃血肉有情之品，大补精血。

遗　精

案1　精伤火浮案

心旌上摇，火下应，意淫于外，精滑于内。精伤无以化气，气虚无以生神，形神慵倦，肢体无力，阴不敛阳，浮火时升，寐来口燥，间有妄梦而遗，症属阴亏。

熟地黄汤加石莲子、女贞子、旱莲草。

【赏析】

《折肱漫录·遗精》有云："梦遗之证，其因不同，……大半起于心肾不交，凡人用心太过则火亢而上，火亢则水不升而心肾不交。"本证起因意淫于外，心存妄念，所欲不遂，心神不宁，则心火亢盛，相火妄动，火热扰动精室，肾失封藏之职，以致遗精之证。肾精亏耗则气血乏源，气血虚损则心神失养，遂有形神慵倦，肢体无力等肾虚之征，病深日久则阴不敛阳，虚阳外浮，更助火热之势。证属心肾不交，阴虚火旺，治宜滋阴补肾，所谓"壮水之主以制阳光"即是此法。方用六味合二至以补益肾精，兼佐石莲肉以涩精止遗，此标本兼顾之法。

案2　中气不固案

心主藏神，肾主藏精。神伤于上，精滑于下。五日一遗者，非独心肾不交，乃中土大亏之明验也。五为土之生数，生气不固，殊属不宜。

熟地　洋参　白术　茯苓　甘草　归身　黄芪　远志　枣仁

水泛为丸。

【赏析】

遗精多责之于心肾不交，君相火旺，但本证患者却非此类，凡中气不足，心脾气虚之人，每因劳倦太过，气伤更甚，或思虑过度，心脾受伤，致使中气不足，脾虚气陷，气不摄精，而发生遗精。《景岳全书·杂症谟·遗精》曰："有值劳倦即遗者，此精力有不胜，肝脾之弱也。""有因用心思索过度辄遗者，此中气有不足，心脾之虚陷也。"故此案当属心脾两虚，治法当调补心脾，益气摄精。方用归脾汤化裁，使中州复得化生气血之能，固摄有权。

案3 相火扰精案

肝司疏泄，肾司封藏。二经俱有相火，其系上属于心。心为君火，心有所动，则相火翕然而起。此遗泄之所由生，先服妙香散，安神秘精。

龙骨 赤苓 丹砂 洋参 茯神 远志 益智

甘草为末，服二钱，温酒调下。

【赏析】

《丹溪心法》："主闭藏者肾，主疏泄者肝，二脏皆有相火，而其系上属于心。心，君火也，为物感则动，心动则火亦动，动则精自走，虽不交会，亦暗流而疏泄矣。"朱丹溪辨治遗精强调心的主宰地位，认为遗精的发生是由于心之君火受外界环境的影响而动，心动则肾动，精虽藏于肾，但神持于心，故心为精之主宰，遗精当从心论治，故肾不能藏精而精随之以泄。本案方用妙香散，方中洋参益气，茯苓健脾渗湿，朱砂、茯神、远志、益智仁、龙骨同用安神定志，且益智仁、龙骨能收敛固涩，诸药合用共奏益气宁心，固精止遗之功。

案4 心肾不交案

病源已载前方。惟心肾不交，缘少年阴精不固，真阳失守。目有所睹，心有所慕，意有所乐，欲想方兴，不遂其求所致。盖心有爱，则神不归，意有想，则志不定。心藏神，肾藏志，脾藏意，意志不和，遂致三阳否隔，此心肾不交之本末也。二十余年，病多变态，近服归脾获效，是求本之功，岂泛治所能瘳也。心肾不能自交，必谋中土，拟媒合黄婆，以交婴姹法。

东洋参 黄芪 于术 炙草 木香 枣仁 远志 身归 益智 桂圆肉

煎水泛丸。

【赏析】

此患年少气盛，情动于中，或心有恋慕，欲念不遂，令心动神摇，君相火旺，扰动精室而遗精。此案乃心肾不交之证。肾阴亏损，阴精不能上承，心火偏亢于上，不能下交肾水，肾水不能上济于心，心肾不交，水亏火旺，扰动精室而遗精。因心为君主之官而主藏神，脾在志为思，思虽为脾之志，亦与心主神明有关，正如《类经·疾病类》所载："思动于心则脾应"。故首以归脾丸健脾养心，心脾得养，心火不亢而下交肾水，心肾相交故而遗精自愈。然本病之本在于心肾，心肾上下得交亦赖于中焦之脾运。故方中东洋参即牛蒡，扶正祛邪；黄芪、于术、炙甘草补益心脾之气；枣仁、远志、身归、益智、桂圆肉以养心神而定志，佐以木香健脾行气，调畅气机。以上诸药水泛为丸，以巩固其效。

案5　相火扰精案

精之藏制虽在肾，精之主宰则在心。精之蓄泄，听命于心君。心为君火，肾为相火。君火上摇，相火下应。二火相煽，消烁真阴，情动于中，莫能自主。肾欲静而心不宁，心欲清而火不息，致令婴姹不交，夜多妄梦，精关不固，随感而遗，反复相仍，二十余年。前进媒合黄婆，以交婴姹。数月以来，颇为获效。第病深药浅，犹虑来复，仍须加意调养。通志意以御精神，宣抑郁以舒魂魄，方克全济。

熟地　东洋参　茯苓　菟丝子　山药　石莲子　黄芪　白芍　远志　枣仁
粉糊丸。

【赏析】

心主神明，为五脏六腑之大主，故肾精藏泄亦受制于君主之官。本案心肾不交，君相二火失位，扰动精室，遗精日久。前用滋阴止遗法以治其本，然年久病深，虑其反复，故今用补益心脾之法，益气养心，健脾安神，使心神得养而君火安位，肾精封藏有度。方中东洋参扶正祛邪，黄芪、白芍、茯苓、山药健脾益气，熟地、菟丝填精，酸枣仁、远志安神定志，石莲肉收敛固涩治其标。

案6　固肾清心案

思为脾志，实系于心，神思妄动，暗吸肾阴。肾之阴亏，则精不藏，肝之阳强，则气不固。心思不静，遗泄频仍。古云：有梦治心，无梦治肾。治肾宜固，治心宜清，持心息虑，扫去尘情。每朝仍服水陆二仙丹。

熟地　东洋参　茯苓　五味　柏子仁　枣仁　远志　桑螵蛸　当归　玄参
丹参　菖蒲

【赏析】

遗精之证，论虚实两端。实者多因君相火动，心肾不交，亦见有湿热下注、扰动精室而发为遗精；虚者多劳伤心脾而致气不摄精，亦或肾虚滑脱，精关不固而梦遗频作。心为主宰，肾为根本。精神生乎坎府，运动应乎离宫。曲运神机，劳伤于心，心肾过用，暗吸肾阴。精固则生化出于自然，脏腑皆赖其营养。精亏则五内互相克制，诸病之所由生。神伤于上，精滑于下。故宜清心而宁神，固肾精而止遗。方中以柏子仁、枣仁、远志、茯苓、丹参、菖蒲之属宁心而安神，熟地、当归、玄参益气养血兼以填补肾精，五味、桑螵蛸涩精而止遗，东洋参扶正祛邪。诸药齐用使心神得以清养，肾精得固而不泄。

案 7　安神摄精案

《经》云：肾主藏精，受五脏六腑之精而藏之，不独专主于肾也，当察四属，以求其旨。吟诵不倦，深宵不寐，寐则梦遗，形神日羸，饮食少思，脉来细数，此属血耗心虚，神不摄精，水不济火，肾不交心，非郁思不遂者可比。心不受病，当从厥阴胞络论治。

生地　辰砂　枣仁　茯苓　远志　归身　洋参　犀角　胡连　川连

【赏析】

本案之中，患者吟诵不倦，深宵不寐，寐则梦遗，形神日羸，饮食少思，脉来细数，此属心虚血耗，气不摄精，水不济火，肾不交心，非郁思不遂者可比。萦思不遂者当疏理气血，调肝解郁；此则交通心肾，求水火交济。心不受病，当从厥阴胞络论治。方中洋参、当归、生地补益气血，犀角、辰砂重镇安神，枣仁、远志养心安神，茯苓、川连交通心肾。全方重在于心，亦不离肾，用治心之药，求达肾精遗泄之病的目的。此案治肾非仅知治肾，乃不离乎肾也，体现了中医五脏一体观、形神一体观的辨证思路。

案 8　坎离相济案

肾受五脏六腑之精而藏之，源源而来，用宜有节。精固则生化出于自然，脏腑皆赖其营养，精亏则五内互相克制，诸病之所由生。素体先天不足，中年后复为遗泄所戕，继之心虚白浊，加以过劳神思，以致心皆乖违，精关不固，精不化气，气不归精，渐成羸疾，《经》以精食气，形食味，味归气，气归精，精归化。欲补无形之气，须益有形之精；欲补有形之精，须益无形之气。此形气有无之象也。今拟气味俱厚之品，味厚补坎，气厚填离，冀其坎离相济，心肾交通，方克有济。

熟地　麦冬　枸杞　黄精　五味　河车　冬术　覆盆子　菟丝子　东洋参
黄鱼胶　枣仁　沉香　鹿胶　龟胶　丹参

蜜丸。

【赏析】

此案患者素体禀赋不足，《素问·上古天真论》："丈夫八岁，肾气实，发长齿更……八八，天癸竭，精少，形体皆极，则齿发去。"故中年以后，肾气虚甚。又逢神思过用，耗伤心脾，心神失养，神机逆乱，则肾精妄泄，脾失运化，则精气化生无源，以致精气匮乏，遂成羸弱之状。人身之精皆禀气于先天，而充养于后天，且精气本是同源，相互化生，故治疗当以补肾填精为要务，肾精得养则气化有源。本案遣药多为味厚滋养之品，"味厚者为阴"，故能使精充气旺，诸症自愈。

案9　益肾宁心案

年甫廿四，两天皆虚，纳谷不丰。去冬劳感咳嗽愈后，频频走泄，或有梦，或无梦，有梦治心，无梦治肾。有时心悸，体倦食少，劳心耗肾，心肾两亏，脉不宁静，心相火旺。阴虚精遗于下，阳虚热冒于上，心肾不交，水不济火。暂宜变化地黄扬。

地黄汤加蜜楂、夜交藤、淡菜。

【赏析】

患者先天不足，肾气亏虚，由此岁至壮年，却禀赋不足，精气匮乏，体弱多病。前日因感伤冬寒之气，肺失宣降，咳嗽发作。然病愈之后，频频遗泄，恐是素体羸弱，咳嗽更兼耗气，气虚则精液固摄无力。又因后天不养，纳运失职，气血化生乏源，心神失养，君火妄动，以致心肾不交。脉象扰动，心悸，遗精等皆是水火不济之征。治当补肾益精，固涩安神，方用地黄汤补阴益肾，以复肾脏封藏之职，再佐以甘润养心之品，使心神得养，如此则心肾交通，水火既济，遗泄自止。

案10　益水固肾案

走泄频频，精关不固，俗曰漏精。《经》曰下消。阴精上蒸者寿，阳虚下陷者危。虚阳无根，真元失守，血不化精，精不化气，阴无气化，阳无阴敛，浮火时升。人身之阴难成而易亏，补阴不易，补阳尤难。天地造化之机，无非静养。《文选》云：石韫玉而山辉，水含珠而川媚。悟得保精之道，亦可却病延年。三十封髓，水陆二仙，皆是妙方。树皮草根，无非领袖补偏救弊之意。全服补气，未必尽善。未尝无药，益水之源，固肾之关，亦是良法。

三才封髓丹合水陆二仙去人参，加海螵蛸、生地、洋参、猪溺器。

【赏析】

本案真阴亏耗于前，虚火内生于后，精室扰动，精关不固，频频作泄，以致漏精。精气同源，有形之精不可速生，无形之气所当急补，故治宜补气生精，更兼填精益髓，相互滋生，所谓"益火之源"，二法同施，即是天人相应之用。三才封髓丹乃补土伏火之剂有健脾益气，滋阴降火之用，水陆二仙丹则行滋阴补肾，固摄止遗之效，两方合用可奏益气补肾，固精止遗之功。

案 11　心肾过用案

心为主宰，肾方根本，精神生于坎府，运动应乎离宫。曲运神机，劳伤乎心，心肾过用，暗吸真阴。劳心倍于劳肾，不拘乎酒色也。况先天薄弱，加之操劳，有未老先衰之象。不可不早为培养，冀生生之妙。

酒蒸熟地　鳔鱼胶　党参　于木　木香　茯苓　炙黄芪　菟丝子　归身山药　枣仁　炙草　远志

如法为末，熟地杵饼，晒干研细和匀，用桂圆肉、枸杞 熬膏为丸。每朝开水下二钱。夏用盐汤下。

【赏析】

遗精之证总由肾气不能固摄而引起，多由引起肾气不固的原因导致，常与情志失调、饮食不节、劳心太过、房劳过度、手淫斫丧等因素休戚相关。病机多为心肾不交、劳伤心脾、湿热下注和肾虚不固。遗精多责之于心肾两脏，本案患者先天薄弱，加之操劳，心血暗耗，肾精亏虚，精血亏虚而五脏失养，有未老先衰之征象，再添遗精之证，则精气耗伤更甚，当及早培补，使精血得复，生机盎然。故遣方用归脾汤化裁，益气养血，健脾养心，再佐以熟地、菟丝等填补真阴。

案 12　肺胃阴伤案

脉象虚数，两天不足，水亏于下，火炎于上，午后渴饮，肺胃阴伤，大便结，小便频，常多梦泄，能食不能充养形骸，壮其气血，水不济火，谨防消渴而变三阳结病。速当息虑宁神，撇去尘绊，静养调摄，水升火降，心得太和之气，服药方克有济。

生熟地　天麦冬　山药　鲜莲子　钗石斛　北沙参　茯神　藕

【赏析】

遗精虽病位在肾，但与五脏皆有关联。《证治汇补·遗精》曰："五脏各有精，肾则受而藏之，故遗精之病，五脏皆有，不独肾也。"明代李中梓提出"五脏遗精"说，并提出各自症状与相应方药，并阐述了五脏遗精的临床表现。本案症现大便干结、渴欲饮水、脉象虚数等皆为一派肺胃津伤之征。因此，本案遗精并非心肾不交所致，是由肺胃阴伤，津液输布失常所致，肺失通调水道之职则津液不能布散于五脏，肾脏失养则精气无所化生。因此，肺胃敷布功能不复，则补肾填精徒劳无功，必当先补肺益胃，培土生金，此谓正本清源之法。

案 13　温固三阴案

肺司百脉之气，肾纳五内之精。肺肾俱亏，精气不相营运，精不化气，气不归精，无故精滑，自不能禁。脉来软数无力，法当温固三阴，议丹溪九龙丸加参术。

熟地　萸肉　杞子　归身　茯苓　芡实　金樱子　石莲肉　人参　于术

为末，山药糊丸

【赏析】

《医宗必读·遗精》言："若乎五脏各得其职，则精藏而治。苟一脏不得其正，甚者必害心肾之主精者焉……如心病而遗者，必血脉空虚，本纵不收；肺病而遗者，必皮革毛焦，喘息不利。"本案遗精当责肺肾二脏。五脏之精皆由肾精所化，一身之气俱贯肺脏而生，肺肾两虚则精不化气，气不归精，固摄无权则精滑，而自不能禁，法当温固三阴。方用丹溪九龙丸滋肾清心，兼佐参、术培土生金。

案 14　木土气弱案

操劳过度，致损肝脾。脾主中州，肝司疏泄。中气不足，溲便为之变。肝为罢极之本，每值劳动，辄觉筋力有所不胜，木土气弱何疑。拟归脾汤，先为实脾。

归脾汤

【赏析】

《景岳全书·杂症谟·遗精》曰："有值劳倦即遗者，此筋力有不胜，肝脾之弱也。"凡中气不足，心脾气虚之人，每因劳倦太过，气伤更甚，或思虑过度，心脾受伤，致使中气不足，脾虚气陷，气不摄精，更况肝木失养，疏泄失常，肾精藏泄失职，以致遗精。治当补脾益气。方用归脾汤益气健脾，使脾旺则肝木得养，疏泄有序，气充则固摄有权，遗泄可止。

案 15 温固命门案

禀赋不足，生阳不固，阴精失守，梦泄频仍。自述实无思虑，乃先天元气薄弱，法宜温固命门。议经验秘真丹主治。

菟丝子 覆盆子 赤石脂 牡蛎 杜仲 萸肉 补骨脂 金樱子 山药 龙骨
远志 杞子 巴戟天 鹿角胶 家韭子 黄柏 柏子仁 炮姜

蜜丸。

【赏析】

《内经》曰："肾者主蛰，封藏之本，精之处也。"又曰："肾者主水，受五脏六腑之精而藏之。"肾虚而精关不固，所当固肾。而肾虚分肾阳虚、肾气虚、肾阴虚诸端，当辨证而治。阳为阴之使，阴为阳之守，本案患者禀赋不足，肾阳虚衰，固摄无力，则阴精外泄，治当温补肾阳，涩精止遗。方用经验秘真丹，方中菟丝子、覆盆子、杜仲、巴戟天、韭子、萸肉、鹿角胶等温补肾阳，杜仲、补骨脂、山药、柏子仁等药填补肾阴，以补遗泄亏耗，更用赤石脂、牡蛎等涩精止遗，全方标本兼顾。

案 16 肝肾相火案

司疏泄者，肝也。主秘藏者，肾也。二经俱有相火，火不能静，精不能藏，易于疏泄。拟经验猪肚丸，清火固精。

冬术 苦参 牡蛎

共为末，以雄猪肚洗净，煮烂为丸。

【赏析】

肝主疏泄，虽精之藏在肾，精之主宰在心，然精之疏泄在肝。心有所慕，所欲不遂，一是可致君火妄动，然肝肾二脏皆有相火，其系上属于心。今君火妄动，相火则必随之而动，进而影响肾之封藏功能，导致开阖失司，精气失固；二是长期所欲不遂可致情志失调，肝气不舒，导致郁久化火，火邪循经下扰精室，疏泄失度，扰动精室、精关失固而致精液外泄。故《四圣心源》："遇夜半阳升，木郁欲动，则梦交接，木能疏泄而水不蛰藏，是以流溢不止也。""甚有木郁而生下热，宗筋常举，精液时流。"此类患者多见频繁遗精而致心情苦闷压抑、焦虑紧张。相火妄动，肝魂不安，必淫梦颠倒纷纭。本案方用猪肚丸可固精养血，专治遗精滑泄。

淋浊案

案1 脏阴亏虚案

脉来软数无神，症本脏阴有亏。阴亏有二：有阴中之水亏，有阴中之火亏。少年真阴不固，真阳失守，肾兼水火之司。水不生木，肝病传脾，土不生金，脾伤及肺。《经》以中气不足，溲便为之变。肾开窍于二阴，肾虚则水反为湿，脾虚则土不制水，小水如膏如淋，非浊可比。宗气无根，虚里穴动。肾为先天，脾为后天，脾土之健运，赖肾水之充盈，肾中水火不能上蒸，中土何由健运，中虚不能交通心肾。

熟地 茯苓 当归 枣仁 远志 麦冬 五味子 黄柏 芡实 附片 草薢
金樱 柏子仁 鹿角胶 龟板胶

煎膏。

【赏析】

淋证是以小便频数急迫，短涩刺痛，欲出不尽，淋漓不止，小腹拘急，甚或痛引腰腹为主症的病证。淋证的病位在膀胱，但与肾密切相关。《诸病源候论·诸淋病候》曰"诸淋者，由肾虚而膀胱热故也。"高度概括出淋证之病机以肾虚为本，膀胱湿热为标。

本案患者少年肾之阴阳俱亏，肾司二便，肾与膀胱相表里，肾虚则气化不及，膀胱开阖失司，故见小便频数，淋漓不尽；肾乃水脏，肾虚则水泛，水湿困遏脾土，脾为土脏，喜燥恶湿，脾受湿遏，则脾失健运，脾不散精，清浊不分，则小便如膏。虚里穴动，动则应衣，为宗气无根，孤浮于上，此乃肾阴不固，肾不纳气所致。因此，病机为阴精亏损，阴损及阳，脾肾不足，心肾不交。故治宜填补肾精，交通心肾，兼运中土。方中熟地滋阴补肾，填精益髓；茯苓，临床上多茯苓神同用，健脾渗湿，兼以安神；当归甘温补血养心；酸枣仁、远志、柏子仁宁心安神，与当归、茯苓相配，寓归脾汤之意；麦冬滋阴生津，《本草汇言》亦云其"主心气不足，惊悸怔忡"，五味子敛气固精，二者相配，为临床用于治疗宗气不足之常用药对；芡实、金樱子益肾固精，健脾止泻；黄柏清浮游之火，引火归原；附子补火助阳，寓"少火生气"之意；鹿角胶、龟板胶血肉有情之品，鹿角胶温补肾阳，龟板胶峻补真阴，"鹿性阳，入督脉；龟体阴，走任脉"，二者并入于奇经，益精补肾，充养形质，所谓"形不足者，温之以气；精不足者，补之以味"。本方诸药配伍特点有二：一是肾、脾、心同治，重点在肾，肾为先天，脾为后天，脾土之健运，赖肾水之充盈，肾火之蒸腾。故肾之阴阳充足，则脾土得运。中焦气机得斡旋，则水火既济；二是阴阳并补，善通奇经，以助补肾填精。正如《景岳全书》所言"善补阳者，必于阴中求阳，则阳得阴助而生化无穷；善补阴者，必于阳中求阴，则阴得阳升而泉源不竭。"阴阳互生，则肾精充盈，肾气充沛。

案2　溺血疼痛案

劳心耗肾，肝不藏血，血不化精，精不化气，湿热伤阴，心火下注。溺血者，则血不去痛，有痛乃赤淋也，癃闭亦能溺血，三焦为决渎之官，水道出焉，气化则能出矣。脉来涩象，气化无权，火掩精窍，血阻溺窍。所用之方，尚在理路。

犀角地黄加藕汁、炒白芍、丹皮、茜草、木通、山漆。

病势稍松，血淋已止，再用猪肾、荸荠，合小蓟、白薇、犀角法。清心保肾，清其上源，下益肾阴，以化瘀血。

小蓟　犀角　白薇　儿参　丹参　生地　白芍　茯神　山漆　甘草梢

【赏析】

《医学心悟》有云："淋者，小便频数，不得流通，溺已而痛是也。大抵由膀胱经湿热所致。"明言膀胱湿热为本病的病机关键，尤其是疾病早期，亦如《景岳全书·淋证》所言"淋之初病，则无不由乎热剧，无容辨矣。"随着疾病的发展，湿热相互转化，淋证可以多种临床表现形式。若阳热之体，则热重于湿，多以尿热、尿痛、尿急、尿短少为主要表现，称为热淋，甚则湿热燥化，或肾阴亏虚，虚火灼络，出现溺血而痛，则为血淋。本案患者即为阴虚阳旺，虚火炽盛，灼伤血络，而见尿血；脉来涩象，亦为阴血亏虚之象。故治宜清热凉血为先，继则滋阴益肾。

犀角地黄汤为温病血分证的代表方，用于治疗血热出血及热扰心营之神昏谵语等症，正如叶天士所言"入血就恐耗血动血，直须凉血散血"。本案为虚火炽盛于血分，迫血妄行而见尿血，恰合病机，故一诊时，用此方加味化裁，清热凉血，兼以止血散瘀。方中犀角咸寒入心，清热凉血解毒；生地清热养阴，凉血止血；赤芍、丹皮凉血散瘀；因热伤阴血较甚，加白芍养血敛阴；藕汁清热凉血；茜草、山漆凉血止血，活血祛瘀；木通通利小便。

二诊时，血淋已止，巩固疗效，仍用犀角法清热凉血、止血散瘀，再用猪肾补肾疗虚，生津止渴；荠苨清热凉血，与猪肾相配为治疗阴虚火旺之阴挺的古方；小蓟凉血止血，别录曰其"养精保血"，白薇清热凉血、利尿通淋。

三诊时，清心凉血的同时，兼以保肾固虚，方中小蓟、白薇凉血止血，利尿通淋，二者为血淋之常用药；犀角既可凉血，又可清心火，心火得清，诸经火平，其血自可宁息；孩儿参益气生津，气化有权，水津得出；丹参活血祛瘀，清心通经；生地养阴生津，清热凉血；白芍和血敛阴；山漆活血祛瘀；茯神宁心安神；甘草梢泻火解毒，利尿通淋。

案3　膏淋作痛案

肺为水之上源，气化不及州都，阳明湿热，下流于肾，便不能畅。湿火无从宣泄，频发作痛。血不化精，精不化气，膀胱亦不化。服药效而不效者，里气虚不能化邪也。再拟草薢分清饮。

草薢　茯苓　甘草梢　菖蒲　益智　乌药盐水炒

【赏析】

淋证以膀胱湿热为主线，初起多为热重，但由于治疗及病情变化各异，湿热间的相互转化，又可转为寒、热、虚等不同证型，正如尤在泾在《金匮翼·诸淋》中所论："初则热淋、血淋，久则煎熬水液，稠浊如膏、如砂、如石也。"湿为阴邪，其性趋下，湿热下阻于肾，肾司二便，气化不利，则便不能畅；九峰先生认为"淋病出溺窍，浊病出精窍"，湿热阻肾，血不化精，精不化气，肾失分清泌浊，脾不散精，则精微脂液下泄，而见小便混浊，如米泔水样，即为膏淋，正如《诸病源候论·淋病诸候·膏淋候》所言"淋而有肥，状似膏，故谓之膏淋，亦曰肉淋，此肾虚不能制于肥液，故与小便俱出也"。湿性黏滞，湿遏热伏，火郁无从宣泄，故缠绵难愈，频发时作。本案病机为中焦湿热，下阻于肾，脾不散精，肾失分清泌浊所致精浊皆溺。故治宜分清别浊，健脾温肾涩精。方用草薢分清饮加减化裁。方中草薢利湿通淋，分清别浊，常为膏淋之专药；甘草梢易黄柏、车前子，泻火解毒，利尿通淋；茯苓健脾祛湿，使脾旺能运化水湿，脾健能散精，升清降浊；石菖蒲化湿通窍，定志以止小便频数；益智仁温脾暖肾，固气涩精，使精不外泄，则浊自化；乌药盐水炒用，引药入肾，温肾行气。全方配伍理论浅析，思路严谨，选药精当，故而效可想见。

案 4 溲赤痛甚案

年甫十三，尚未出幼，当请专科调治。去秋小便不利，出时窍痛。今春二月，溲赤痛甚。现小便淋漓，湿热伤阴，心火下注。

犀角 白芍 生地 石斛 儿参 甘草 湖莲

【赏析】

本案患者年甫十三，尚未出幼，小儿之体为"阳常有余，阴常不足"，故湿热易于热化燥化，煎灼阴液，心火炽盛，下移小肠，小肠主分清秘浊，小肠火炽，则见淋浊。"诸痛痒疮，皆属于心"，心火燔灼，则尿灼痛；火热炽盛，血行加快，则尿赤，正如《华氏中藏经》所描述"热淋者，小便涩而色赤如血也。"心火热炽，亦可伴见心烦等症。故治宜清心凉血，和血养阴。方中犀角善清心中之血热，因心主血脉，心火炽盛，阴液已伤，防止火炽而入血分，耗血动血，故用犀角为君，既可清心火，又可凉血解毒；甘苦寒之生地，凉血滋阴生津，以助犀角清热凉血止血，并配以酸苦之白芍和血敛阴，以共复所失之阴血；石斛凉血养阴清热，以助生地养阴生津，阴足则血不瘀；甘草清心泻火，生津；湖莲清心醒脾，一助诸药清心之气分火热，一助孩儿参醒脾益气；火热炽盛，"壮火食气"，故用孩儿参益气生津，以顾其虚。

案 5 清心保肾案

水泉不止者，膀胱不藏也。小便频数，脉来虚数，心火下注，气结阑门，由瘕而变淋，火掩精窍，已服多方，先效后不效。气虚阴亏，二便齐下，约束无权。宜清心保肾。

犀角地黄加孩儿参、猪溺器、童便。

【赏析】

淋证有六淋之分，证情有虚有实，治疗须分清标本虚实之主次，实则清利，虚则补益，标本兼顾，正如《景岳全书·淋浊》中所倡导"凡清者宜清，涩者宜利，下陷者宜升提，虚者宜补，阳气不固者宜温补命门"。本案患者小便频数，脉来虚数，故本案虚实夹杂，病机为气阴两虚，阴虚火炽。肾阴亏虚，水火不济，心火上炎，"心与小肠相表里"，下移小肠，气结阑门，而淋漓不尽；肾气不固，气化失司，故小便频数。因心火炽盛，肾阴亏虚，心主血脉，精血同源，则血热营亏，耗伤血液，故方用犀角地黄汤清热凉血，养阴散瘀；加猪溺器血肉有情之品，以形补形，滋补肾阴；孩儿参益气生津，以顾其虚；童便清泻心火，引火归原。诸药合用，共奏清上滋下，泻南补北，益气固虚之功。

案6　血淋载余案

血淋载余，溺管疼痛，始因苦寒伤胃，继又温补，咳嗽有痰，形神日羸，饮食日少，皮肤发热，下损于上，损及于中。脉来弦象，肾之阴亏，肝之阳强，三焦俱伤，殊属可虑。商政。

川石斛　太子参　北沙参　山药　熟地　茯神　麦冬　荷叶包　老陈米　藕　梨

【赏析】

湿热为淋证的主要病理因素，汪瑟庵称其为"半阴半阳之邪"，相互胶结，最为难治，"徒清热则湿不退，徒祛湿则热愈炽"，故清热祛湿之比例最为难控。淋证初始以热重，故多用苦寒清热为主，然若一味苦寒，不分体质，而往往容易苦寒戕伤脾胃，而致湿热湿化寒化，致使病情演变难愈，正如叶天士所云"如面色白者，须要顾其阳气，湿盛则阳微也，法应清凉，然到十分之六七，即不可过于寒凉，恐成功反弃，何以故耶？湿热一去，阳亦衰微也。"故本案初起为血淋，热盛迫血妄行而致，然过用苦寒清凉，而脾胃中气受损，热逐渐湿化，湿遏脾阳，脾失健运，故见食少神乏，咳嗽痰多；故继而温补，然血热所致阴伤未复，又徒然温化，则助肾之阴愈亏，肝之阳愈强。故治宜化湿健脾，养阴滋肾兼顾。方中太子参补益脾肺，益气生津；老陈米理脾助气，调胃和中，以助太子参健脾助化水湿；石斛益胃生津，滋阴清热；沙参、麦冬养阴生津；熟地滋阴补肾，填精益髓；山药补益脾肾之阴，并助太子参以健脾；茯神宁心安神，健脾渗湿；荷叶健脾利湿；藕健脾开胃，凉血散瘀；梨润肺止咳，以治其标。

案7　赤白并见案

湿热伤于血分则赤，伤于气分则白，赤白并见，气血两伤。时值秋燥，热甚伤气伤阴。腑以通为调，脏以藏为补。服药以来，汗以渐敛，背脊蒸热，寤寐不宁，心肾不交，脾虚湿困。

茯苓　泽泻　川连酒炒　木香　当归　益元散　藕　白芍　沙参　糖楂

新莲子

【赏析】

"湿热伤于血分则赤,伤于气分则白"一句,道尽本案病机之关键,本案患者证型为湿热并重。湿伤气,阻滞气机,困遏脾阳,脾不散精,则小便混浊;热为阳邪,灼伤阴液,血热炽盛,迫血妄行,则尿中带血,故赤白并见。时值秋燥,天暑未去,"秋阳以曝",壮火食气,则耗气;《素问·阴阳应象大论》曰"燥胜则干",故阴液更伤;肾阴亏虚,水不济火,心火更炽,则寤寐不宁。故治宜清心养阴,化湿和血。方中茯苓、泽泻健脾渗湿,通利小便,"治湿不利小便非其治也";川连苦寒,清热燥湿,以清心之气热;木香辛温,行气调中,与川连相配,寓有辛开苦降之意;滑石,其味甘淡性寒,质重而滑,淡能渗湿,寒能清热,滑能利窍,既能清心解暑热,又能渗湿利小便;甘草味甘性平,能益气和中泻火,与滑石配伍,可防滑石之寒滑重坠以伐胃;朱砂入心经,清热镇怯,镇心安神;藕清热凉血;莲子以助清心;沙参滋阴生津,与渗湿药相配,使小便利而津液不伤;当归、白芍养血和血,以复所失之阴血;糖山楂醒脾健运,以助湿化。全方配伍精妙,独具匠心,面面俱到,故可收效。

案8 浊属心肾案

淋属肝胆,浊由心肾。淋浊茎如刀割刺痛,时或白浊,少腹作胀,神虚心烦,食少阴亏,抑郁湿热,结闭膀胱,气虚不化所致。久延防成劳怯。

生地 茯苓 乌药 归身 车前 牛膝 萆薢 远志 益智 甘草梢

【赏析】

"淋属肝胆,浊属心肾"出自叶天士《临证指南医案·淋浊》。厥阴肝经,从足而腹,绕阴器一圈,故《临证指南医案》中云"厥阴内患,其症最急,少腹绕前阴如刺,小水点滴难通,环阴之脉络皆痹,气化机关已息。"故小水点滴难通,与厥阴肝经关系最为密切。浊之为病,有尿浊、精浊之分,九峰先生认为"经以诸液混浊,皆属于湿热。淋病出溺窍,浊病出精窍"。精浊者,指尿窍流出秽污如脓之物,白者谓之白浊,赤者湿之赤浊。此病尿时茎中疼痛,与淋证的溺痛类似,但其尿道口时流秽浊,有别于淋证。《医宗必读·赤白浊》言其病机"心动于欲,肾伤于色,或强忍房事,或多服淫方,败精流溢,乃为白浊,虚滑者,血不及变,乃为赤浊",故浊之为病与心、肾密切相关。膀胱湿热,由腑及肾,肾阴亏虚,肾元不固,故精浊溺出;湿阻气滞,则少食腹胀;肾阴亏虚,心肾不交,心火上炎,则心烦。故治宜交通心肾，涩精化浊。方中生地滋肾阴，清虚热；茯苓健脾渗湿，渗湿以助脾运而化浊；乌药行气止痛，以解腹胀；车前子利尿通淋；萆薢利湿通淋，分清别浊，为化浊之专药；甘草梢清心炎，解热毒，利尿通淋；远志宁心安神；益智仁暖肾固精，温脾缩尿；浊出精窍，更有瘀血败精阻络，非单纯清利可效，故先生每每配以活血化瘀之品，当归、牛膝活血通经，化瘀通窍，《临证指南医案》曰"牛膝亦开通血中败浊也。"

溲　血

案1　热入血室案

《经》以胞移热于膀胱则癃。溺血痛与不痛有别也，不痛为溺血，痛则为淋血。先溲后血，有时停瘀溺管，令不得溲，窘迫痛楚，莫能名状，必得瘀血块先出，大如红豆者数枚，则便随之，已而复作，于兹十载。当从热入血室论治。

　　生地　木通　甘草　牛膝　犀角　丹皮　白芍　归身　地榆　黄芩　柴胡

【赏析】

《素问·气厥论》曰："胞移热于膀胱，则癃溺血"，《景岳全书·血证》曰："溺孔之血，其来远者，出自小肠"，心主胞宫，心火下移小肠则先溲后血，血停尿管，令不得溲，不通则痛，则窘迫痛楚，不可名状。外出之路被塞，必得道路通畅方可，故得瘀血先出。治当清热凉血，方中生地、犀角、丹皮清热凉血；木通、黄芩、甘草清热泻火，牛膝活血化瘀，引火下行；归身养血活血，白芍养血止痛；柴胡为少阳专药，轻清升散，疏邪透表；黄芩苦寒，善清少阳相火，两者相伍，一清一散，共解少阳之邪。

案2　心肾两虚案

素来善饮，湿甚中虚，五志不和，俱从火化，壮火食气，气不摄血，血不化精，湿热相乘，致有溺血之患。初服四苓导赤而愈，后又举发，服知柏八味，化阴中之湿热，理路甚好。未能获效者，情志所伤也。第情志中病，虽有五脏之分，总不外乎心肾。议六味养心二方加减。

　　生地黄汤去萸肉，加柏子仁、归身、枣仁、麦冬、洋参，蜜丸。

【赏析】

脾主运化，患者素来善饮，损伤脾胃，脾失健运，水湿内停，湿郁化热；壮火食气，气不摄血，湿热相乘，灼伤络脉则尿血；以四苓导赤健脾渗湿，清热凉血而愈。心藏神，情志过及首伤心神，心阴不足，不能下滋肾水则心肾不交，治当滋肾养心为主，是以但以补肾泻火之品未能获效。方用六味养心加减，方中熟地滋阴养血，补肾填精；山药补益脾阴，亦能固肾；茯苓健脾渗湿，并助山药之健运；泽泻利湿泄浊，助真阴复其位；丹皮清泄虚热；柏子仁、枣仁养心安神；归身补血活血；洋参、麦冬益气养心。

便 血

案1 心脾两虚案

阳明多气多血，大肠本无血，肝藏诸经之血，赖脾以统之，中气摄之。气不摄血，渗入大肠而下。血不养肝，肝不藏血，不能受孕者，血室空虚也。生产之后，血不归经，气不归窟，形丰脉虚，外强中干。养心脾，以和肝胃。

洋参 生地 于术 茯神 炙草 远志 当归 白芍 枣仁 阿胶 木香

【赏析】

《素问·决气篇》曰："中焦受气取汁，变化而赤，是谓血，"《景岳全书·血证》曰："盖其源源而来，生化于脾，总统于心，藏受于肝，"脾胃为气血生化之源，主统血，心主血，肝藏血，女子以血为本，以肝为先天。生产之后，血不归经，气不归窟，气血亏虚，形虽丰而脉虚。气不摄血，胃肠一气相通，血随胃气下降则便血。治当益气补血，养心健脾，方选归脾汤加减；方中洋参、于术、甘草甘温之品补脾益气生血，使气旺而血生；当归、阿胶甘温补血养心；茯神、酸枣仁、远志宁心安神；白芍养血柔肝；木香辛香而散，理气醒脾，与大量益气健脾药配伍，复中焦运化之功，又能防大量益气补血药滋腻碍胃，使补而不滞，滋而不腻；生地清热凉血，与大队甘温之品相伍，防其甘温太过。全方气血并补，重在补气以生血。

案2 血热动血案

心主血，肝藏血，脾统血，气摄血。湿热肠风，血随经下，常发常止。
地黄汤加生地、槐米、白芍、芥炭。

【赏析】

《医学心悟·便血》曰："便血症，有肠风、有脏毒，有热、有寒。病患脏腑有热，风邪乘之，则下鲜血，此名肠风，"湿热下迫，血随之而下则便血，治当清热凉血，凉肝止血；方中当归甘温补血，辛散活血，生地黄、黄芩清热凉血止血；槐米凉血止血；白芍养血柔肝；地榆、侧柏叶、芥炭清热凉血、收涩止血，助生地、黄芩止血之力；艾叶温经止血；伏龙肝温中收涩止血，止血而兼扶正，缓和凉血止血药之寒凉；蒲黄化瘀止血，止血而无留瘀之弊；生姜调和药性，健运中州，气血生化有源。全方共奏清热凉血，养血止血之功。

案 3　中气下陷案

阴络伤则便血。粪前血，近血也；粪后血，远血也。湿热伤阴，中气虚也。补中益气加生地、卷柏。

【赏析】

《灵枢·百病始生》曰："阴络伤则血内溢，血内溢则后血，"《景岳全书·血证》曰："虽血之妄行，由火者多，然未必尽由于火也。故于火证之处，……，有气陷而血亦陷者，"壮火食气，热盛伤阴耗气，中气不足，气失固摄而便血。治当补中益气，升阳止血，方选补中益气汤加味；方中黄芪味甘微温，入脾肺经，补中益气，气复血固；人参、炙甘草、白术，补气健脾，气旺则生血有源。当归养血和营，协人参、黄芪补气养血；陈皮理气和胃，使诸药补而不滞。少量升麻、柴胡升阳举陷，协助前药以升提下陷之中气；生地清热凉血，卷柏清热燥湿。

案 4　肝脾两伤案

便血骨痛，肝脾两伤。

当归　白芍　茯苓　旱莲　荆芥炭　槐米　生地　侧柏　荷叶　白术炭

【赏析】

《素问·调经论》曰："肝藏血，血有余则怒"，《景岳全书·血证》曰："怒气伤肝，血因气逆而下"，肝藏血，脾统血，肝脾两伤，血不归经则便血；失血骨节失于濡养则骨痛。治当健脾柔肝，凉血止血，方中当归甘温和血补血，辛散活血，白芍柔肝养血，茯苓、白术炭健脾止血，旱莲草、侧柏叶凉血止血，荆芥炭收敛止血，槐米凉肝止血，生地清热凉血，荷叶清热祛瘀止血。

案 5　营卫虚损案

络伤便血，历十余年。精神不振，肝气病痛，心虚气短，不相接续，阳事痿顿，年甫四二，未老先衰。脉来虚软，右关弦滑，中虚肾肝胃气皆虚，阴阳并损，从阳引阴，从阴引阳，大封大固，是其法程。第营出中焦，资生于胃，阳根于地，气根于肾，当从心脾进步。精血生于谷食，脾胃振作，为资生化源之本，不必寝事于阳，见血投凉。拟黑归脾汤加减。然否？明眼裁之。

人参　熟地　茯神　枣仁　黄芪　于术　甘草　远志　龙眼肉　阿胶藕粉研冲。

服十剂后，加鹿角胶、鹿角霜、炙龟板为末，以桂圆肉煎膏和丸。如胸攻作痛，以红糖汤送下。

【赏析】

《素问·决气篇》曰："中焦受气取汁，变化而赤，是谓血"，脾胃为气血生化之源，营卫生于水谷，源于脾胃，脾为营之源，胃为卫之本。《素问·五藏生成篇》曰："诸血者皆属于心。人卧血归于肝"，心主血，肝藏血。患者络伤便血十余年，气血俱损，血不养神则精神不振；肝失所养则肝气病痛，心失所养则心虚气短，不相接续。肾藏精，血即精之属也，血不化精，精虚则阳事萎顿，未老先衰。脉来虚软乃肾气不足之象，右关弦滑是肝胃不和所致。治当补气养血，健脾养心，方选黑归脾汤，方中人参、黄芪、于术、甘草益气健脾，健运中州，气血生化有源；熟地、龙眼肉补益肝肾，养血填精；茯神、枣仁、远志宁心安神；阿胶滋阴养血。全方以健运脾胃为主，中焦健运则气血生化有源，全身得以濡养则诸症得减。十剂后，以丸剂调理善后，鹿角霜、鹿角胶、炙龟板滋阴潜阳，从阴引阳，从阳引阴，桂圆肉和丸，补血益气，和阳益阴。若胸攻作痛，气血不足失于濡润所致，以红糖汤送下补气养血。

案6　气血不足案

便后血，乃远血也。血色鲜红，肛脱半时乃上，已十余年。头眩神倦，脉来软数，肾水不足，肝阴少藏，脾少统司，气无摄纳，从乎中治。议归脾举元。

熟地　洋参　茯苓　白术　当归　枣仁　远志　木香　升麻　桂圆

【赏析】

《灵枢·营卫生会》曰："血者，神气也"，《景岳全书·血证》曰："血即精之属也"，"凡形质所在，无非血之用也"，脾统血，为气血生化之源，肝藏血，肾藏精，水涵木。患者便血十余年，血能载气，气血俱虚，气虚失摄则肛脱半时乃上；肾水不足，肝阴少藏，阴不敛阳则头眩；血不养神则神倦，脉来软数。治当补气养血，健脾调中，方选归脾汤加减；方中洋参、茯苓、白术健脾益气，气旺则血充；少量升麻升阳举陷，协助前药以升提下陷之中气；熟地养血填精，当归养血和营，协洋参、白术补气养血；枣仁、远志宁心安神；木香辛香而散，理气醒脾，与大量益气健脾药配伍，复中焦运化之功，又能防大量益气补血药滋腻碍胃，使补而不滞，滋而不腻；桂圆益心脾，补气血。

案7　湿热内蕴案

脉滑数，酒湿伤阴，肠风便血。

生地黄汤去萸肉，加荆芥炭、黄芩、槐米末、侧柏叶。

【赏析】

《温热论》曰："又有酒客里湿素盛，外邪入里，里湿为合，……，然其化热则一"，嗜酒伤脾，脾失健运，内生痰湿，湿蕴生热则脉滑数；热盛伤阴，灼伤脉络，迫血妄行则便血。治当清热凉血，燥湿止血，方中生地清热凉血，滋阴生津；黄芩清热燥湿，侧柏叶、槐米末凉血止血；荆芥炭收敛止血；阿胶滋阴养血。

案8　虚实夹杂案

便血数年，先后不一，红紫相间，中带红块，腹中隐痛，脉来滑数，按之无力。三阴内亏，湿热不化，阴络受伤，脾不统血，气不摄血，渗入大肠而下。

生地　归身　阿胶　白芍　赤石脂　于术　枣仁　槐米　鲜地榆

【赏析】

《灵枢·百病始生篇》曰："阴络伤则血内溢，血内溢则后血"，湿热内蕴，灼伤脉络则便血，热蕴成毒，煎灼血液，炼血为瘀则红紫相间，中带红块；丹家曰：涕、唾、精、津、汗、血、液，七般灵物总属阴，血虚则阴亏。血能载气，气随血脱，气血俱虚，内蕴湿热则脉来滑数，按之无力。血虚失养则腹中隐痛。本案虚中夹实，既有血虚，又有湿热内蕴，治当清热凉血，益气养血，方中生地清热凉血，养阴生津；归身、阿胶滋阴养血；白芍养血柔肝，赤石脂涩肠止血，于术健脾益气，气旺则血充；枣仁宁心安神，槐米、鲜地榆凉血止血。全方虚实兼顾，攻补兼施。

案 9 益气养血案

衰年心脾气馁，肝肾阴亏，气馁不能摄血，阴亏无以制火。心主血，肝藏血，肾开窍于二阴。四经俱病，则营血失其统摄之司。血畏火燔，无以守静谧之职，妄行从魄门而出。拟归脾加减。

人参 冬术 茯苓 炙草 炙芪 当归土炒 枣仁 远志 山漆

【赏析】

《素问·决气篇》曰："中焦受气取汁，变化而赤，是谓血。"脾统血，为气血生化之源，心主血，脾统血，气虚不能摄血则便血。《景岳全书·血证》曰："血即精之属也"，肝肾阴亏，阴亏无以制火，火盛迫血妄行，从魄门而出则便血。治当益气健脾，滋阴养血，方选归脾汤加减；方中人参、冬术、茯苓、炙草、炙芪甘温，补脾益气生血，使气旺而血生；当归甘温养血和营，辛散活血；枣仁安五脏，生津安神；远志养心安神；山漆散瘀止血。

案 10 热盛动血案

血因火动，凉以和之。

生地 白芍 生甘草 黄芩 川断 炒地榆 槐蕊 乌梅肉

【赏析】

《景岳全书·血证》曰："血本阴精，不宜动也。……，盖动者，多由于火，火盛则逼血妄行。"血喜静，畏火燔，治当清热凉血；方中生地、生甘草清热凉血，养阴生津；白芍养血柔肝；黄芩清热泻火；血即精之属也，川断补益肝肾，精充血和；炒地榆、槐蕊凉血止血，乌梅肉酸甘化阴，滋阴生津。

案 11 益气回阳案

《经》以中焦取汁，变化而赤，是谓血。劳损中伤，化机衰惫，注泄下行，其色如赭。脉来细数，此阳败于阴，真元几脱之象。拟回阳之法。多酌明哲。

熟地 人参 当归 炙草 炮姜 制附子 五味 山药 萸肉

【赏析】

《医门棒喝》曰："脾胃之能生化者，实由肾中元阳之鼓舞，而元阳以固密为贵，其所以能固密者，又赖脾胃生化阴精以涵育耳，"脾主运化，化生气血，为后天之本，肾藏精，主命门真火，为先天之本。劳伤脾胃，脾虚中运失常，化机衰惫。脾失统摄则注泄下行，气色如赭；脾虚及肾，脾肾两亏则脉来细数。血即阴精也，血亏精伤，阳随阴泄则真元欲脱。治当益气回阳，补血养血，方中熟地滋阴养血，填精益髓；人参、炙草益气健脾；当归补血活血；炮姜、制附子温肾助阳；五味子滋补肝肾；萸肉补养肝肾，并能涩精；山药补益脾阴，并能固精，血即精之属，精血同源互化。

案 12　脾虚气滞案

便血已历数年，近乃肤胀腹大，脉沉潜无力，绝不思食，脾肾两亏，生阳不布，水溢则肿，气凝则胀。心开窍于耳，肾之所司，耳闭绝无闻者，肾气欲脱，不能上承心也。勉拟一方，以尽人力。

洋参　冬术　茯苓　炙草　熟地　归身　枣仁　远志　苡仁

【赏析】

《素问·至真要大论》曰："诸湿肿满，皆属于脾"，脾主运化，脾胃为气血生化之本，血能载气，气随血脱，患者便血数年，气血俱虚，损伤脾胃则绝不思食；脾失健运不能运化水湿，水湿泛溢则水肿，腹大；水湿内生阻碍气机，气行不畅则胀。《景岳全书·脾胃论》曰："水谷之海本赖先天为之主，而精血之海又赖后天为之资"，脾虚及肾，脾肾两亏则脉沉潜无力。心主血脉，肾气不足，不能上承于心，心肾不交，耳窍失养则耳闭绝无所闻。治当健脾益气养血，行气渗湿，方选归脾汤加减，方中洋参、冬术、茯苓、炙草健脾益气，一则气充则血旺，二则气行则水行，既可以补血又可化湿；熟地滋阴养血，填精益髓，归身补血活血，与熟地相伍加强补血之力；枣仁、远志养心安神，苡仁健脾渗湿。全方重点在脾，以恢复脾运为主，脾健则气血生化有源，水湿得以宣化。

案 13　血滑气脱案

脉来浮数而空，尺部独减，症本心脾气馁，脾肾阴虚，血失统司，水不制火，血注后阴，鲜瘀不定，便前便后俱有，远近之血交流，脉络不能摄固，血滑气脱，殊为棘手。

熟地　洋参　冬术　炙草　诃子肉　川断　白芍　五味　乌梅　龟板　山药

鲜地榆　归身

　　蜜丸。

【赏析】

　　《景岳全书·血证》曰："凡因劳倦，七情，内伤不足，而致大便动血者，非伤心脾，即伤肝肾，"心主血，脾统血，心脾不足，血失统摄则便血；肾开窍于二阴，肾水不足，水不制火，火灼脉络，迫血妄行则血注后阴，鲜瘀不定，便前便后俱有，脉来浮数，尺部独减；血滑气脱则脉空。治当益气摄血固脱，填精止血；方中熟地滋阴养血，填精益髓；洋参、冬术、炙草健脾益气生血；诃子肉、五味子、乌梅肉酸收涩血；川断补益肝肾，白芍养血柔肝，山药补益脾胃；龟板滋阴潜阳；鲜地榆凉血止血，归身功善补血。全方重在补血止血，益气生血，气血恢复则诸症可除。

案14　建土煦血案

　　中央生湿，湿生土，土生热，热伤血。火灼金伤，阳明胃血下注大肠。血在便后，已历多年，所服黑地黄丸，黄土汤，均是法程。第湿热盘踞中州，伤阴耗气，血随气行，气赖血辅，必得中州气足，方能煦血归经。

　　生地　洋参　怀药　白术　归身　白芍　枣仁　远志　炙草　升麻　桂圆肉

【赏析】

　　《血证论·便血》曰："大肠者，传导之官，化物出焉，谓大肠下脾胃之化物，"中焦湿热，热迫大肠则便血。壮火食气，湿热盘踞中州，伤阴耗气。患者便血多年，血能载气，气随血脱，气血两虚。"便血出后阴，故兼治肺肾以固肠气。肾主下焦，主化气上升，肾足则气不下陷，肺与肠相表里，肺气敛则肠气自固"，治当益气生血，健脾补肾。方中洋参、白术、炙草健脾益气生血；少量升麻升阳举陷，协助前药以升提下陷之中气；生地清热凉血；淮药补益脾阴，并能涩精；白芍养血柔肝；归身补血远志、枣仁宁心安神；桂圆肉益心脾，补气血。全方气血双补，重在补气以生血。

便结案

案1 清上实下案

《经》以肾开窍于二阴，主五液而司开阖。饮食入胃，津液输于脾，归于肺，注于膀胱，是为糟粕。转入小肠，传送大肠，出于广肠，是为大便。其中酝酿氤氲之气，化生精微，滋润五脏，营养百骸，盖大肠传送，赖相傅为之斡旋。故肺与大肠相为表里，肺为相傅之官，治节出焉。肾之津液，赖州都为之藏蓄，故肾与膀胱相为表里。膀胱为州都之官，津液藏焉。小溲多而大便结，正与大肠泄、小肠秘，同归一体。便泻溲秘，乃清浊相混，溲多便结，乃清浊不分，过犹不及。脉来软数无神，尺部尤甚，症本阴亏，水不制火，火灼阴伤，寒热如疟，注泄之后，五液干耗，肺不清肃，无由下降，致令开阖失司，传送失职，州都津液少藏，故大便秘而小便数。所服之方极是。拟清上实下主治。清上则肺无畏火之类，实下则肾有生水之渐，冀其金水相生，肺肾相资，清归于肺，润回于肾，则大肠无燥闭之患矣。愚见云然，未识高明以为是否。

鲜首乌　牛膝　归尾　杏仁　羚羊片　南沙参

甘澜水煎，分二次服。

【赏析】

便秘是指排便困难，便质干燥坚硬，秘结不通，排便次数减少或排便间隔时间延长或质软、有便意而排便困难的一种病证。中医认为，其基本病机为大肠传导功能失常，病位在大肠，与脾、胃、肝、肾、肺等脏腑的功能失调相关。本案九峰先生引经发微，对便秘的机理分析甚详，将诸脏腑的关系疏理清晰，通达透彻，颇能启迪后学，开拓便秘的辨治思维。

患者脉见软数无神，尺部尤甚，此为本案病机关键。素体阴亏，阴虚火旺，火炽阴伤，津液更亏，火热尤炽，恶性循环。阴亏肺燥，肺热移肠，大肠燥结，故见大便秘结；肺不清肃，腑气不通，开阖失司，传导失职，故小便多。九峰先生结合经典，根据病变关键，运用脏腑五行生克制化，论其治法十分详尽，"清上则肺无畏火之类，实下则肾有生水之渐，冀其金水相生，肺肾相资，清归于肺，润回于肾，则大肠无燥闭之患矣"，故治宜清肺火，滋肾水。方中鲜首乌滋补肾阴，润肠通便；当归养血和血，辛润通便；牛膝补肾强腰，其性下降；杏仁苦降辛润，油润滑腻，既可宣肺降浊，又可润燥滑肠，《本草便读》载曰"凡仁皆降，故（杏仁）攻专降气，气降则痰消嗽止。能润大肠，故大肠气闭者可用之"；南沙参滋阴润肺，与杏仁相配，甘缓滋润，通利肠腑；羚羊片降火下气，以退寒热；甘澜水扬之无力，不助肾气。结合本案与下案，可知，九峰先生治便结之特色在于善从"肺"论治。

案2　肠覃便结案

食入脘胀，大便兼旬不解，肠中攻痛，此名肠覃。丹溪治法在肺，肺气化则便自通，是亦腑病治脏，下病治上之法。

紫菀　郁金　桔梗　杏仁　瓜蒌仁　枳实　枇杷叶

【赏析】

本案患者症见大便不解二十天，伴有脘胀、肠中攻痛等表现，九峰先生诊为肠覃。

肠覃，最早见于《灵枢·水胀篇》，"肠覃何如？岐伯曰：寒气客于肠外，与卫气相搏，气不得荣，因有所系，癖而内著，恶气乃起，息肉乃生。其始生也，大如鸡卵，稍以益大，至其成，如怀子之状，久者离岁，按之则坚，推之则移，月事以时下，此其候也。"因此，对于肠覃的认识以子宫（旁）少腹内出现的圆滑柔韧且一般不影响月经的肿块较为普通。结合古代文献的描述，亦有认为肠覃男女皆可有之，相当于现代的肠道肿瘤，如《白话通解黄帝内经·第五卷》有云"肠中垢滓，凝聚生瘜肉，犹湿气蒸郁，生菌于木上，故为肠覃"。虽然，医家对于本病的病位与发病性别有所争议，但都认为属于积聚的一种，如《素问·举痛论》言"寒气客于小肠膜原之间，络血之中，血泣不得注于大经，血气稽留不行，故宿昔而成积矣。"则阐释了本病的病因病机。本病因不影响女子月经，故其病在气分，如《血证论》中所言"肠覃是气病而血不病"。又肺与大肠相表里，肺主一身之气，如九峰先生上案所言"盖大肠传送，赖相傅为之斡旋"，因此肠腑之气病，与肺脏之气化密切相关。肺气宣发肃降失常，则腑气不降，故可见大便不解；气滞血不行，故肠中攻痛；腑气不通，故脘胀。因此，仿丹溪法之下病上治，故宜宣肺理气，消积化痰。方中紫菀润肺下气，化痰止咳；郁金行气解郁，并入血分行血破瘀，以防气滞血瘀；桔梗以升为主，杏仁以降为主，二药配伍，一升一降，宣通肺气，升降调和，清上安下，疏通肠胃，滑肠通便；瓜蒌仁宽胸散结，润肠通便；枳实破气消积，化痰散痞；枇杷叶清肺和胃，使肺胃之气下降而通利肠腑。诸药合用，治上则肺气化，肺气化则腑气通，腑气通则便自解。

泄　泻

案1　痛泻溲少案

暑湿痰滞，互伤脾胃，腹鸣痛泻，溲少。进平陈　饮加减。

赤猪苓　泽泻　木香　川朴　陈皮　冬术　车前　炙草

【赏析】

本案为炎夏暑湿之邪侵袭肠胃所致。"暑易夹湿"，暑湿为患，以暑热为主，兼夹湿邪，易伤脾胃。暑热煎烁湿邪为痰，且脾胃失于运化，故病理产物中易有痰滞。湿阻痰滞，故腹鸣痛泻；暑热伤阴，则尿少而短赤。因此，治宜清热利湿，行气化痰。王氏选用了《医学入门》之平陈饮加减治疗。方中猪苓、泽泻利水渗湿，木香健脾行气止痛，针对暑湿之邪进行治疗，再以厚朴、陈皮行气祛痰，白术健脾止泻，车前子清热利尿，甘草健脾和胃，调和诸药，全方共奏清暑利湿止泻、健脾化痰之功。

案2　和中调胃案

脾喜燥而恶湿，湿蕴痰滞伤脾，腹中痛泻，进胃苓汤，痛泻已止，宜和中调胃。

赤苓　白蔻　陈皮　半夏　炙草　木香　谷芽　神曲

【赏析】

泄泻病所受之外邪，以暑、湿、寒、热较为常见，其中又以感受湿邪致泻者最多。盖因脾喜燥而恶湿，外来湿邪，最易困阻脾土，久之还可生痰，湿阻痰滞，更加影响脾的功能失常，表现为升降失职，清浊不分，水谷混杂而下发生泄泻，故有"湿胜则濡泄"之说。暑湿、寒湿、湿热为患，即所谓"无湿不成泻"，故《杂病源流犀烛·泄泻源流》说："湿盛则飧泄，乃独由于湿耳。不知风寒热虚，虽皆能为病，苟脾强无湿，四者均不得而干之，何自成泄？是泄虽有风寒热虚之不同，要未有不源于湿者也。"

本案与（案1类似，病机仍以痰湿蕴结为主，相异之处在于本案无暑热为患。

王氏首先选用胃苓汤，本方出处甚多，药物组成小异，但都以健脾祛湿，止呕止泻为功，同案1中方药平陈饮类似。另本案中患者可能正气亏虚，不耐攻伐，故王氏在首方起效，痛泻已止后，明确提出要和中调胃，加用的木香能够健脾行气，谷芽、神曲则有健脾开胃之功，从本案中也可以看出王氏在临床中十分重视顾护脾胃。）

案3 寒湿泄泻案

寒湿水气，交并中州，泄泻延今月余，绕脐作痛，腹中气堕，湿郁化热之象。精通之岁，阴未和谐，泻久伤阴，殊为可虑。每朝进六味地黄丸三钱，午后服十味资生丸三钱，再以补中益气加香连。是否仍候高明酌正。

补中益气加木香、川连。

【赏析】

本案为外感寒湿水气，侵袭脾胃所致。由于湿为中土之气，脾胃为中土之脏腑，故寒湿之邪流连脾胃，脾失健运，清浊升降失司，故泄泻月余，且病情迁延难愈。又因寒主凝滞、收引，故病位固定，绕脐作痛。正气久病亏虚，有中气下陷的趋势，故而自觉腹中气堕。患者病情较为复杂，且久病，出现中气下陷之病机，亦可见久泻脱肛之症，故王氏煎方以补中益气汤升举阳气。由于王氏亦考虑到患者泻久伤阴，阴液亏虚较重，是故"殊为可虑"，加之脾胃功能受损，因此治疗时全面兼顾。早晨以六味地黄丸来滋补肾阴，中午配合十味资生丸健脾和胃，之后再服用补中益气汤升阳举陷，三方合用，共奏滋补肾阴、健脾和胃、升阳举陷之功。王氏对于六味地黄丸的使用，心得颇多，本案乃其养阴健脾举陷法的典型运用。

案4 肝木犯脾案

清气在下，则生飧泄，浊气在上，则生膜胀，肝脉循于两胁，脾脉布于胸中，肝实胁胀，脾虚腹满，木乘土位，食少运迟，营卫不和，寒热往来，补中益气，是其法程。更兼以涩固胃关之品，冀效。

洋参 茯苓 冬术 炙草 川连 升麻 柴胡 归身 木香 陈皮 山药 补骨脂 肉豆蔻

【赏析】

本案中并未简单陈述患者病情，而是引经据典，直言病机及治疗，有着较强的临床指导意义。《内经》曰："清气在下，则生飧泄；浊气在上，则生䐜胀，"旨在提示脾胃是人体气机升降的枢纽，脾升则胃降，胃降则脾升。若脾气下陷不升，称作"清气在下"，不仅是腹泻不止，而且影响胃气的下降，就会导致胃中胀满，不思饮食，称作"浊气不降"。随之，王氏进一步阐述脾胃与肝之间的关系，肝属木，脾属土，肝木亦可乘犯脾土而发生泄泻。如情志失调，烦恼郁怒，肝气不舒，横逆克脾，导致脾失健运，升降失调；或忧郁思虑，脾气不运，土虚木乘，升降失职；或素体脾虚，逢怒进食，更伤脾土，而成泄泻，兼有腹满、纳食少等。又因肝失疏泄，胆亦受邪，少阳枢机不利，出现营卫不和、往来寒热等症。正如《景岳全书·泄泻》所言："凡遇怒气便作泄泻者，必先以怒时夹食，致伤脾胃，故但有所犯，即随触而发，此肝脾二脏之病也。盖以肝木克土，脾气受伤而然。"针对本案病机，王氏指出，使用补中益气的方法，调理气机，肝木得制，脾土自可恢复。更兼固涩胃肠之品，可获良效。方中西洋参，茯苓，白术，炙甘草健脾和胃，升麻、柴胡则升举阳气，加用当归补营血以调和营卫，木香健脾止泻，陈皮行气祛痰，黄连、补骨脂、肉豆蔻则固涩止泻。

案5 脾肾亏虚案

淫雨两旬，时湿暴甚，脾肾受伤。脾属土，肾属水，水土相乱，清浊不分，大便泻，小便少。《经》言谷气通于脾，雨气通于肾，湿则泄泻。拟胃苓加减，通调水道，以澄其源。

枳实　川朴　山楂　陈皮　砂仁　木香　泽泻　藿香

【赏析】

本案患者为脾肾亏虚所导致的泄泻。雨季湿邪为患，湿为土之气，因同类相召，同气相求，湿邪易侵袭脾土。脾属土，肾属水，脾土为湿所困，水液代谢失常，脾土克肾水，而致水湿滞留不去，形成脾虚湿盛之证，即所谓"水土相乱，清浊不分"，则出现泄泻，又肾司二便，故可有小便短少之症。治病求本，故宜健脾化湿。方用胃苓汤加减化裁，方中砂仁，木香温脾止泻；枳实、厚朴行气化痰消痞；陈皮健脾燥湿化痰；泽泻利水渗湿；藿香化湿止呕；山楂行气消食；诸药同用，共奏温中利湿止泻、健脾化痰之功。

案 6　脾肾阳虚案

暴泻为实，久泻为虚。曾由饮食失调致泻，延今不已，泻色淡黄，完谷不化，火不生土，命门虚寒，脾胃俱亏，化机不振。《经》言肾者，胃之关也，开窍于二阴。拟景岳胃关煎，略为加减。

熟地　山药　吴萸　炮姜　炙草　冬术　肉蔻　破故纸　五味子

【赏析】

王氏开篇便指出，泄泻患病日久，可由初期的实证转化为虚症。本案中患者初期因饮食不节，损伤脾胃而致泄泻，由于日久不愈，脾阳虚衰逐渐累及肾阳，由实证转化为虚证。本案同（案 5 相比，脾肾亏虚的程度更重。本病的病机为久病之后，脾阳虚衰累及肾阳，肾阳受损，命门火衰，失于温煦脾土，运化失司，水谷不化，而泄泻不已；脾运功能极衰，故完谷不化；泻色淡黄，亦呈脾之本色。而肾为胃之关，主司二便，若肾气不足，关门不利，则大便下泄。正如《景岳全书·泄泻》所言："肾为胃关，开窍于二阴，所以二便之开闭，皆肾脏之所主，今肾中阳气不足，则命门火衰，而阴寒独盛，故于子丑五更之后，当阳气未复，阴气盛极之时，即令人洞泄不止也。"故治宜温补脾肾之阳。王氏选用《景岳全书》之胃关煎予以治疗，方中熟地、山药、吴萸、炮姜专力温补肾阳；白术健脾止泻；肉豆蔻，破故纸温涩止泻；五味子既能止泻，亦能补肾，辅以甘草健脾并兼调和诸药，诸药同用，共奏温补肾阳、健脾止泻之功。）

案 7　脾虚泄泻案

《经》以清气在下，则生飧泄。数年洞泄，脾胃久伤，清阳不升，浊阴不降，胃关不固，仓廪不藏，乃失守之兆。非其所宜。

洋参　炙芪　冬术　归身　肉豆蔻　炙草　升麻　柴胡　故纸　煨木香

【赏析】

王氏开篇明义，引经据典，脾主升清的功能受损是出现泄泻症状的关键原因。本案患者洞泄数年不愈，反复发作，势必影响脾气的升清，脾不升清，则胃难降浊，故言"胃关不固，仓廪不藏"，临床除可见泄泻外，亦可见纳呆、坠胀、消瘦等中气下陷之症，故称为"失守之兆"。本案亦为患病日久，而转为虚证，若久泻脾虚进一步发展，脾土累及肾水，则成脾肾俱虚泄泻无度，完谷不化之症，病情趋向重笃，故言"非其所宜"，必须截断病情发展。治宜健脾升阳，固涩止泻。王氏选用了补中益气汤加减治疗，并加用木香健脾止泻；肉豆蔻、破故纸固涩止泻，全方共奏健脾止泻、补气升阳举陷之功。

案8　阴中火虚案

少腹痛，寅泻完谷不化，此真阴不足，丹田不暖，尾闾不固，阴中火虚故也。

熟地　山药　吴萸　附子　五味　茯苓　楂肉

【赏析】

本案即《景岳全书》中所言之阴中少火虚衰之泄泻，"一凡兼真阴不足而为泄泻者，则或多脐下之痛，或于寅卯时为甚，或食入已久，反多不化，而为呕恶溏泻，或泻不甚臭而多见完谷等证。盖因丹田不暖，所以尾闾不固，阴中少火，所以中焦易寒，此其咎在下焦，故曰真阴不足也，本与中焦无涉，故非分利所及也，惟胃关煎一剂，乃为最上之乘。"本案症见寅时泄泻，完谷不化俱为真阴不足之表现，咎在下焦，故以治肾为本，方遵景岳之胃关煎加减化载。方中熟地，山药补肾固精；而以吴茱萸，附子温补肾阳；茯苓健脾燥湿；五味子、山楂肉酸涩止泻，全方共奏补肾健脾止泻之功。

案9　怒则气泻案

曾经暴怒伤肝，木乘土位，健运失常，食滞作泻。过怒则发，已历多年，病名气泻。议补脾之虚，调脾之气。

冬术　陈皮　川朴　炙草　木香　藿香　枳壳

【赏析】

本案属于情志失调所致泄泻。患者烦恼郁怒，肝气不舒，导致木乘土位，横逆克脾，脾失健运，升降失调，而成泄泻。正如《景岳全书·泄泻》曰："凡遇怒气便作泄泻者，必先以怒时夹食，致伤脾胃，故但有所犯，即随触而发，此肝脾二脏之病也。盖以肝木克土，脾气受伤而然。"王氏则对于此种病机所致的泄泻命名为"气泻"，其治疗一方面要调畅情志，不可过怒伤肝；另一方面因患者已历多年，脾虚木乘，故治宜补益脾气，健脾抑木。方中白术健脾止泻；厚朴行气除满；木香行气止泻；藿香化湿止呕；枳壳行气化痰；甘草健脾调中，全方共奏健脾、行气、止泻之功。

案 10　久病脾虚案

过服克伐之剂，中胃受伤，腹中窄狭，便泻不已，脾虚气痞于中，化气不展。拟归脾六君，以助坤顺乾健。

洋参　茯苓　冬术　炙草　半夏　陈皮　木香　远志　枣仁

【赏析】

本案可以认为是因失治误治所导致的一种变证。患者系因久服攻伐之剂，而脾胃亏虚不能耐受，致使脾胃失运，升降失因，而出现泄泻症状。且脾胃失运，气机不得斡旋，气滞中焦，故而痞满。故治宜顾护中焦，宣展气机。方用六君子汤合归脾汤加减化裁。方中西洋参，茯苓，白术，甘草合用，益气健脾；半夏，陈皮燥湿行气除满；归脾汤之远志、酸枣仁养心安神，补母益子；木香辛香而散，理气醒脾，健脾止泻，与大量益气健脾药配伍，复中焦运化之功，又能助脾运，使补而不滞，滋而不腻。全方共奏益气健脾、行气止泻之功。

案 11　相火亏虚案

阳气者，若天与日，失其所则折寿而不彰。故天运当以日光明。人与天地相参，与日月相应。膻中为阳气之海，生化著于神明，命门为阳气之根，长养由于中土，故曰君火以明，相火以位。明即位之光，位即明之质。症本相火之亏，不能生土，土虚无以生金。肺司百脉之气，脾乃生化之本，肾开窍于二阴，相火不振，膻中阴晦，脾失斡旋，肺失治节，中土困于阴湿，乌能敷布诸经。湿甚则濡泄，注于二阴，是以大便溏薄，小水频数，虚症蜂起。譬如久雨淋漓，土为水浸，防堤溃决，庶物乖违。益火之本，以消阴翳，离照当空，化生万物，阴平阳秘，精神乃治。

熟地　洋参　冬术　鹿角胶　附子　肉豆蔻　补骨脂　白芍　吴萸　小茴香　白龙骨　诃子皮

蜜丸。

【赏析】

本案未明言患者病情，而是引经据典，着重讨论了泄泻的发病中肺、脾、肾之间的关系。王氏根据《内经》论述，认为人与天地日月相应，而膻中为阳气之海，命门为阳气之根，君火以明，相火以位。这里的君者，为火之性也。故君火是主，主一身之阳。其义如中天之日，明照万物。主明则五藏安和；主不明则十二宫危也。因此，君火，火之性德也，为能明。君火不明，则失其照，无智之谓也。所谓相者，为火之用也。因五藏六腑其位不同，亦即所主阴阳不同，阳中有阴，阴中有阳。故火之作用各不相同。若火不离其本位，则各脏腑阴阳平衡，身体则不病，若离其位，脏腑阴阳失去平衡，故而生病也。所以，相火，火之作用，为所明。相火失位，则失其功，无用之谓也。可见，百病皆由火生，病字之丙火即谓此意也。

肾中寄有相火，若相火虚衰，则脾阳得不到温煦，膻中阳气不足，而成阴霾之象，阳气不升，故而中焦脾土斡旋失职，又土虚无以生金，肺主治节，通调水道，脾土累及于肺金，则会导致全身水液代谢出现失常，即所谓"中土困于阴湿，无能敷布诸经"，从而可见大便溏薄，小便频数的泄泻症状。究其治疗，王氏指出，需益火之本，以消阴霾，从而肺、脾、肾之阳气得布，达到阴平阳秘的状态，则精神乃治。方中熟地、洋参、白术、白芍滋补脾肾；鹿角胶、附子温补肾阳；吴茱萸、小茴香则散寒止痛；肉豆蔻，补骨脂，诃子温涩止泻，诸药合用，起到补火助阳、温脾止泻之功。

除了用方精当之外，王氏还特别重视对于剂型的选用。如本案方剂中不用水煎，而是制成蜜丸，由于蜂蜜含有较丰富的营养成分，并具滋补及润肺润肠等作用，故常用于慢性病的调理。王氏这里使用蜜丸，主要取其培补命门，崇土生金之功，以图"舒缓为治"。

案12 脾肾双亏案

曾经洞泄，又值大产，脾肾双亏，《经》以肾乃胃之关，清气在下，则生飧泄。脾虚则清气不升，肾虚则胃关不固，是以洞泄日增，近复完谷不化。脾主运化属土，赖火以生，火虚不能生土，土虚不能运化精微，胃能容纳，脾不健运，肾火不足可知。脉来细弱无神，有血枯经闭之虑。治当益火之源，以消阴霾。

熟地 山药 冬术 洋参 五味子 肉豆蔻 吴萸 升麻 附子 补骨脂 罂粟壳 石榴皮

煎汁泛丸。

【赏析】

本案可看作案11理论的具体病案举例，其病机承接案11所言，兹不赘述。本案中患者泄泻较甚，又值大产，正气损伤严重，而致脾肾双亏，致使肾火不足，无以温煦脾土，脾失健运，故症见洞泄，且完谷不化。脉来细弱无神，则为阳气亏衰兼有阴虚之象，恐其阳损及阴，血枯经闭之虑，故当治以益火之源，以消阴翳。方中熟地、山药、西洋参、白术滋补脾肾；附子温补肾阳；吴茱萸散寒止痛；五味子、肉豆蔻、补骨脂、罂粟壳涩肠止泻，诸药合用，起到补火助阳、温脾止泻之功。且方剂不用水煎，而是以石榴皮煎汁制成水泛丸，与案11之蜜丸，又有不同，则是取其涩肠止泻之效。可见，王氏制备药剂，常随机应变，每每根据病情，辨证施治，灵活选用剂型。

案13　木克脾土案

服固肾温脾之剂，洞泄已而复作。症本火亏于下，土困于中，不能运化精微，致令升降失司，胃关不固。益火之源，以消阴翳，古之良法。反复者，必有所因。自述多因怒发，怒为肝志，乙癸同源，肾主秘藏，肝主疏泄，怒则伤肝，木能克土，肾欲固而肝泄之，脾欲健而木克之，是以反复相因，绵延二载，非药不对症，盖草木功能，难与性情争胜。是宜澄心息怒，恬淡无为，辅以药饵，何忧不已。

　　熟地　冬术　诃子肉　肉豆蔻　罂粟壳　赤石脂　木香　洋参　五味子　附子　干姜　吴萸　石榴皮

　　煎水泛丸。

【赏析】

本案症本脾肾双亏，相火亏衰于下，不得温煦脾土，土虚不能运化水谷精微，致使升降失职，而见洞泄，故方用固肾温脾方。然服用后，洞泄已止，继而复作，可见病情复杂，必有所因。于是，王氏详察病情，方知患者每次多因怒而发，又怒为肝志，肝主疏泄，怒则伤肝，疏泄太过，则木克土而不健，肝泄之，则肾之封藏不及，故而病情反复不愈。正如《景岳全书》泄泻篇曰："凡遇怒气便作泄泻者，必先以怒时夹食，致伤脾胃，故但有所犯，即随触而发，此肝脾二脏之病也。盖以肝木克土，脾气受伤而然。"故治疗中，在固肾温脾方的基础上，兼顾疏肝开郁。方中熟地、西洋参、白术滋补脾肾；附子、干姜温补肾阳；吴茱萸主入肝、胃经，润肝开郁，散寒止痛；木香健脾止泻；五味子、肉豆蔻、诃子、罂粟壳、赤石脂涩肠止泻，诸药合用，共奏补火助阳、温脾止泻之功。且方剂不用水煎，而是以石榴皮煎汁制成水泛丸，进一步加强其止泻之力。

王氏指出，前方非药不对症也，盖草木功能，难与性情争胜，故情志因素所伤者，调护时除服用汤药外，更需精神调养，即澄心恬淡，调畅情志，疏肝解郁，维持肝的疏泄功能，方可收获全功。

案14　半产泄泻案

脾统诸经之血，肾司五内之精。曾经三次血崩，七胎半产，脾肾双亏。脾与胃脂膜相连，为中土之藏，仓廪之官，容受水谷，有坤顺之德，化生气血，有乾健之功。中土受亏，化机失职，清不能升，浊无由降，乃生呕吐吞酸，肠鸣飧泄等症。乘肾之虚，戍邪传癸，遂成肠澼，肾气不支，澼势危殆，昼夜无度，五色相兼，呕哕大汗，绝食神迷。自服热涩之剂，正合《局方》之理，是以获愈，未能如故。脾肾双亏，肾兼水火之司，火虚不能生土，水虚盗气于金，脾土乃肺金之母，大肠与肺相为表里，辛金上虚，庚金失摄，土虚不能胜湿，肾虚胃关不固，且南方卑湿，脾土常亏，既失所生，又素不足，土弱金残，湿胜泻泄，是以每至夏令，则必泄泻。《经》所谓长夏善病洞泄寒中是矣。经旨为常人立论，尚且洞泄，而况脾胃久亏者乎。是以泻后诸症蜂起，自与众殊。所幸年当少壮，能受峻补，病势一退，精神如故。然峻补之剂，仅可使愈，未能杜源。近复三月，或五志不和，饮食失宜，泄泻吞酸，不寐、怔忡、惊悸等症立起，即以峻补之剂，投之立愈，已而复发，反复相仍，于兹四载。今年六月间，因忧劳病发，仍以前法治之而已。第药入刚减，药过依然，洞泄日加，虚症蜂起，怔忡惊悸，莫能自主，愤响腹胀，竟夜无眠，呕吐吞酸，时时欲便，非便即泻，泻则虚不能支，欲便能忍，忍则数日方解，精神日败。盖肾主藏精，开窍于二阴，泻则阴精不固，所以精不化气，气不归精，相火不振，君火失明，宗气上浮，心神昏愦，怔忡惊悸。阴阳不交则不寐，土不制水故肠鸣，吞酸乃西金化气太过，呕吐是东方犯土有余。此皆火不归窟，气不依精，不然何以卒然颓败，倏尔神清，使非气火为病，何能迅速如此。治病必求其本，病本火亏于下，气不归精，屡服益火之剂，病势未能尽却者，以火能生土，亦能伤金。肺司百脉之气，气与火不并立，壮火食气，热剂过当，肺金受伤，元气孤浮无主，以故卒然疲败，补火固是治本之法，所失在不兼济肺标之急。今拟晨服三才，养心清金育神，以济心肺之标。晚服八味，养脾益火生土，叫治受病之本。申服归脾、六君，崇土生金，以杜致病之源。疗治标本虽殊，三法同归一体。冀具肾升肺降，中土畅和，二气两协其平，水火同归一窟，精神化气，气降归精，天地交通，何恙不已。

晨服煎方：熟地　茯神　当归　柏子仁　枣仁　炙草　麦冬　天冬　洋参五味子

申服煎方：洋参　炙芪　冬术　桂圆肉　茯苓　木香　远志　枣仁　当归　陈皮　半夏

晚服丸方：附桂八味加杞子、菟丝、鹿胶、杜仲，蜜水丸。

【赏析】

本案中王氏针对一名病情十分复杂的患者，进行了详尽的分析和总结，有着很强的临床指导价值。本案患者曾经多次出现崩漏、小产的症状，致使脾肾两脏亏虚严重，而脾胃功能紧密相连，气机升降相因，同为气血生化之源。因此脾的功能失常，势必影响到胃的生理功能，即所谓清阳不升，浊阴不降，易致呕吐、嗳腐吞酸、肠鸣、泄泻等症。本案患者病情更为危殆，出现了"肠澼"，即痢疾之古称。正如《素问·太阴阳明论》曰："食饮不节，起居不时者，阴受之，……阴受之则入五脏，……脏则膜满闭塞，下为飧泄，久为肠澼"，发作时昼夜无度，大便五色相兼，并伴有呕吐、大汗淋漓、神志昏迷。此时急当截断病情发展，故使用固肾温脾之剂，初时疗效尚佳，病情有所缓解，精神有所恢复，但是未获痊愈。

之后四年间，患者又反复发作，且每当情志失调，饮食失宜时，就出现泄泻、吞酸、失眠、怔忡、心悸等症，此时再使用固肾温脾之剂，投之亦有效，但发作日益频繁。最后，于当年 6 月间，因忧劳发病，运用前法治之，效果不佳，病情日益加重，除泄泻外，还伴有心悸、怔忡、腹胀、失眠、嗳腐吞酸，大便或时时有之，或数日方解，精神日益萎靡。王氏分析后指出，此患者实属于肺脾肾三脏同病，其病机在于脾肾亏虚，命门火衰，并影响到肾对水液的气化蒸腾作用，火虚则不能生土，水虚则盗气于金。而脾土乃肺金之母，肺与大肠相表里，因此脾阳虚衰，可累及到肺，肺金被伤，则传变于相表里之大肠，所以出现了泄泻的症状，且因脾虚湿困，每当长夏季节湿邪旺盛时，很容易出现泄泻的表现。而前方单纯峻补脾肾，未能完全切中病情。所幸当时患者身体素质尚好，可以耐受峻补之剂，故而早期疗效尚可，之后疾病反复日久，正气亏虚日久，已虚不耐补，是故疗效不彰。

王氏处方时，也是斟酌再三，本案治疗的难点在于标本难以兼顾，本案的病机本质在于火亏于下，益火之源，以消阴翳，虽势在必行，但却有所顾虑。以温药补益肾阳，虽有助于培补脾阳，却易伤肺金。正所谓"气与火不并立，壮火食气"，肺为娇脏，易为火伤，致使元气孤浮无主，故而前方难以痊愈。

为了解决标本难以兼顾之急，王氏创造地使用三种不同主治的方剂，在不同时段给患者服用，以避免方药之间的相互干扰，又能够很好的标本兼顾。具体而言：在早晨服用三才汤加味，方中麦冬、天冬、西洋参清心润肺；熟地、当归滋阴补血；茯神、柏子仁、酸枣仁养心安神；五味子补肾宁心；甘草调和诸药，全方起到养心润肺之功以济心肺之标。

中午则用归脾汤合六君子汤加减治疗，方中西洋参、黄芪、茯苓、白术合用，益气健脾；半夏、陈皮燥湿行气除满；木香健脾止泻；再加用归脾汤中之桂圆肉、远志、酸枣仁、当归养心安神，以图恢复脾胃功能，全方共奏益气健脾、行气止泻之功，以培土生金，杜绝致病之源。

晚上则使用附桂八味丸温补肾阳，并加枸杞、菟丝子、鹿角胶、杜仲等药物加强补肾的功效，针对疾病的本质进行治疗。为了加强滋补的功效，同时也是方便患者服用，又以蜜水泛丸。正如王氏所指出，三个方剂，虽然重点不同，但是殊途同归，都是用于调和肺脾肾三脏的功能，以达到肾升肺降，中土畅和，阴平阳秘的状态。

案15　宗气上浮案

《经》谓肾乃胃之关。清气在下，则生飧泄。宗气上浮，虚里穴动，胃关不固，泄泻数年不瘥，气不归宗，怔忡屡发不已。脉来虚数无神，久延有二阳之病发心脾，传为风消息贲之虑。服煎剂以来，诸恙减七八，当以丸剂缓图可也。

熟地　东洋参　茯苓　煨肉果　于术　泽泻　升麻　枣仁煨木香　炙草车前　远志　水泛丸

【赏析】

本案中患者心脾肾三脏皆被累及，出现了泄泻、怔忡、脉虚无力等症状，且迁延难愈，久之又呈进一步加重的趋势，因此必须及时治疗。具体治疗方法，因前文已经多有提及，王氏未再赘述。本案值得我们学习的是，当患者服用煎剂获效，病情减去七八分时，此时，王氏指出宜"以丸剂缓图"，究其原因，可能是因为久病迁延，为避免患者出现案14中虚不受补的情况，宜以丸剂缓图。方中熟地滋补肝肾；茯苓、白术燥湿健脾；升麻用于升举阳气；泽泻、车前子利水渗湿；木香健脾止泻；远志、酸枣仁养心安神；肉豆蔻温涩止泻；牛蒡子宣肺祛痰；炙甘草健脾兼以调中，诸药合用，起到补益心脾肾，渗湿止泻之功。

案 16 脾胃素亏案

尊年脾胃素亏，值暑湿余氛未尽，食饮少思，便泻不禁。肾虚胃关不固，脾虚传化失常，致令水谷精微之气，不能上升，反从下降，有降无升，犹四时之有秋冬，而无春夏。拟东垣先生法，和中土，展清阳，行春令。质诸明哲。

人参　冬术　茯苓　炙草　山药　橘皮　升麻　柴胡　煨肉果　姜　枣

【赏析】

本案中患者于长夏暑湿季节，虽感暑湿之邪，但因脾胃素虚，以湿困脾胃表现更为明显。湿困中焦，则脾胃运化失常，以致脾不升清，胃不降浊，清浊不分，故而泄泻不止，不思饮食。治宜健脾益气，升阳止泻。故王氏拟用李东垣之法，和中土，展清阳。方中人参益气健脾；白术、茯苓、山药健脾燥湿；陈皮行气渗湿；升麻、柴胡解肌升清；肉豆蔻温涩止泻；姜、枣、草和中。诸药合用，共奏健脾化湿，益气升阳之功。

脚 气

案1　肝肾亏虚案

女子以肝为先天，肝为血海。经前痛胀，肝木失调，血不和畅。曾因截疟，邪留肝肾，足胫常肿，逢阴雨烦劳则痛，且发寒热，脚气类伤寒已著，甚至湿热随气冲心则厥，冲胃则吐。当治少阴阳明，调气血以化湿热。

六味地黄汤去萸肉，加人参、于术、炙草、独活、沉香，蜜丸。

【赏析】

《医学心悟》曰："脚气者，脚下肿痛，即痹证之类也。因其痛专在脚，故以脚气名之。其肿者，名湿脚气；不肿者，名干脚气。"可见，古之脚气与今之脚气病概念迥异。本案患者症见足胫常肿，为湿脚气，且每逢阴雨天而发，又素体阴虚，乙癸同源，肝木失调，相火冲逆，故湿热为患，气血不和。故当以少阴、阳明为治，肾水得充，肝木得养，气血调和，而化湿热。方用六味地黄丸去萸肉加健脾化湿之品。六味地黄丸是由仲景肾气丸化裁而来，肾气丸在《金匮要略》中主治肾阳不足、水湿内停所致的痰饮、脚气、转胞等证。而本案病机为阴虚水停，肝木冲逆，湿热为患，故选用六味地黄丸正合病机，滋阴涵木，利水消肿。方中熟地、山药滋补肾、脾之阴，肝木亢盛，故去茱萸，以防滋腻；丹皮泻肝和血；泽泻、茯苓，一则借其甘淡利窍，以制阴药滋腻之性，寓泻于补，以助更好滋阴；二则淡渗利水渗湿，更祛在内之水湿。再加人参健脾益气生津，白术健脾化湿，炙草益气和中，与茯苓相配，寓四君子之寓，运中焦以化湿热；独活入肝、肾经，善行血分，祛风胜湿，能疏湿气；沉香降气温中，《本草再新》谓之"降肝气，和脾胃，消湿气，利水开窍。"诸药合用，共奏滋补肝肾，利水渗湿之功。

案2　阴湿袭虚案

经以阳受风气，阴受湿气，伤于风者，上先受之，伤于湿者，下先受之。阴湿袭虚，病起于下，两足蒸蒸而热，肿痛至膝，蠕蠕而动，酸软无力，病名脚气。

本为壅痰，然必少阴血虚，阳明气馁，湿邪得以乘之，脉来细数无神，有拘挛痿躄之虑。法当除湿通经为主，辅以宣补少阴阳明之品。昔永嘉南渡，人多此疾，湿郁明矣。

　　槟榔　苍术　独活　南星　藿香　生地　牛膝　归身　桂枝　木瓜　防己乳香　没药　橘红　半夏　通草

　　为末，水泛丸，如椒子大，每早晚服三钱。

【赏析】

　　本案王氏引用《内经》经典理论，进一步明晰脚气的症状，病因及病机。案1 与案 2 所见脚气，均为湿脚气，不仅脚肿，甚则至膝，且蒸热而灼痛，痿软无力，故湿热为患。究其病机，乃少阴阴血亏虚，乙癸同源，肝体阴而用阳，不得滋养，而横逆犯胃，阳明气馁，湿邪得以乘虚而入，而见痿痹之象。本案以湿热为甚，少阴之虚为辅，故主以祛湿通络，兼以宣补少阴阳明之品。方仿槟榔散，方中槟榔、苍术、独活、防己、木瓜皆能除湿；半夏、胆南星燥湿祛痰；藿香化湿和胃；陈皮行气除湿；通草利尿通淋；牛膝、当归活血通络；乳香、没药活血消肿；桂枝温通经脉，诸药合用，共奏利水渗湿，疏通经络之功。

下　卷

头 痛

案 1　木郁化火案

怒损肝阴，木郁化火，下耗肾水，上蒸巅顶。值有妊三月，奇脉亦受其戕。少阴虚，不能引巨阳腑气则巅疼，阳维为病，苦寒热。拟《医垒元戎》逍遥散加川芎、香附，以条达肝邪，治其寒热巅疼之本。

逍遥散加川芎、制香附。

【赏析】

痛有虚实，亦分上下表里。自《伤寒杂病论》吴茱萸汤，世人多以巅痛为厥阴；然巅顶为诸经脉所过，又岂是仅为厥阴所主？故当根据其疼痛所及，细分经络所属。《难经·二十九难》："阳维维于阳，阴维维于阴，阴阳不能自相维，则怅然失志，溶溶不能自收持。阳维为病，苦寒热。"此寒热巅痛，亦当责阳维。妊娠胎养，气血为重，亦易生不调，奇经受戕。阳不能维，即是气血不调。言少阴虚，不能引巨阳腑气之巅痛，或痛在承光、通天等处。乙癸同源，精血相生，肝火暗耗，则肾水为灼，肝在志为怒，肝郁失疏，则木郁化火。火性炎上，则上犯于巅顶，此其实；火热暗耗，阴液渐生不足，此其虚。气血不调，虚实相间，病及肝肾。今急则治其标，速救寒热巅痛，则治从养血柔肝，条达肝邪。

方用逍遥散加川芎、香附。逍遥散养血柔肝、健脾益气，主肝郁血虚而致两胁作痛、口燥咽干、神疲食少诸证，亦可主寒热往来、头痛目眩。方中加用川芎，调血行气；用香附，开郁散气。如此阴血可养，亢阳可制，气机可宣，郁火可发，寒热可除。

存疑之处，《医垒元戎》未载逍遥散方，或为笔误。

案 2　虚风上冒案

头偏左痛，巅顶浮肿，痛甚流泪，身半酸麻。三阳行首面，厥少会巅顶。此属虚风上冒，真阴下亏。养肝肾之阴，开巨阳之表。

西羌活一钱　明天麻一钱五分　老川芎八分　赤茯苓三钱　北防风一钱

羚羊片八分　　湖丹皮一钱五分　　次生地四钱　　池菊花一钱　　白蒺藜去刺三钱
福泽泻一钱五分

【赏析】

头痛及巅，身半酸麻，为经络不通，荣养不足，是不足之征；巅顶浮肿，痛
甚流泪，为气血不畅，腠理不开，是实证之兆。头侧疼痛当责少阳，痛及巅顶关
乎厥阴，是以厥少会巅顶。头为诸阳之会，三阳行于首面。太阳主一身之大表，
居三阳之首，巅顶浮肿在表，故病从太阳。身半酸麻，究其病因，乃肝肾亏虚于
下，真阴不足，不得荣养。阴虚则阳亢，生虚风上冒。是故治从太阳之表，肝肾
之阴。总体观之，本证虚实夹杂，有肝肾亏于下，有虚阳亢于上，有半身不养，
有气血不通。

方中重用次生地，并与白蒺藜相合，滋补肝肾，培固下元；复用丹皮、茯苓、泽
泻，补泻兼施，令补而不滞，此法是应肝肾之虚而治求于本。天麻、生地、羚角、菊
花皆治阴虚阳亢，风阳上扰之类，此应虚风上冒。半身酸麻，有川芎、羌活，气味雄
烈，畅气血之不顺。羌活开走太阳之表，防风乃风药润剂，辛散宣透、祛风止痉，如
此则透表散邪，巅顶浮肿可除。本证虽为头痛，但根在肝肾，是上病治下之例。

案3　胃火上炎案

阳明胃火上炎，头中震痛如动脉之状，时作时止。脉洪而数，寒以取之。
白虎汤加生地、麦冬、木通、泽泻。

【赏析】

头痛一症，病机多样，当则其关键而击。阳明胃热炽盛，鼓动气血，见诸于
脉则为洪数。头中震痛，如随脉搏而动，当是气血涌盛，上冲诸阳之会。治病求
本，自当随证立法。

阳明热炽，用白虎汤辛寒清热，另用泻实补虚之法，生地、麦冬清热养阴，
木通、泽泻利水泄热，热得下泄。此加减之法有玉女煎之形，是因其病机相似，
皆由阳明气火有余，胃热耗伤阴精所致，治疗以清胃热，滋肾阴为法，但于所
病不同，治法又有差异，玉女煎多主牙痛牙衄，用牛膝导热引血下行，且补肝
肾，为佐使药，以降上炎之火，止上溢之血。本证是头中震痛，阳明之气火，
直上诸阳之会，当因势利导，随上冲之势，辛寒而散之，并釜底抽薪，令热从
下泄。

案 4　益火消翳案

素本阳虚，不时巅痛，脉来细数，容色萧然。阴翳上滞精明之府。法当益火之源。

东洋参三钱　淡干姜五分　冬白术三钱　炙甘草五分　制附子五分

【赏析】

阳不胜阴，则阴寒内生。阴盛阳虚，则阴寒上犯，上滞于头，不时巅痛，此为阳不胜阴而痛。阳气暂或胜于阴寒，则巅痛暂解；若阴寒复胜，则巅痛复作。脉来细为气血不足，脉来数为正虚阳浮，故当益火之源。

益火之源，以消阴翳，为共知之法，然遣方用药，则千变万化。本证治从后天，理中焦，散阴翳。方用附子理中丸，此为中而兼下之治。由此可见，虽久病阳虚，脾肾不足，但仍以中焦虚寒为主。世人知阳虚当温，却难在温补得当。本案方虽简，用却精。是活用经方之范。

案 5　阴亏戴阳案

宿疾阴亏，巅顶时痛，面色戴阳，脉来软数，浮阳上扰清空。暂以壮水之主。

六味地黄丸去萸，加桂。

【赏析】

宿疾暗耗，真阴亏虚，失其濡养，此作不荣之痛，而上及于巅，时发时止者，虚故也。阴阳互根，阴损及阳，则真阳无从所养，亦有亏虚，呈虚阳上越之势，则见面色戴阳。脉来软者，当应手不及，是阳衰鼓动无力所致；脉来数者，似为有热，阴虚阳浮乃其事实。此阴损及阳，而虚阳上越，当于阴中求阳，方才贴合病机。

是以壮水之主，用六味地黄丸；加桂，仿金匮肾气丸少火生气，并以引火归元之意。以本证病情，似用山萸为佳，因面色戴阳，有虚阳浮越之势，若用之则可温涩固脱。弃用或因恐加桂令温热内闭成火。

案6 痰厥头痛案

脉象沉滑,头痛如破,痛甚作呕,食入则吐,胸满胁胀。湿痰盘踞中州,清气无由上达清灵之所,名曰痰厥头痛。主以温中,佐以风药取之。

平胃散加蔓荆子、川芎、细辛。

【赏析】

脉显沉滑,则多考虑痰湿;头痛如破,则是气机闭阻。痛甚作呕、食入则吐,是病关脾胃、上下相及。脾胃居中,气机本自上下流行,今痰湿内生而中阻,则气机阻滞,肝郁不舒,见胸满胁胀。痰阻气逆,病见呕吐,脾不升清,亦致头痛,此证实由痰湿中阻,故当以运脾化痰为第一要务。

选用平胃散,治病求本,燥湿运脾,行气和胃,如此则气机升降可复。又因本证中主病头痛,需用清轻升散之药,以上达头面,故方中加蔓荆子、川芎、细辛。如此又似仿李东垣所用,以"风生升"之类,升举脾气清阳,"举其阳则浊阴自降";脾胃主升清降浊,又因风药气性多燥,如此中州痰湿能运,气机宣畅,如此则头痛可除,胸胁满胀不复。更能阻"阴火"之生。此加减为精妙之处。

案7 风痰上扰案

头痛兼眩不寐,肢尖逆冷,心中愦愦如驾风云。此风痰上扰清窍,有痰厥之虑。拟半夏白术天麻汤去芪,加川芎。

蔓荆子　川芎　半夏　干姜　泽泻　黄柏　谷芽　苍白术　天麻　陈皮　洋参　茯苓　神曲

【赏析】

《医学心悟》云:"头为诸阳之会,清阳不升,则邪气乘之,致令头痛……痰厥头痛者,胸膈多痰,动则眩晕……"病头痛眩晕不寐,肢尖逆冷,应为实邪所扰;心中烦乱,如驾风云是眩晕所致,即本证所谓风痰上扰。眩晕已极,故云"有痰厥之虑"。《张氏医通·诸痛门》曰:"痰厥头痛,两寸脉滑而弦,眼重头旋,恶心烦乱,吐清水,气短促,心神不安,语言颠倒,目不敢开,如在风露中,头疼如裂,身重如山,胸满呕逆,四肢厥冷,"正与本证相合,治从其出,方用半夏白术天麻汤。

痰浊之化,以脾胃为本,需令脾运得复。半夏白术天麻汤方中半夏、茯苓、橘红、白术皆化痰健脾之辈，今加苍术是为燥湿运脾，所治为痰；天麻、蔓荆，一息风止眩，一升散搜风，今伍川芎，辛温香窜，走而不守，上行头目，所治为风。方中复有干姜、洋参具理中之意。谷芽、神曲消滞和中。泽泻甘淡渗利，引水湿下行，亦可主支饮苦冒眩者，伍之从《金匮》之用，甚合。黄柏、苍术相配是二妙之功，为防痰湿内蕴，化热下注。

半夏白术天麻汤方中本无黄芪，今有提及，似为错讹。

案8　上实下虚案

头为诸阳之会，痛属上实下虚。上实为阳明有余，下虚乃少阴不足。拟玉女煎加味。

玉女煎加川升麻。

【赏析】

本案未见详述主证，是以病机言证候。病头痛为上实阳明有余者，胃热盛也。必为实痛，甚或有如前案病头中震痛如动脉之状。然下虚之证亦当明显，病少阴之不足，当是阴亏于下。

方用玉女煎加升麻。方中石膏辛甘大寒，清胃火；熟地能滋肾水之不足，二药清火壮水，虚实兼顾。知母苦寒质润、滋清兼备，为石膏、熟地之助。麦冬甘寒滋阴，可润胃燥。牛膝引热下行，以降上炎之火。加用升麻确实精当，以其性升散，可宣发郁火，是火郁发之。《主治秘要》云，其用者有四：手足阳明引经一也；升阳于至阴之下二也；治阳明经分头痛三也；去皮肤风邪及至高之上四也。另升麻与牛膝相伍，一升一降，可令气机调畅，利于宣散火邪。

耳 聋

案1 阴虚夹痰案

左脉虚弦，右脉滑疾，心、肝、肾之阴不足，中虚湿痰不运，两耳失聪，如风雨声，间或蝉鸣。肝虚生风，心阴、肾阴不足，脾虚生湿，肾虚不能纳气。

生地 萸肉 菖蒲 泽泻 茯苓 山药 柴胡 苡米 半夏 木通 远志 故纸 胡桃

【赏析】

左脉为血，右脉主气，阴虚血少，则见虚弦，气虚不运，痰浊不化，阳郁热蕴，是为滑疾。心、肝、肾阴，皆有不足，是以不得荣养，耳鸣如蝉。肝虚生风，脾虚生痰，风痰共扰，两耳失聪，如风雨声。肾虚不纳，或气短喘。本案是因虚致实，虚实病见，治当补虚祛实，平补平泻。

生地、萸肉、山药、泽泻、茯苓为六味地黄之用，补泻兼施；故纸、胡桃补肾壮阳，纳气平喘，似七味都气之变。柴胡斡旋枢机，调畅气机，引经少阳，开耳前少阳络脉之壅。半夏、苡米化痰湿以健脾胃，远志、菖蒲化痰浊以开诸窍，并以木通利水通经，则痰湿可从下行。全方合用阴血得复，肾气收纳，痰浊得消，诸证可除。

案2 清心保肾案

心开窍于耳，肾之所司也。耳闭之症，不宜劳神动火，厥少不和，夹有湿热生痰。利湿伤阴，清热耗气，清心保肾，佐以宁心柔肝，兼化湿痰。

生地 丹皮 山药 萸肉 茯苓 泽泻 菖蒲 磁石 黄芩 柴胡 木通

【赏析】

《素问·金匮真言篇》曰："南方赤色，入通于心，开窍于耳，藏精于心。"如张志聪所云："南方赤色……心气虚，故耳鸣癫疾。"是以耳鸣耳闭之证，可治从于心。《济生方·耳门》曰："忧愁思虑得之于内，系乎心。心气不平，上逆于耳，亦致聋聩、耳鸣、耳痛、耳痒、耳内生疮，或为聤耳，或为掀肿。六淫伤之调乎肾，七情所感治乎心。医疗之法，宁心顺气，欲其气顺心宁，则耳为之聪矣。"

此耳闭之证是厥少不和，兼湿热生痰。病厥阴者，属肝经湿热。病少阴者，是肾虚动火，上扰于心也。病情复杂，两难兼顾，是因利湿伤阴、清热耗气，故须治用平和。滋肾伍利湿，水实火可制。不用温燥，并以柔肝。如此可宁心顺气，耳为之聪。

方用六味加减。生地、丹皮、山药、萸肉、茯苓、泽泻补泻兼施、肝肾皆顾，并伍以木通清心利湿，是治肾以宁心；菖蒲辛温，化痰开窍，今合木通、磁石，是聪耳磁石之法，亦可益肾镇心安神。柴胡、黄芩为和解枢机之祖，疏肝以顺气。全方合用，肝肾得补，肾水实，心火制；心神宁，湿热消；肝气平，枢机畅，即是顺气宁心之法，自当收效。

案3 耳闭蝉鸣案

去秋右耳或闭，或作蝉鸣，或如风雨声。冬月患痔，时痛时痒，水流不止，遂服补中益气。痔患虽愈，右耳仍闭，昼夜常鸣，二目迎亮处，无限小黑点闪烁不定。右脉滑疾无力，左脉虚弦，气虚有痰，肝虚生风，脾虚生湿。每日服天王补心丹一钱，以养其气，午后服资生丸以助坤顺。

黑归脾汤去阿胶。

【赏析】

耳闭在前，冬月复痔，病有先后之别。服补中益气而痔患愈，是病在中气不足；而耳闭不解，则非中虚可释。耳鸣虚则如蝉鸣不绝，实则如潮如雷。今有或作蝉鸣，知其本已虚。肝开窍于目，肝虚则目无所养，二目迎亮处，无限小黑点闪烁不定。肝脉左，脾脉右。右脉滑疾无力是脾虚有痰，左脉虚弦是肝虚生风。纵观诸证病机，脾虚为本，导致痰湿内生，气血不足，肝虚不养，并以痰湿阻气，则耳闭生痔。

治疗之法，当以后天为本，中气健则气血生，中气运则痰湿消，气血生化，水木得涵，阴平阳秘，方得痊愈。

是以用资生丸先安脾胃。午后阴之分，阳气渐弱，服用资生丸，健脾开胃，消食止泻，是调复中气之用。如此则脾胃健，痰湿消、中气复、气血生，缓治以固本培元。

然如前所云"心开窍于耳，肾之所司也。"故用天王补心丹，补心气、养心血。加生地于归脾汤而成黑归脾汤，心脾双补之余，更滋肾阴。黑归脾汤本无阿胶，今云"黑归脾汤去阿胶"，似为笔误。

案4 少阳湿热案

耳肿胀作痒作痛，兼有黏臭黄水，心火肝阳不宁，少阳湿热为患。先宜小柴胡合导赤散。

生地 木通 炒芩 茯苓 党参 柴胡 蝉蜕 甘草 石斛 荆芥

【赏析】

"心开窍于耳""诸痛痒疮，皆属于心"，耳见肿胀痒痛，其病从心；又手足少阳经脉循耳而过，今见黏臭黄水，此肝胆湿热征兆，故云"心火肝阳不宁，少阳湿热为患"。清泻肝胆自为其法，心经火热当通利小便，令枢机宣畅，湿热下泄。

方用小柴胡汤合导赤散加减，小柴胡汤疏泄少阳、斡旋枢机，清泻郁热，并去半夏、生姜、大枣之温；导赤散滋阴泄热，清心利水，加茯苓共以利水渗湿。复用蝉蜕、荆芥，升散疏泄，发表散邪；兼用石斛，谨防渗利之余，耗伤津液，更能与生地相伍，滋水涵木而制火。如此少阳湿热可泄，心火肝阳可平。

案5 厥少不和案

童年患耳，延今不已，现在耳聋不聪。湿热阻于气分，少阳不和。已近精通之岁，心火肝阳不宁。脉来滑数，厥少不和，防其失聪。

柴胡 木通 炒芩 半夏 茯苓 甘草 荑肉 菖蒲 菊花

【赏析】

患者素有耳疾，迁延多年不愈，见耳聋、脉滑数，是为邪气盛实。久病迁延，实为湿热稽留；湿热为病，最易阻碍气机。升降出入不通，枢机运转不利。是谓"湿热阻于气分，少阳不和。"此所病之实。

患者病起童年，迁延耗伤正气。《内经》有云："丈夫八岁，肾气实，发长齿更；二八，肾气盛，天癸至，精气溢泻，阴阳和，故能有子。"今近精关将通之岁，肾精萌动将泻不藏，然久病少阳，由少及厥，湿热暗耗，则令阴虚阳亢，水亏于下，心火不制，肝阳为亢，即是"心火肝阳不宁"，统而云之"厥、少不和"。病本为实，复加正虚，则有失聪之虑，此所病之虚。

治当穷其根本，从少阳、湿热着手。气机不和为其源头，故首当宣畅枢机，方以小柴胡加减，用柴、芩、夏、草。本证所病非湿热漫三焦，故只用菖蒲化痰开窍，茯苓运脾利湿，木通泄热于下。菊花则为平肝之用。萸肉之用"气温而主补，味酸而主敛，故精气益而阴强也。"今精关将动，溢泻之际即为亏虚极时，当防患未然，用萸肉补涩兼用，以益精气、固精关。

案6　心相不宁案

壮水则火静，火静则痰消，毋拘拘乎化气，勿汲汲乎清心。年甫十七，厥、少不和，心相不宁，非老年重听可比。引北方以济南方，乙癸同源，兼和厥、少，水源生则龙相宁，必得静养为妙。

知柏地黄加木通、柴胡、橘红、茯苓，为末，加菊花、麦冬，熬膏和丸。服二料后，加活磁石（醋煅），童便飞为衣。

【赏析】

阴阳制化，当得所宜，阴平阳秘，疾病可消。壮水之主，以制火亢。相火能静，津不受灼，痰不复生，气机为畅。制火不只清泻，消痰非独化气，勿要拘泥常法，当抓病机关键。

病患重听，有老幼虚实之别。年老多正虚邪少，年少易正虚邪实。年少心相不宁，故易动心火；肾虚水不涵木，则龙相不宁。故当"引北方以济南方"。"乙癸同源"，滋肾水即是养肝木。如此则心肝火静，厥、少能和。

方用知柏地黄滋阴降火，生水源以宁龙相，兼用菊花麦冬平肝养阴，是治本之用。柴胡疏畅气机，橘红、茯苓消痰化湿，木通渗利于下，皆治标之法。熬膏制丸，为图缓治。磁石、童便为引，载药入肾，兼安心神。

案7　少阳湿痰案

因于湿，首如裹。耳目如蒙，热蒸湿腾，鼓郁阳明湿痰，少阳不透，致有耳鸣之患。

小柴胡合温胆加蒺藜、菊花、羚羊。

【赏析】

湿性黏滞，故首如裹；闭阻清阳，耳目如蒙；阳明湿闭，蕴热不越；湿热蒸腾，枢机不利，是以经脉不通，致有耳鸣之患。今疾病虽发于阳明，其本在湿热内蕴，闭阻上下三焦，令气机不通。然经脉所过，病之所及，耳鸣实疾，治从少阳。

足少阳郁火，小柴胡所主；手少阳湿热，温胆汤所宜。故用小柴胡合温胆汤加减。

今病起于痰湿，继而蕴郁化热，以湿为主、热为次。而温胆汤分消走泄，主湿热弥漫三焦，湿邪偏盛，以热为次者，所治所用，实为所宜。然湿热郁遏气机，当须斡旋枢机，方能气顺痰消，蕴热得泄，故合以小柴胡汤，手足少阳同治。然病在清窍，故用平肝解郁祛风之辈，加蒺藜、菊花、羚羊角。

案8　少阳不和案

左脉虚数，右脉虚细，先天固属不足。气分有湿，阻蔽清窍，升降失常，湿蒸热腾，少阳不和，清窍不灵，致有耳蔽之患。

逍遥散加生地，三剂后加蚕茧。

服逍遥后，右耳作响，响后听语稍清，左耳如故，前方加菊花。

【赏析】

先天不足，脉见左虚数、右虚细，虚数为阴虚阳浮，虚细为血少气弱。然病机并非仅此，尚有气分之湿，闭阻上下；湿遏热蕴，蒸腾于上，清窍受累，其耳为蔽。足少阳之脉，"抵头角、下耳后"；手少阳之脉，"系耳后直上，出耳上角""其支者，从耳后入耳中。出走耳前"，是故耳蔽之患，当责少阳。

病在先天不足，气分兼有湿热。耳蔽之患，源于湿热，当急治其标。先天不足，后天可养；而湿邪为患，运脾化湿为根本之法，故治当立足中州。病在少阳，当疏利肝胆气郁。二法相合，是疏肝理脾之意。

治用逍遥散，调肝理脾，疏肝解郁；并用生地，意在先天。蚕茧，性味甘温，归经于脾，意在后天。服用之后右耳作响，响后听语稍清，是药已中的，复加菊花，升散平肝，以利清窍。

案9　壮水化湿案

脉弦右滑，按之大疾，气分有湿有痰，耳闭不聪，精通之时，清心相以化湿热，午后服资生丸。

生地黄汤加柴胡、木通、川柏、茯苓、蚕茧。

两耳不聪，气火交并于上，清心相以和肝肾。风热平静，清上实下，是其王道。多酌明哲。

原方加磁石、黄芩、羚羊。

【赏析】

本案于诸前案颇有相似之处。病于精通之时，有肾水不足之虑；肾水不足，心相不宁；气分挟有痰湿，郁闭而为湿热。是以当壮水制火，利湿泄热，兼疏肝胆。生地黄汤，六味地黄之辈，下实肾水，以济心火，心相可宁。木通、川柏、茯苓、蚕茧，或实脾于中，或渗利于下，以泄湿热。柴胡疏利肝胆，宣畅枢机，以解气郁。午后服用资生丸，意安脾胃，培后天以养先天，兼治痰湿之源。

服药之后两耳仍闭而不聪，是病在邪实不散。下虚不能制上而心火为亢，湿阻升降不行而气仍为郁，水虚木不得养而阳亢于上，是谓"气火交并于上"。故于原方中加减，用磁石质重，而入肝肾，潜阳益阴，镇心安神；黄芩清热于上；羚角平肝熄风，三药合用，皆为清上实下，清心相以和肝肾所设。如此风热可消，病势得遏。

案 10 上病下治案

《经》以十二经脉，三百六十五络，其气血皆上注于目，而走空窍。其别气走于耳而为听，心开窍于耳，肾之所司也。肾为藏水之脏，肾虚则水不能上升，心火无由下降，壮火食气，二气不能别走清空。阴液下亏，脉络干涸，气血源流不畅，是以耳内常鸣。素多抑郁，五志不伸，水虚不能生木，肝燥生脾，土虚不能生金，肺病及肾，二气不平，五内互克，辗转沉痼，岁月弥深。壮年固不足虑，恐衰年百病相侵，未必不由乎此，岂仅耳闭而已哉！是以澄心静养，遣抱舒怀，辅以药饵，方克有济。拟《局方》平补镇心丹加减，走上病下取之意。

熟地　洋参　茯苓　麦冬　菖蒲　枣仁　远志　龙齿　龟板　玄参　山栀　白术　丹皮　当归　五味子

蜜丸。

【赏析】

气血乃人身根本。五官七窍，皆位于上，所养全赖清阳；脾化气血，升清于上，游行交会诸窍。心开窍于耳，肾之所司也。今有患者肾水下亏，心火不得所制而亢，令壮火食气，清窍不养，阴液亏于下，阴血不能滋养清窍，故生耳鸣。

今患者平素情志不舒，肝郁气滞，累及脾土，令后天失养，土不生金，母病及子，复有肾虚，精血不充，二气不平，五内互克，迁延日久，正气大衰。及其年壮，固不足虑，待入残年，诸疾叠至，百病相侵。故当尽早调养，以全天年。

故从上病下治之法，补肾填精，健脾安神，此为先后天兼顾之法。方以《局方》平补镇心丹加减，方用熟地、麦冬填精补肾，以洋参、玄参、当归滋阴养血，易人参、山药、天门冬；白术、茯苓联用，以健脾利湿；加菖蒲与远志相伍，开窍化痰，枣仁、龙齿上更加龟板以易丹砂，潜阳镇心安神；五味子固肾益精，山栀易车前以清利湿热，去肉桂而用丹皮，更彰显本证寒热之别。

目 疾

案1 晴红生眵案

心开窍于耳，肝开窍于目，赖肾水光明。耳内蝉鸣，晴红生眵，太阳胀痛，手足无汗。肾虚不能养肝，肝虚生风，肾虚生热，脾虚生湿。三阴内亏，脉来虚数而空。酒色宜戒，防上盛下虚之脱。自保生命为要。

沙参　蕤仁　芡实　生地　熟地　石决　牡蛎　桑叶　谷精　芝麻

【赏析】

耳为心肾共主，目为水木两涵。耳内蝉鸣，可知患者病发于虚，肾水下亏。人之正气，以肾为先天，水虚则火旺，此肾虚生热；乙癸同源，肝木不养，令虚火上炎，脾虚生湿，与热相合，上扰清窍，则晴红生眵，太阳胀痛，是阴虚阳亢之兆。太阴少阴厥阴，皆有不足，交互影响，即见脉来虚数而空。此发病最忌酒色。酒生湿热，色亏下元。长此以往则有阳盛于上、阴竭于下之变。

纵观病机，其根本在肾精极虚，致厥、少阳亢，兼有脾虚生湿。故治当立足肝肾，填精补虚，滋阴潜阳，平息肝风，兼以实脾。方中生熟地黄滋补下元，沙参安五脏、养肝气，芝麻补肝肾、益精血，芡实益肾固精，补脾除湿，治取于下；复用石决、牡蛎潜镇肝阳，以上诸药，皆治本之伍。蕤仁、桑叶、谷精皆疏散清轻、祛风明目之辈，其意在标。更当摄生调养，以尽天年。

案2 肝阴不足案

六脉俱沉，按之细数。沉者，郁也，气也。弦者，肝也。细者，肝阴不足。气火掩闭神光，左目失明。宜以明目地黄合扶桑法，以保右目。

天阴则日月不明，邪害空窍，阳气闭塞，地气冒明。目为五脏六腑之精华所聚，赖肾水以滋养。劳心耗肾，水不养肝，肝虚生风，肝风上扰，以致瞳神缩小，而左目散大，视物不明，服药虽多，真阴未复。《经》以肝开窍于目，理当养肾滋水，而木自敷荣矣。不可着意耳目，见病治病，明哲以为何如。

天冬　麦冬　甘草　北沙　儿参　枸杞　菊花　山药　沙苑　女贞　石斛

茯苓　桑叶　菟丝子　生熟地　黑芝麻

上药用桑柴火熬膏，每朝开水化服三钱。

【赏析】

沉脉，为脉搏沉滞不起，或为阳虚无力，或为邪实所遏。按之细数，为阴虚内热之像；弦为气郁，气虚而郁，阳气被遏，脉为之沉；阴虚化火，气火交并，则神光被掩，左目失明。

病左眼失明，观王氏治疗思路，实为旁参《内经》，法天象地。《素问·四气调神大论》有云："……天明则日月不明，邪害空窍，阳气者闭塞，地气者冒明……"以目为日月，天阴则不明，缘何至此？乃是邪气上犯，令阳气闭塞，清阳不得上行而令清窍失养。扶桑者，"九日居下枝，一日居上枝"，"一日方至，一日方出"，举日而绽放光明，谓扶桑法者，即指升清阳之法也！

治疗本证，本当滋阴潜阳，升清祛邪。但患者肾水亏极，不能涵木，精衰血少，诸脏不养，更何况双目？虽然已多服他药，但下元仍亏，肝肾不足。故其治法当立足下焦，大补精血，即肾水滋养，木自敷荣之意。故王氏强调："不可着意耳目，见病治病，明哲以为何如"。

方选明目地黄丸加减，方中联用多味药物补益，生熟地、天冬、麦冬、北沙、女贞、黑芝麻、石斛皆为滋阴养血，补肝肾之阴；与山药、儿参相伍，气阴双补；沙苑、菟丝子、枸杞补肾益肝明目，以上诸药同用，似有石斛夜光之意。菊花、桑叶平肝疏风、升散祛邪，茯苓健脾化湿，防滋腻太过，甘草调和诸药。全方功在补肾，意指正虚邪少，水不涵木之证。

案3　肝肺伏热案

目疾六载，不时举发，迎风流泪，惧日羞明，交午尤甚，申刻方好。目内红丝，起自童年，肝开窍于目，肾之所司也。脉来弦数，肝肺伏热化风，清心凉肝，兼清肺热。

石决　蕤仁　生地　麦冬　谷精草　冬瓜子　赤芍　车前　黄芩　桑叶白蒺藜

服药以来，目疾较平。目乃五脏六腑精华所聚，赖肾水以光明，真气以煦之，真水以涵之。光华少照，起自童年，风伏肝肺，热亦内蕴，清心凉肝，兼清肺热。

生地　羚羊　石决　蕤仁　麦冬　白蒺藜　桑叶　赤芍　黄芩　车前　冬瓜子　芝麻　黑羊肝

用桑叶捣烂，捶糊成丸。

肝开窍于目，为风木之藏，郁久化火，上蒙清窍，以丸代煎，不可再动肝怒。

生地　黄芩　归身　赤芍　麦冬　蕤仁　夜明砂　木贼　桑叶　决明　蝉蜕　谷精　车前　冬瓜子

共研细末，加甘菊、石斛，煎汁泛丸

【赏析】

患者发目疾已有六载，时止时发，久病不愈，正气定然受其所累。但兼见迎风流泪、惧日羞明是仍有外邪所乘。天人相应，午时阳旺，则症状尤甚；申时阳气渐消，则见好转。其病甚于阳旺之时，定当有热。目内见有红丝，此肝之热；红丝见于白睛，此上焦肺热，上焦有热，亦可扰心。故王氏谓之肝肺伏热，久病伏热化风，则见以上诸证，脉来弦数正与此合。故凉肝清心为先，兼清肺热。

方中石决、白蒺藜平肝潜阳，蕤仁、谷精草、桑叶养肝祛风，皆为明目要药；赤芍亦主目赤肿痛。生地、麦冬滋养肝肾之阴；黄芩清泄上焦之热；冬瓜子润肺利水，车前渗湿于下，相伍而用，意在泄热下行。如此标本皆治，伏热可消，肝气得平，目疾可缓。

患者复诊，见服药以来目疾较平，是方已收效。外邪渐散，当调治内疾，方中去谷精草，加用芝麻，补益精血，补真水之亏虚；加羚角平肝熄风，黑羊肝明目，以上诸药捶糊成丸，以图缓治。

肝为风木之脏，体阴用阳。三诊之时因怒气结，疏泄不及，则为肝郁；郁而化火，则生风动，上蒙清窍，发为目疾。遣方用药，当据病机，拟清泻肝火为要。故以原方加归身、石斛养阴血柔肝明目，以夜明砂、木贼、蝉蜕、决明疏风散热、清肝明目，并用甘菊清热利湿。所用加减，皆为郁火能消。

案 4　心肝火旺案

心火、肝火，扰动阳明之火，眼边红烂，食不甘味，清心和肝，兼和阳明。肾虚不能养肝，心肝不宁，目疾之候。目干、舌干，常时梦泄，目疾时发时愈，目珠作痛，视物模糊。壮水以镇阳光。

生熟地　车前　谷精草　茯苓　蕤仁　黑芝麻　桑叶　冬瓜仁　石决　川柏

共为末，加石斛、玉竹、麦冬，熬膏为丸。

【赏析】

心肝火旺，扰动阳明胃火，累及于口，故心肝之火累及上窍见眼边红烂，阳明胃热令胃气不和见食不甘味。病以心肝火旺为本，阳明胃热为标，当治病求本，清心和肝，兼和阳明。然心肝火旺事出有因，是肾虚于下，令心肝不宁。故见目干、舌干，因阴虚不得濡故，时常梦泄，是肾虚不得固故。目疾缓急时作，作时目珠作痛，是为有实；视物模糊，当是有虚。此虚实交错之证，以扶正为要，拟壮水以镇阳光。

生熟地、黑芝麻滋补肾水，以制心肝之火；蕤仁、谷精草、桑叶养肝祛风，石决平肝潜阳；车前、茯苓、冬瓜仁所用分消上下，令火热得泄；川柏苦寒泄降，是子病而治母。加用石斛、玉竹、麦冬，是因胃火已动，胃阴亏耗，为滋养胃阴所摄，亦为养肝明目而用。

案5　上病下取案

目虽肝窍，《经》以五脏六腑之精气，皆上注于目，而为之精。精之窠为眼，骨之精为瞳子，筋之精为黑眼，血之精为络，气之精为白眼，肌肉之精为约束。曾经目赤，因循未愈，近乃白精赤缕参差，浮红成片，时多泪出，内眦凝眵，而瞳子黑精无恙。此肾水下亏，不能涵木，木燥生火，火甚生风，风火相搏，肺金受制。白睛属肺，肺热故白睛发赤，时多泪出，譬如热极生风乃能雨，热耗津液故多眵。脉来软数，而且有赤脉贯瞳之虑。治宜壮水生木，升阳散火，不可泛服去风涤热之剂。《经》有上病下取之旨，拟明目养肝丸加减。

熟地　当归　麦冬　黄菊　桑叶　杞子　石决　洋参　柴胡　黄柏　牛膝　羊肝

上药共研细末，以羊肝一具，煮烂、打和蜜丸，如梧子大。每朝、晚服三钱。

【赏析】

《灵枢·大惑论》曰："五脏六腑之精气，皆上注于目而为之精。精之窠为眼，骨之精为瞳子，筋之精为黑眼，血之精为络，其窠气之精为白眼，肌肉之精为约束，裹撷筋骨血气之精，而与脉并为系。"故目虽肝窍，亦为清窍，为诸脉气血所荣，诸脏精气所养。

其虚实当慎辨。患者曾经目赤，因循未愈，今见脉来软数，是当虑有虚，此肾水下亏，不能涵木；白精赤缕参差，浮红成片，是为有实，木燥生火，火甚生风，风火相搏，肺金受制；时多泪出，内眦凝眵，是因白睛属肺，肺热故白睛发赤，泪出多而生眵。赤脉贯瞳者，如《审视瑶函》所云："目不因火则不病，……赤脉贯目，火益炽也。"是以王氏以热极生风乃能雨喻之。此本当直折其热，但脉见软数亦是正虚于下，故不可泛服去风涤热之剂。故须补泻兼用，壮水生木，升阳散火，以上病下取、子病治母之法拟方。

方拟明目养肝丸加减。方中熟地、当归、麦冬壮水之主；羊肝、杞子养肝明目；石决、柴胡、黄菊、桑叶平肝解郁、疏风散邪；黄柏、牛膝泄热于下；洋参益肺阴，清虚火。如此水实火制，邪热上下分消，并制药为丸，以图缓治。

案 6　清髓退翳案

肝有风热，翳膜遮睛，曾经红肿，失于调冶，致令水不济火，木燥生风，风火相搏，髓液潜消，《经》以诸髓皆属于脑。髓热则脂下流为翳。宜先清髓退翳为主。

当归　蒺藜　甘草　山栀　青葙子　草决明　柴胡　菊花　蝉蜕　羚羊蔓荆子　川芎

蜜丸。

【赏析】

《素问·五脏生成篇》云："诸脉者，皆属于目；诸髓者，皆属于脑。"患者病目，曾经红肿，今见翳膜遮睛，是因风热不去，久病迁延，暗耗真阴，令水不济火，木燥生风，风火相搏。是以髓液受风火所灼，而生为翳膜，今已遮睛。此治较急，当以急治其标，清髓退翳为法。

方中青葙子、草决明、柴胡、菊花、蝉蜕、蔓荆子、蒺藜疏散风热、平肝解郁以明目；羚羊、山栀清热以息风；当归、川芎养血调气，散邪之余，顾护正气，甘草调和诸药。

案 7　水不制火案

水亏于下，火升于上，水不制火，阴不胜阳。缘少年嗜欲太过，水失所养，不能生木，木燥生风，风火交并于上，阴液消耗于下，致令瞳睛暗淡，瞳子无光，色兼蓝碧，此为内障。《经》以五脏六腑之精气，皆交受于脾，上明于目。脾为诸经之长，目为血脉之宗。肾为先天之源，脾为后天之本。脾土之强健，赖肾水之充盈，肾水虚，脾亦虚。脾虚，则脏腑之精，皆失所司，不能归明于目。肝虚，则血不归原。肾虚，则水不济火，是故暗淡无光。治宜壮水济火，补阴潜阳，冀其水升火降。

　　熟地　苁蓉　白术　山药　萸肉　当归　杞子　五味　天冬　麦冬　洋参　丹皮　甘草　龟板　茯苓　橘红　菟丝子　柏子仁　熬膏

　　服膏以来，脾肾尚未充足，精光颇有聚敛之机。黑睛外一条蓝围，如月晕之状，夫月之有晕，乃太阴之精不振，而阴霾之气蔽之。阴霾蒙蔽，月为之晕，阴精尚在，无精则无晕矣。神光黑水蕴于中，光射四维于外，虽失明无睹，为根本尚未颓残，犹可治也。舌者，心之官也。服补阴潜阳之剂，舌反干燥者，乃肾水枯涸之征，不能上济心火。心为君火，肾为相火，君火以明，相火以位，君火上摇，相火下应。肾欲静而心不安，心欲清而火不息，肾水何由而升，心火何由而降，殊为可虑。是宜休心静养，恬淡无为，假以岁月，助以药饵，方能有济。

　　熟地　山药　萸肉　洋参　天麦冬　五味　石斛　当归　杞子　冬术　菟丝　覆盆子　龟甲　苁蓉　黄精

　　熬膏，早、晚开水和服。

【赏析】

　　本案病者，自年幼嗜欲太过，房事不节，精血亏耗，肝木失养。水亏则火旺，木燥则风动。风火交并，上犯清窍；阴精下亏，双目失养。虚实交错，瞳睛暗淡，瞳子无光，发为内障。李东垣《兰室秘藏》谓："夫五脏六腑之精气，皆禀受于脾，上贯于目。……脾虚则五脏之精气皆失所司，不能归明于目矣。"故脾为生化之源，统诸经之血。目为诸脉气血上注所汇，乃血脉之宗。今既先天不足，而后累及后天，令脾肾两虚。肾虚则双目不涵，脾虚则气血难生，肝木亦受其累，如《张氏医通》所言："肝肾之气充，则精彩光明。肝肾之气乏，则昏蒙眩晕。"如此则瞳睛暗淡无光。

　　据此王氏拟壮水济火，补阴潜阳之法，大补肝肾。方中有熟地、萸肉、山药、丹皮、茯苓为六味地黄之用，弃泽泻恐其能泄肾气；五味、双冬相伍则具麦味地黄之意，更与洋参相伍，收敛气阴；苁蓉、菟丝子温肾阳、益精血；杞子补肝明目；当归、柏子仁滋阴养血；龟板滋阴潜阳；白术、橘红健脾化痰，以安脾胃，更防滋腻太过；甘草调和诸药。诸药为膏，意在滋补正气。

　　复诊之时，见病者瞳子精光聚敛之像，但黑睛外一条蓝围，如月晕之状，复有口干舌燥。目中精光渐复，是药已中的，故云："根本尚未颓残，犹可治也"。但虽服大剂滋阴，仍见口舌干燥，是肾水极虚，心火无制不宁所致，故党守壮水济火，补阴潜阳之法。因口中见燥，故前方去茯苓、橘红，因丹皮性寒、柏子仁滑泄，亦随之去；加石斛、覆盆子、黄精，仍以补肾固精为要。

案 8 水火失济案

思为脾志，心主藏神。曲运神机，心脾受困。脾为诸经之长，心为君主之官。心君端拱无为，相火代君行事。相火内炽，阴液潜消，无以上奉清空，黑水神光暗淡。伐下者必枯其上，滋苗者必灌其根。治宜壮水之主，兼补心脾，冀其天地交通，水火既济。

熟地　牛膝　萸肉　茯苓　枣仁　冬术　当归　山药　菟丝

【赏析】

脾属土，为后天之本，化生气血，在志为思，内经曰"思伤脾"，思虑太过，则脾为所伤，脾运亦损，气血生化不足，心神则失所养。《张氏医通》有云："心者，君火也，主人之神，宜静而安，相火代行其令。相火者，胞络也，主百脉，皆荣于目。"王氏云："心君端拱无为，相火代君行事。"即合此意。相火内炽，阴液暗耗，清窍无奉，目睛暗淡。此证不可独行清热之法，当以扶正为主，兼补心脾，则能天地交通，水火既济。

方用熟地、山萸、山药、茯苓具地黄丸之意，复用牛膝、菟丝、当归补益肝肾精血；用枣仁养血安神，以解思虑之劳伤；冬术与茯苓相合，健脾化湿，防滋腻有碍脾胃。

案 9 壮水生木案

《经》以五脏六腑之精气，上注于目。目系属心，目属脾，白珠属肺，黑珠属肝，瞳子属肾。症本肾水不足，肝木失荣，木燥生风，上扰心官。肾乃肝之母，心乃肝之子，母子并违，精华难聚。心火上扰则神外驰，肾水下亏则志不定，肝木枯燥则血少藏。是以目失澄明，神光不敛，名曰内障。故曰：目者，心之使也，神所寓焉，肝之外候也，精彩营焉。治宜壮水生木，固肾清心，子母相资，方能有济。

熟地　洋参　黄精　覆盆子　当归　麦冬　五味　萸肉　山药　菟丝子　石斛水泛丸。

服壮水潜阳之品，瞳人昏暗反增，白珠亦赤。素本经营过度，肾水潜消，曲运神机，心阳内炽，心肾不交，水火不济。壮水之主，以镇阳光，上病下取，《内经》之旨。不能奏捷者，未伐木火之盛也。肝为东方实脏，主目，属木，生火，况五志过极，俱从火化，火灼金伤。白珠属肺，肺耗水亏，瞳人昏暗。水亏为虚，火盛为实。前方直补金水之不足，未泻木火之有余，前哲有十补一清之例，用药如用兵，任医犹任将，兵贵圆通，药宜瞑眩。疾病加身，譬如寇兵临境，全战全守，未免执泥，偏攻偏补，均非实际。十补一清，可寓养精蓄锐，突然一战，足以振兵威，补养日久，暂以一清，未必大伤元气，务得攻补之宜，方能奏捷。拟薛立斋龙胆泻肝汤。

生地　龙胆草　黄芩　山栀　当归　柴胡　车前子　泽泻　木通　甘草

【赏析】

本证仍为肝肾阴虚，心火上炎，双目失养之证。肾水养肝木、制心火，故用壮水生木，固肾清心之法。方中熟地、山萸、山药为地黄三补之法，洋参、麦冬、五味子具生脉之意，菟丝、黄精、石斛有补肾填精之用，覆盆子补肾固精，当归养血。所用皆为肝肾。

复诊病见瞳人昏暗反增，白珠亦赤，为病情由虚转实之兆。患者肾水下亏，心火上炽，即"水亏为虚，火盛为实"。前方所用皆扶正之品，无攻邪之辈；然水亏木燥，则易化火；木火心火，合而上炎，则肺金受灼，白珠转赤。是故虽能补金水之不足，未能泻木火之有余。扶正乃为祛邪可受而设，祛邪亦为正气能存而立。今正气稍复，邪气已盛，当以攻邪为主，直折肝火，拟龙胆泻肝汤原方为用。攻补进退，当如王氏所喻，俟邪正盛衰，圆机活法，得其所宜。

案10　肾室精空案

白珠属肺，黑珠属肝，瞳人属肾，目窠属脾，目外属心。精滑四载有余，肾水阴阳交损，不能上注于目，卒然瞳子背明，肾室精空。尾闾穴痛，形神颓败，食入多眠。服药以来，饮食稍加，精神渐振，遗泄渐稀，能间二三日，目中如电，神光不敛可知。黑白分明，瞳人之中，并无烟障之气、混蒙之色，非内障可比。仍以固精填肾，敛阴化液之品，为丸徐治。第少壮年华，服药寡效，非其所宜。

洋参　首乌　羚羊角　紫河车　牡蛎　五味子　芡实　冬术　菟丝子　煅磁石　丹砂

上药为末，以大生地、天麦冬、归身熬膏。再入金樱子膏，和药末为丸，如桐子大。

【赏析】

病卒然瞳子背明，所幸黑白分明，瞳仁之中，并无烟障之气、混蒙之色；曰非内障可比，因内障难治者，外不见症，无下手处也。目分五轮，与诸脏相应，复有少壮年华，非年老可比；择其所病，调补其脏，则能收效。之前服药寡效，非其所宜。

病发之前，滑精四年，肾气不固，阴阳交损，精血亏虚，目不能养，肾室精空，发为背明。尾闾长强，督脉络穴，别走任脉。此证生痛，是气血不足，正气虚空，故见形神颓败，食入多眠。前有用药，令精神渐振，遗泄渐少，能间二三日，知年纪尚轻，药能收效，故当立足根本，大补下元，脾肾兼顾。

方用生地、双冬、归身、洋参、首乌、菟丝子、紫河车滋阴补肾，大补精血，充养先天；五味子、金樱子、芡实收涩固肾，以实精关；芡实、冬术相伍，意在健脾，顾护后天；牡蛎、煅磁石、丹砂，性质重坠，为引药之用，直入下焦，兼安心神。以药为丸，缓中补虚。

案 11 视物不明案

《经》以五脏六腑之精气，皆上注于目，不独专主乎肺气也。水之精为志，火之精为神，目者，神之使也。视物不甚分明，脉体虚弦无力，素多带下，奇经有亏，水火不济，神光不敛，宜纯补真阴。

熟地 山药 黄精 芡实 牡蛎 当归 枣仁 龟板 菟丝 茯苓 枸杞
为丸。

【赏析】

素多带下，任脉损伤，带脉失约，是其关键，久病生虚，奇经有亏，冲任受损，病及于目。五脏六腑之精气，皆上注于目，非独为一脏所主。肾藏精主志，心藏血主神，神志之精，皆显于双目。今病视物不甚分明，是久病带下，奇经气血亏虚，伤及根本，少阴不足，亦是脉见虚弦无力所在。病发双目为标，冲任下虚为本。

治当温补下焦肝肾，纯补真阴。方中熟地、山药、黄精、菟丝补肾益精；芡实与茯苓相伍健脾化湿，与牡蛎相合温涩固肾；当归、枣仁、龟板滋阴养血，潜阳安神。全方所拟，全为滋补肝肾，固摄冲任所设，是治病求本之法。

案 12 目生胬肉案

目为心使，故用五泻心，血瘀生胬肉，故用逐瘀之剂，肝胆龙雷震荡，故用金匮肾气。三法加减，共卅余剂，胬肉已消，龙雷已消，唯视物不明，泪热生眵，乃脑脂下流，肝风冲上。先拟谦甫还睛散，待秋令木落，再以黄连羊肝丸调之可也。

　　龙胆草　草决明　黄菊　石决　川芎　川椒　茯苓　楮实子　木贼草　蒺藜　芥炭　茺蔚　炙草

　　水泛丸。

【赏析】

　　患者前病，起伏三折，随证易法，病势已遏。目睛胬肉已消，龙雷之变得除。今视物不明，泪热生眵，所病当前参证机。先有心热血瘀，后有肝胆龙雷，今所不和者，因肝木不平，肝风上冲，脑脂下流所致。当用散邪息风之法，拟用谦甫还睛散原方。

　　谦甫还睛散，本主翳膜遮睛、昏涩泪出、瘀血胬肉攀睛，今用于此，一因前病即为胬肉攀睛，二因现证即合方药所主。龙胆、草决、石决、黄菊清泻肝火而明目；川芎、川椒、芥炭辛散透泄，发越郁火；茺蔚、楮实子滋肾清肝，明目益精；蒺藜、木贼疏风散热，解肌，退翳；茯苓健脾化湿，炙草调和诸药。全方皆为清肝疏风散邪而设，与证相合。

　　黄连羊肝丸，主肝火旺盛，症见目赤肿痛，视物昏暗，羞明流泪，胬肉攀睛。秋令木落，金气大盛，肝木受制，再以泻肝之法治之，上与天合，可期病愈。

鼻　渊

案 1　肺有伏风案

脑为髓海，鼻为肺窍，脑渗为涕，胆移热于脑，则辛頞鼻渊。每交秋令，鼻流腥涕，不闻香臭，肺有伏风，延今七载，难于奏捷。

孩儿参　苍耳子　辛夷　杏仁　菊花　白蒺藜　地骨皮　黄芩　桑皮　甘草

【赏析】

《素问·气厥论》曰："胆移热于脑，则辛頞鼻渊，鼻渊者，浊涕下不止也。"今有患者病眉心辛酸，浊涕不止，当责于脑。《灵枢·五癃津液别》有云："五谷之津液，和合而为膏者，内渗入于骨空，补益脑髓，而下流于阴股。"津液流行，滋荣五脏，各为所化，在肺为涕。此鼻渊所发，当是脑液下渗，复受胆热，化为浊涕，下流不止。此病每发于秋，已有七载，是因肺有伏邪，应季而发。发时肺气不宣，鼻窍不通，故令香臭不闻，鼻流腥涕。此病邪伏已久，久病入络，急治难散，当于缓中求之。

方用疏风清肺，平肝泄热之法。方中孩儿参缓补正气；苍耳、辛夷能散外邪，亦为通鼻窍之专药，杏仁开宣肺气，与之相合，以助药力；黄芩、桑皮、地骨皮清泻肺热；菊花、白蒺藜平肝疏风；甘草调和诸药。

案 2　湿热上蒸案

《经》以胆移热于脑，则辛頞鼻渊。胆为甲木，脑为髓海，鼻为肺窍。素本酒体，肥甘过度，或为外感所乘，甲木之火，由寒抑郁，致生湿热，上熏于顶，津液溶溢而下，腥涕常流，为鼻渊之候，有似比之天暑，湿蒸热乃能雨，此之类也。源源不竭，髓海空虚，气随津去，转热为寒，亦犹雨后炎威自却，匝地清阴，而阳虚眩晕等症，所由生也。早宜调治，久则液道不能扃固，甚难为力也。

苍耳子　辛夷　薄荷　川芎　白芷　蒺藜　防风根　甘草

【赏析】

胆为甲木，性喜条达，外感于寒，受其抑遏，郁而化火，炎灼于上。复因酒体，遂重湿热，熏蒸于顶；上源受扰，津液自下，清浊相干，是以腥涕常流，为鼻渊之候。本案所病，重在湿热，虽是实证，亦有亏耗，显虚实转化之迹。湿热上蒸，阴血下亏，阴损及阳，由实转虚，易生阳虚眩晕诸多变化。故务必早治，以防生变，久病开阖失司，则无能为力。

方用疏风透表，开宣鼻窍之法。苍耳、辛夷散邪通窍，令鼻窍得通；薄荷、蒺藜疏散风热，与防风根、白芷相伍，透邪于外；白芷辛散祛邪，燥湿排脓，可除鼻窍湿热；川芎辛温香燥，走而不守，既能行散，上行巅顶，为诸药之引；甘草调和诸药。

口齿音声

案1 虚实夹杂案

齿痛上引太阳，因眩晕、左肢麻痹而起。金水二脏素亏，眩晕乃肝邪所致，金虚不能平木，水虚不能制火，故肝阳内扰，阴水不升，肝位居左，气虚则麻。兼以酒体肥甘过度，湿热蓄于肠胃，上壅于经，故见手阳明、足阳明、手太阴、足少阴四经之症。夫齿痛，属阳明之有余，眩晕、麻痹，属太、少之不足。按《灵枢·经脉篇》：手阳明之脉，其支者从缺盆上颈贯颊，入下齿中，足阳明之脉，下循鼻外，入上齿中，齿痛之由本此。第久延岁月，病势已深，调治非易。爰以清胃、玉女煎加鹿衔草，从阳明有余，少阴不足论治。

熟地　丹皮　泽泻　当归　升麻　生石膏　川连　知母　麦冬　牛膝　鹿衔草

【赏析】

患者证见齿痛、头痛、眩晕、左肢麻痹，素来喜酒，嗜食肥甘。其病机虚实夹杂。

《灵枢·经脉》曰："手阳明之脉……其支者从缺盆上颈贯颊，入下齿中。足阳明之脉，下循鼻外，入上齿中，还出挟口环唇，下交承浆。"《灵枢·杂病篇》曰："齿痛，不恶清饮，取足阳明。恶清饮，取手阳明"。今见齿痛上引太阳，须虑阳亢所致；复见头痛、眩晕，当确知无疑。又有左肢麻痹，为气血不荣之象，当是真阴下亏，精血不足，失于濡养，即阴水不升；金水相生，子病及母，令金虚不能平木；乙癸同源，水虚则木燥，肝阳无制而上亢，疏泄不及则麻痹，即气虚则麻。患者更有平素嗜美酒浓味、膏粱甘腻，以致湿热蓄于肠胃，而上壅于经。诸机交错，乃有此证。

病有下焦阴血之虚，脾胃痰湿之实，阳亢挟齿之痛，是故谓之"见手阳明、足阳明、手太阴、足少阴四经之症"。但病者迁延已久，病势已深，调治非易。上下皆病，取之于中，故用清胃、玉女之法，立足先天，急治其标。

清胃散清胃凉血，发越郁火；玉女煎中清胃热，下滋肾阴。两方联用再加泽泻利湿于下，令热从下泄，鹿衔草补虚益肾，意在散邪之余，培补正气。患者亦当摄生调养，戒浓味，寡心欲。

案2　水虚火炽案

经以齿乃骨之所终。手足阳明之脉，上循于齿。天癸主于冲脉，冲为血海，并足阳明经而行。阴虚无以配阳，水虚不能济火，是以经事先期，不时齿痛。当从阳明有余，少阴不足论治。

熟地　丹皮　泽泻　知母　牛膝　佩兰

【赏析】

此妇人经事先期，不时齿痛之案。此病为妇人，以血为用，冲任为重。《素问·上古天真论》云："女子七岁，肾气盛，齿更发长。二七，而天癸至，任脉通，太冲脉盛，月事以时下，故有子。三七，肾气平均，故真牙生而长极。"故月事与天癸冲任密不可分。阳明为多气多血之经，足阳明之脉入上齿中；而冲为血海，并足阳明经而行，今病月经先期，不是齿痛，当是阳明累及冲脉所致，所病有实，阳明有余。

《灵枢·五味论》云："齿者，骨之所终也。"《仁斋直指方》："齿骨，骨之所终，髓之所养，肾实主之。故肾衰则齿豁，精盛则齿坚。"然今有阴虚无以配阳，水虚不能济火，故令肾气不固，月经先期，齿不能养，所病有虚，少阴不足。

治当泻阳明，补少阴。方用玉女煎加减，熟地、知母联用滋阴清热，并用丹皮凉血，牛膝引热下行，泽泻渗湿于下，佩兰化湿，兼以调经，如此则能虚实兼顾，阴平阳秘，冲任不扰。不用石膏之大寒，以免清散之余反生寒凉闭塞。

案3　水火不济案

经以南方赤色，入通于心，开窍于耳，外候于舌。七情不适，伤乎心也。盛怒不解，伤于肾也。肾虚不能济火，心火上炽，舌为之糜。法宜壮水之主，加以介类潜阳之品。

熟地黄而去萸肉，加鳖甲、龟板、五味。

【赏析】

《素问·金匮真言论》云："南方赤色，入通于心，开窍于耳，藏精于心，"然舌为心之苗，此为心之外候。今见舌糜，当是心火上炎之兆。七情五志至极，皆能化火。病起盛怒不解，所云伤肾，实为怒火伤阴，令心肝火炽。制心火者，肾水也。今当滋肾水以济心火，并佐潜阳之品，以制亢阳。

方用熟地黄汤去山萸，下实肾水；加龟板、鳖甲滋阴潜阳，五味子益气生津，补肾宁心

案4　水不制火案

二气素虚，五志过极，心火暴甚，肾水虚衰，水不制火，舌为之黑。治宜壮水之主，以制阳光。

知柏八味去萸肉。

【赏析】

素有正虚，病及先天；复有不节，五志过极，见上盛下衰之变，火炽焚焦，舌为之黑。所治之法，指其根本，壮水之主，以制心火，阴阳可平。

方用知柏地黄丸，滋阴清热；因心火炽盛，去酸涩之萸肉，以防邪热内闭，无从走泄。所用精当，思路甚妙。

案5　舌边带黑案

形丰脉软，外实内虚。舌为心苗，黑为肾色，舌边带黑，乃肾色见于心部，非其所宜。肾司五内之精，脾统诸经之血。脾肾强健，则精血各守其乡，肾色上僭，脾肾必虚。心属火，肾属水，肾水不能上升，心火无由下降，火炎物焦，理应如是。治病求本，滋苗灌根，培补其阳，徐徐调治。

熟地黄汤去丹皮，加旱莲、女贞、牛膝，蜜丸。

【赏析】

形丰脉软，是形盛气衰，即《金匮》所言骨弱肌肤盛之辈。彼是感受外邪，其治祛邪之余，尚要顾护正气；此是久成内伤，勿见形体丰隆，枉置正虚一旁。

病见舌边带黑，黑为北方肾水之色，然舌为心之外候，水能制火，此病色相克，当为逆证，是正气虚极。心属火，肾属水，肾水不能上升，心火无由下降，火炎物焦，则见黑色。此病之治，当大实肾水，重补阴血，以充正气。

熟地黄汤，六味地黄之类，用之先固下元，缓补肾精，即为治病求本，滋苗灌根，复用二至丸、牛膝滋补肝肾。曰培补其阳，意欲阴中求阳，徐徐调治。

案 6　上病下取案

肾水不足，心火有余。舌为心苗，火性炎上，水不济火，舌为之糜。脉来软数无神，缘五志乖逆所致。上病下取，滋苗灌根，法当壮水之主，以制阳光。

熟地黄汤去萸肉，加牛膝、龟板、地骨、麦冬，水泛丸。

【赏析】

刘完素云："由乎将息失宜而心火暴甚，肾水虚衰不能制之，则阴虚阳实而热气怫郁，……由五志过极皆为热甚故也。"本证即脉来数即显心火之亢，脉软无神即示肾水之衰，故当滋苗灌根，治病求本，思路方法，与前证颇似。所病皆为舌糜，其差异在本证用牛膝滋补肝肾、引热下行；兼用地骨皮清热；麦冬滋阴。一为补肾固精，滋阴潜阳，正虚较重。一为滋阴清热，兼以泄热，心火偏盛。

案 7　声哑舌强案

肾水不足，肝木失荣，木燥生火，火盛生风，风火相并，上冒清空，声哑舌强，视听不聪，脉来软数无力。治宜益气壮水，冀其水火既济，天地交通。

熟地黄汤去茯苓，加广皮、甘草、半夏、冬术。

【赏析】

病声哑舌强，为心肾不足；视听不聪，为肝肾两虚；脉来软数无力是虚火内生，气阴两伤之像。其根本在于肾水不足，木失涵养，治用益气壮水之法。王氏用方多据此法，为其治疗眼耳鼻等上窍之特色。方用熟地黄汤加减，本方加减略为存疑，加广皮、半夏、白术，皆为运脾化痰所设，为何独去茯苓而不与前药相伍为用？

案 8　声哑语难案

音声本于脏气，气盛心声扬，气虚刚声哑。肾为音声之根，肺为音声之本，舌乃发声之机，唇为声音之户。肾主藏精，精化为气，脉司气化，气主发音。证因诵读太过，损于脏气。河间云：五志过极，俱从火化，火盛刑金，金熔不鸣。舌为心苗，肾为水脏，火性炎上，火旺水亏，伤其本而失其机，是以声哑语难，脉来滑数而空。爰以铁笛丸加减。

熟地　天麦冬　五味　贝母　桑皮　桔梗　炙草　薄荷　诃子肉　紫菀
连翘

为末，以竹沥和水泛丸。

【赏析】

吐气发声，有赖脏气，气虚之人，多少气懒言，语声低微。肾为气之根，肺为气之主，声音所出，源此二脏。金能生水，肺为水之上源，然肺金亦受肾精充养。然如刘河间云："五藏之志者，怒喜悲思恐也。悲，一作忧。若志过度则劳，劳则伤本藏。凡五志所伤皆热也"，"五志过极皆为热甚"今患者因诵读太过，多劳口舌，心火因亢，火盛刑金，肾水亦亏，耗气伤阴，脏气受损，发为声哑语难，此证即金水不足，脉来滑数而空。

方用铁笛丸。铁笛丸润肺利咽，生津止渴，为阴虚肺热津亏所致之咽干声哑、咽喉疼痛、口渴烦躁所设，今作加减。以熟地易玄参寓滋水之意，合麦冬、桔梗、甘草滋阴降火，利咽宣肺；配伍用桑白皮易瓜蒌，留贝母，并加紫菀清肺化痰；诃子肉降火利咽；薄荷、连翘易青果清热解毒以利咽；去凤凰衣之滋腻，加竹沥之清化，诸药相合，共奏清肺利咽，化痰泄热，金水双补之效。

案9　心火刑金案

诵读劳心，心火刑金，金溶不鸣，声嘶语难。当以壮水清金，行其清肃之令。

熟地　沙参　玄参　丹参　麦冬　五味　茯苓　当归　远志　柏子仁　枣仁

【赏析】

肺为音声之本，久诵耗散肺气，苦读劳动心神。心神劳动，阴液亏耗，心火为亢；肺气耗散，津亏不养，声嘶语难。复有心火刑金，肺金受灼，壮火食气，为金熔不鸣。

所制心火者，肾也；母病所及者，亦肾也。故壮水之主，一可泻南补北，亦可金水相生。故王氏法拟壮水清金，行其清肃之令。

方用天王补心丹加减，原方去人参之甘温助热，天门冬之甘寒滋腻，用沙参滋阴清热。因患者诵读久劳，心神暗耗阴血不足，故以熟地易生地，补血滋阴，补精益髓。天王补心丹本为滋阴清热，养血安神所设。是故方用以桔梗为舟楫，载药上行以使药力缓留于上部心经。今弃用之，意在诸药直入下焦，滋补肾水，如此心火可制，金水相生，肺金得实，声嘶可缓。

咽　喉

案 1　喉痛食难案

肺气郁而音不开，会厌作梗，喉痛食难，肺胃干槁，阴不上承。舌苔干白，心境不畅，郁结化火，老年所忌。

苏子　杏仁　桔梗　牛蒡　孩儿参　茯苓　橘饼　淡干菜（淡菜是贻贝科动物的贝肉，也叫青口）　鸡子清

恙源前方已着。喉疼会厌作干，汤水不下，药难为力。

前方去苏子、杏仁、鸡子清、橘饼，加猪肤、桃肉、腻粉（亦名汞粉、轻粉）团。

【赏析】

五志皆能化火，年老气衰，心境不畅，郁结化火，上耗肺胃之阴。肺胃阴伤，气道不养，肺气因郁，宣肃失节，其音不开，会厌作梗，喉痛食难，舌苔白干，治当开肺清补。年老体弱，防成痨疾。

方用苏子、杏仁、桔梗宣降肺气；桔梗、牛蒡相伍，升散利咽；孩儿参缓补肺气；茯苓、橘饼健脾化痰；因年老体弱，又用血肉有情之品滋补，以淡菜补肝肾、益精血、消瘿瘤，鸡子清清气除热。全方合用，补气滋阴，宣肺利咽化痰。

复诊之时，见喉痛咽干不消，乃至汤水不下，是病重药轻，正气大虚。清补无效，当换重剂。故用前方去苏子、杏仁、鸡子清、橘饼；加用猪肤，合猪肤汤之意，更用核桃肉健胃补血润肺，以轻粉祛痰消积。

案 2　喉疼音哑案

阴损于阳，液化为痰，精不化气，气不生阴，金水交伤，脉来细数，脏阴津液俱耗。无阳则阴不生，无阴则阳不化。阴耗阳竭，饮食入于阴，长气于阳，喉疼音哑，咳嗽痰多，肾水不升，肺阴不降，阳气不敛，阴气不收，生气伤残。

陈米团　猪肤　党参　熟地　甘草　陈皮　桔梗　天花粉　象贝母

【赏析】

五志化火，上灼咽痛，病耗津伤阴，炼液成痰。脉见细数，为阴虚内热，肾

水不足，肺阴不养，阴阳互根，阴损及阳，阳气遂虚，虚痰交错，音为之哑。当扶正化痰为要。

方中用陈米团、猪肤养阴益肺利咽，有猪肤汤之意；熟地下滋肾水；党参补气，寓培土生金意；天花、象贝清热化痰，正与陈皮相合；桔梗为舟楫之药，引药于上，甘草调和诸药。全方为清补并用之法。

案3 蒂丁下垂案

三年前蒂丁下垂，愈后喉痛不能食盐，不耐烦劳，脉来虚数，心、肝、肾三阴皆亏。厥阴循咽，少阴绕喉，湿热痰火，郁而不达。拟清上实下，久防喉痛。

孩儿参　南沙参　北沙参　生地　白芍　茯苓　桔梗　苏梗　大力子　甘草

【赏析】

蒂丁者，即西医学之悬雍垂。前病蒂丁下垂，愈后不耐烦劳，脉来虚数，是正气未复，气阴两伤。《灵枢·经脉》谓："肝足厥阴之脉……上贯膈，布胁肋，循喉咙之后……""心手少阴之脉……其支者，从心系，上挟咽，系目系……""肾足少阴之脉……其直者，从肾上贯肝膈，入肺中，循喉咙，挟舌本……"。是以病于咽者，心、肝、肾当皆有所及。患者久有劳伤，病及下焦，即是厥阴、少阴为虚。现证复作，病发为实，湿热痰火，交阻气机，郁而不达，留著于咽。治当补气滋阴、清肺利咽，

方中孩儿参、生地、南北沙参同用补气养阴，益肺滋肾，白芍柔肝敛阴，为心、肺、肝、肾气阴亏虚所设；苏梗宣肺，行气和中，牛蒡清肺利咽，桔梗载药上行，所用皆为宣肺利咽；茯苓健脾化痰，甘草调和诸药。如此气阴可复，肺气可宣，气机可畅，咽痛可除。重扶正、轻攻伐，当是考虑病久正气堪受。

案4 喉肿溃烂案

小产多次，喉肿溃烂不疼，蒂丁烂去半边，医治未瘥。去岁小产后，咳嗽缠绵，耳底疼痛，行生白颗，食入作噫。厥阴循咽，少阴绕喉，火毒内郁，金水两伤。

孩儿参　绿豆花　野菊花　桔梗　川贝　丹皮　黑豆皮　水中金（童便）

咳嗽大减，唯觉痰多，蒂丁之烂，不能完固，火毒内郁，行经腹痛，气血不

调，虑难奏捷，以膏代煎，徐徐调治。

孩儿参　生地　甘草　桔梗　川柏　玉竹　归身　黑豆皮　白芍　绿豆皮
野菊花根

上药熬膏，少加芝麻油胶。每早开水服五钱。

【赏析】

小产多次，气血素亏，喉肿溃烂不疼，为正虚邪少；蒂丁烂去半边，医治未
痊，是余邪未尽，气血不足，不能荣养所致。去年小产之后，气血更伤，抗邪无
力，肺虚气逆，虚火上扰，耳底疼痛，复有邪毒，化生白颗，中虚不受，食入作
噫。本病当急治其标，清肺养阴，宣肺止咳，泻火解毒。

方中孩儿参益气健脾，生津润肺，培补正气；绿豆花、野菊花清热解毒；桔
梗开肺利咽载药上行；川贝清肺化痰；黑豆皮伍丹皮，滋阴清热养血，平肝益肾；
童便味咸，性寒，滋阴降火。

复诊可见咳嗽大减，唯觉痰多，此服药以后，肺气渐平，但仍有肺脾气虚，
是以只觉痰多，仍当行扶正平补之法，不可温燥太过。蒂丁之烂，不能尽复，是
因火毒内郁所致，仍当攻邪。此外尚有气血不调，经行腹痛。此时患者有正气之
虚，内伤之郁，邪毒之实，须当兼顾，稳中求治。

故用前方加减，以绿豆皮易绿豆花，皮类走皮，为解咽喉热毒；以野菊花根
易野菊花，取其降泄；并用生地、川柏、玉竹、归身、白芍、芝麻油胶，换川贝、
丹皮、水中金，意在滋阴养血清热。复诊肺气已宣，当治邪于下，故有此变。

中 风

案 1 风湿夹痰案

风湿夹痰，扰犯阳明之络，外风鼓动内风，口开左歪，左腮无力，语言塞涩，谨防类中。

秦艽 独活 钩钩 茯苓 橘红 僵蚕 甘草 蒺藜

【赏析】

中医所言之中风，为外受六淫之风邪，以《伤寒论》太阳中风桂枝证为始。现代概念之中风，为中医所言之类中风，因风从内生，非外中风邪。类中风可由外邪引动，亦可因肝风内动而成。是以中风与类中，不可不辨。《类证治裁·中风》谓："河间主火，谓心火暴盛，肾水虚衰；东垣主气，谓猝中乃本气自病；丹溪主痰，谓湿生痰，痰生热，热生风，……皆辨明类中之由，与真中症异。"故所病之本，发于内伤，阴阳不调，气机不和。

本案所发是外感风湿，挟内生之痰，上犯头面，令口开左歪，左腮无力。经脉所过，病之所及，此阳明之络受风痰所扰，导致脉络阻塞，左侧气血不通，发为中风，语言謇涩。

治法拟定，以外散风湿，内息肝风，兼化痰湿为要。此证已收外风所引动，已病防传，谨防类中发生，故须阻截病势，内平肝风。方中用秦艽祛风湿，清湿热，此为治外感风湿之要药，独活外走太阳祛风除湿，通痹止痛，两药联用祛风除湿，外散表邪；钩藤息风定惊，清热平肝，擅治内风，蒺藜平肝解郁，活血祛风，僵蚕息风止痉，祛风止痛，化痰散结，三药联用平息内动之肝风。茯苓、橘红健脾化痰，主内生之痰湿。再用甘草调和诸药，即为本方思量所在。

案 2 痰火上扰案

倾接恙源，敬稔老太太服童便藕汁，血止四日，近日痰多，不易吐出，肋痛如故，气壅胀闭。今午后醒来，语言塞涩，口角流涎、目睛痴呆，咳嗽喉痛。此肝阳化风，痰火上扰，气不升降，似有类中之象。老人无可暂停，以二陈汤加减。

半夏　橘红　茯苓　甘草　麦冬　竹茹

邪风鼓动肝风，扰动阳明，口歪眼㖞，视听不明，言语不清，食入流涎，眼㖞流泪，小便黄赤，内火招风，阴不化阳，类中风也。

羚羊角　钩钩　蒺藜　甘菊　薄荷　半夏　橘红　茯苓

邪风鼓动肝热，服和肝化痰之剂，诸证渐退，以丸代煎，徐徐调治。

原方加于术、神曲、防风、桑叶、芝麻，红糖为丸。

【赏析】

此病患年岁已高，先发血证，以童便藕汁止血，血止四日后，再发新疾。肝主藏血，前有血证，阴血有失，使肝阳无制，因而上逆，化动风之像。复因年老体虚，中气不足，痰湿从生，血虚气滞，共结成郁，发为胁痛，气壅胀闭。肝阳痰气相合，则生肝阳化风，痰火上扰，气不升降之变化，此非外感于风邪，是有类中之征兆。不可迁延，当须急治。此痰阻邪实为重，痰邪不去，气郁不开，重镇之品亦不适用，故以二陈汤加减。原方加入竹沥清热化痰，麦冬顾护阴液。

复诊见口歪眼㖞，视听不明，言语不清，食入流涎，眼㖞流泪，是类中已成。前有肝风挟痰火上扰，今见口歪眼㖞流泪，食入流涎，是阳明经络受风痰所阻而发；视听不明，语言不清，是为风痰所蔽；小便黄赤，为内热之征。治当平肝息风，行气化痰。方中羚羊角、钩钩、蒺藜、甘菊清热平肝熄风；薄荷其性锐而轻清，善行头面，疏风透表；半夏、橘红、茯苓相合，化痰燥湿。本方所立，意指肝阳风痰。

三诊诸证渐退，药已生效，守原方并略加减，用白术、神曲运脾和胃，以防风祛风盛湿，以断痰湿之源；桑叶平肝疏风，清利头面；芝麻、红糖甘温扶正，用之和丸，缓复正气。

案 3　肝脾郁湿案

经行腹痛之后，两胁少腹作胀，口开左歪，肝脾郁湿，化热生风，扰犯阳明。

胡麻　秦艽　蒺藜　僵蚕　羚羊　橘红　半夏　茯苓　钩钩　独活　当归　甘草

服药四剂，口歪未正，阳明未和，风湿未化，心中懊恼，难以名状。防类中风。

前方去秦艽、独活，加玉竹、芝麻。

【赏析】

女子以肝为先天，经行腹痛，是肝失条达，疏泄不及；其后发两胁少腹作胀，皆是肝胆气郁之像。肝郁乘脾，不运生湿，肝脾郁湿，化热生风，上扰阳明，见口歪不正。故以平肝熄风，养阴化痰为法。方中羚羊、钩钩、蒺藜、僵蚕清热平肝熄风；独活、秦艽祛风胜湿；橘红、半夏、茯苓化痰燥湿；当归、胡麻养血润燥，滋养肝肾，甘草调和诸药

四剂之后，诸证未减，更增心中懊恼，难以名状。此风湿不化，热势渐盛，郁而不发，若不截断，恐有热极动风之变。当据守前法，以挫病势。惟秦艽、独活皆是温燥胜湿之辈，多用恐耗伤阴血，今去之，用玉竹、芝麻与当归胡麻相合，以顾护正气为要。

案4　湿痰上攻案

类中于右，三阳发病，神烦言謇，肢搐口歪，气冲呃逆。外风勾动内风，湿痰上攻清窍，脉来大小不均。年近古稀，风烛堪虑。

钩钩　橘红　茯苓　远志　竹沥　枳实　白芍　甘草

势虽平宁，神识瞀昧。议加洋参、当归、姜汁。

【赏析】

神烦言謇，肢搐口歪，气冲呃逆，此类中已成。曰类中于右，如《丹溪心法》所云："中风大率主血虚有痰，治痰为先，次养血行血。或属虚，挟火与温，又须分气虚血虚。半身不遂，大率多痰，在左属死血瘀血，在右属痰有热，并气虚。"此病发痰热气虚并作，是因外风勾动内风而致。论疾病之治，当息内风，化痰湿。

方拟温胆汤加减，以远志之化痰开窍易半夏之辛散温燥，冀开窍以醒神；加白芍柔肝养阴，钩藤清热平肝熄风，全方所治意指痰湿。复诊见病势已缓，但神识仍然昏朦，因年近古稀，正气大衰，当以扶正为要，虽加洋参、当归滋补气阴，用姜汁以调胃气。

案5　右半偏枯案

右半偏枯，已延二月，迩时虽可言语，吐字音未能清爽，手足未能运动，脉象左部细弦，右部气口脉虚濡，关部沉滑。《经》谓三阳之病发于右，右属痰与气虚。肝肾之阴亦损，而络中痰湿未能尽净，当从气血两培，兼化痰利节之法。

生地　当归　党参　怀山药　料豆　法半夏　独活　远志　红枣　川断
甜瓜子　寄生　柏子仁

【赏析】

本案与前案极似，抑或同为一案。

病发类中，已逾两月，势已趋缓，右半偏枯，虽偶言语，吐字不清，手足不动，此邪实渐消，气血不畅，半身不养。左脉细弦，阴血亏少；右脉虚软，阳气不足；关部沉滑，痰湿留中，脾虚不化。类中于右，当为痰热气虚，此处兼有痰湿。类中之发，因肝肾阴虚动风，病至今日，亦不离此。故现为气血虚少，痰湿阻络，肝肾阴虚之证。治用气血两培，化痰利节之法。

方用党参、怀山药、红枣、料豆健脾补气；以法半夏、远志、甜瓜子相伍化痰，和风药独活相合胜湿；生地、当归、川断、寄生温补下元，养血益精，复用柏子仁养血宁心安神。此法立足脾肾二脏，为清补扶正之法。

案 6-1 痰热气虚案

顷接吴甥持来严兄之信：等人亲家，于十四日晚，因濯足致右手右腿不能伸舒，小便甚多，舌强言蹇。右手足虽属三阳，肾不养肝，虚风上冒，母令子虚，王五所用之方尚妥。余见字即欲来圩看视，奈因十二日夜，偶然肝气痛，失血数口，精神不振，稍迟数日，当买棹渡江诊视，再造丸断不可服。今拟一方，嘱其安心静养，自有神明庇佑。克昌王五诸门生，禀笔请安。

蒺藜　秦艽　钩钩　归身　茯神　半夏　橘红　甘草

【赏析】

本案为类中一例，前后论治甚详，自发病起诊治廿五日余，其中治法辗转变化，于今时今日亦多有提示之处。

此证病亦发类中于右半身，当是痰热气虚为主；小便甚多，为肾虚于下；风发于内，是肝失涵养，木燥生风；右半不伸，舌强言謇，为痰浊瘀阻之象。痰浊不去，脉络不通，病在初起，以祛邪为要，拟二陈汤加减，急化痰湿，为后进补虚诸方筹谋。二陈汤燥湿化痰，加用蒺藜、秦艽、钩藤清热平肝熄风，用归身养血、以平肝阳。

病患急重，但王氏特嘱"再造丸断不可服"。缘何为此？类中风为风从内生，而非外中风邪。如《知医必辨·论类中证不可妄用再造丸》所言："类中之证，多有肝虚生风，所谓内风，非外风也……故景岳直谓之非风症。其论曰：凡非风，口眼㖞斜，半身不遂，四肢无力，掉摇拘挛之属，皆筋骨之病也。肝主筋、肾主骨，肝藏血、肾藏精，精血亏损，不能滋养百骸，故筋有缓急之病，骨有痿弱之病，总有精血败伤而然……有再造丸，药味夹杂五十余味，多用香燥，以为可以通络开窍，全不思类中多由精血不足，肝失所养，虚风鼓动，经络空虚，焦燥太过，转伤阴血，何能熄风乎?"是故凡见病患类中，王氏皆以滋水涵木之法平息肝风，而慎用辛宣香燥之品。

案6-2　阴分大亏案

神识稍清，诸恙稍减。唯舌中红燥，阴分大亏，议加洋参、麦冬。

【赏析】

服药之后，痰去神识稍清，气机得通，肝阳稍制，诸恙稍减，药已中的，当更服之。但舌中红燥，是阴液亏虚，若守前方不变，则燥湿会促伤阴之弊，今加洋参麦冬，甘寒养阴，以托正气。

案6-3　类中四朝案

类中四朝，偏枯于右，服药以来，神清语正，诸恙减退，尤当静养，不致痰火上升为吉。议宗前法加减，候酌。

法半夏　薄橘红　茯神　甘草　归身　白芍　西洋参　麦冬　白蒺藜　秦艽　钩钩

【赏析】

病情延及四日，右侧偏枯已显，但神清语正，诸恙减退，诸邪已却，当守前法，以治肝风痰火为要；更加白芍，意养肝阴，以制肝阳，有缓急之意。

案6-4　痰火上冒案

昨烦心过度，夜又错语，痰火上冒，速宜静养。原方加远志、姜汁、竹沥。

【赏析】

心烦动火，又有反复征兆，虚中夹实，有痰热扰心，发为错语，今以上方更加远志、姜汁、竹沥，急用化痰开窍之发。

案6-5　湿痰未化案

类中偏枯，已延六朝，神情寐安，言尚蹇涩，舌苔尚腻，腑气未通，湿痰未化，宁神静养。

半夏　橘红　远志　茯神　当归　夜交藤　洋参　麦冬　炙草　蒺藜　秦艽　竹茹

【赏析】

痰火得制，神情寐安，病情初定，肝风已平；言尚謇涩，示尚有痰浊瘀阻；舌苔尚腻，是痰阻气滞，腑气不通。中病即止，现去钩藤、白芍，加夜交藤养心安神通络。

案6-6　通畅阳明案

右手稍能举动，自属效机。原方议加通畅阳明。加生谷芽三钱。

【赏析】

今右手稍能举动，有络脉复通之兆。阳明经上走头面，多气多血，通常阳明，可令患者复得滋养，故加用生谷芽。生谷芽禀天春生之木气，除健脾消滞外，尚有疏肝之功，畅达气机。

案6-7　腻补从缓案

类中于右七朝，扶正化痰，通调气分，神识虽清，舌窍未灵，仍有错语，舌黄未化，大便未行，腑气未通，阳明未畅，湿热痰滞，随心火肝阳上升，年近七旬，二气已衰，腻补从缓。

洋参　橘红　半夏　远志　麦冬　茯神　蒺藜　秦艽　竹茹　枳实　谷芽　甘草

【赏析】

病已七日，神识虽清，舌窍未灵，仍有错语，病痰浊瘀阻，急难收效，当图缓治。舌黄未化，大便未行，恐阳明积滞化热，致湿热痰滞，随心火肝阳上冲，而前疾再度复发，故当用行气通腑之辈。因年老体衰，痰湿不去，故腻补从缓，前方去夜交藤、当归，而加枳实，破气化痰，以通阳明。

案6-8　润下通便案

恙势虽退，惟大便未行，佐以润之。前方加生首乌、黑芝麻、向日嫩桑头。

【赏析】

今大便仍未成行，不可更用峻下猛药，当以柔润之药通便，故加生首乌、黑芝麻。向日嫩桑头，亦禀生发之气，用之祛风燥湿。

案6-9　扶正育阴案

类中偏枯，行经十二日，扶正育阴，息肝风，化痰火，虽臻效机。舌苔渐消，大便未行，腑气未通。谷雨节令，前三后四，尤当静养，议以原方加减。

洋参　石斛　麦冬　梨汁　甘草　当归　茯苓神　半夏　橘红　远志　蒺藜　枳实　谷芽　炒竹茹

服药之后，寐安神宁。原方加柏子仁、夜交藤、生地。

【赏析】

病已十二日，舌苔渐消，痰浊渐化。适逢谷雨节令，多雨多湿，恐病体未复，又加外湿，故令节气前三后四之内，静养摄生。大便未行，腑气未通，更用增水行舟之法，加用石斛、梨汁。服药之后，寐安神宁，遂加生地，更助药力。加柏子仁、夜交藤更为养心安神，以免烦劳病复。

案首云"十四日晚""十二日夜"，疑为"廿四日晚""廿二日夜"传抄之笔误，否则与"行经十二日"适逢谷雨时令不符，亦有悖于后案类中廿五日之"立夏"节气。

案6-10　滋肝息风案

类中十六朝。滋肝息风，清火化痰，虽日有效机，神识尚未精明，手肢动甚，大便未通，腑气未和，脏气未协。原方加减。

当归　蒺藜　茯神　丹参　洋参　半夏　橘红　远志　生地　天麦冬　竹茹　枳实　生熟谷芽

【赏析】

病至第十六日，精神虽未全复，但手肢动甚，是痰浊瘀阻渐通，当守前方，并加丹参化瘀通络。但仍未行大便，故用天冬润下，熟谷芽和胃。

案 6-11　壮水滋肝案

类中廿五日，壮水滋肝，息风化痰清火，佐以益气润肠，更衣已行数次。腑气渐通，脏阴渐和，手足渐动，精神渐起。立夏节令在迩，不致变更乃吉。

半夏　橘红　远志　茯神　当归　杞子　生地　麦冬　甘草　桑枝

【赏析】

此诊见病者更衣已行数次，病至今日，前方终见收效。腑气既通，饮食可复，气血有源，脏阴可充，从此有康复之望，故当小心调摄，立夏在即，季节更替，勿令生变。方以化痰、通络、清补为法。二陈汤加远志化痰燥湿通窍，当归、杞子、生地、麦冬、甘草补气养阴，桑枝利关节、行水气，以通四肢脉络。

类中之治，以肝肾精血为根本，阴不制阳是其主要病机。论其变化，其一为水虚木燥，肝风上扰；其二为木燥化火，上犯清窍；其三为火灼痰生，阻滞气机。三者常合而为病。但水虚木燥仍最为关键。阴血不复，内风不息；虽云木燥成火，但此火不宜苦寒清泻，而宜甘平滋补；若痰浊阻滞，当先化痰，如上下气机无从交流，则事倍功半。以上种种，于现今中医临证之中，仍颇有启示！

案 7　心肾两亏案

年逾六旬，二气就衰，阴阳并损，将息失宜，心火暴甚，四肢麻木，牙紧口强，时许方定，愈后复发。心肾两亏，肝虚生风，已成类中。养心脾，和肝胃。

黑归脾去阿胶，加花粉、蒺藜、鸡子清。

【赏析】

年老正虚，脾肾不足，气血不荣，阴阳并损，更有调摄失当，将息失宜，则发为类中。《类证治裁·中风》谓："河间主火，谓心火暴盛，肾水虚衰，"王氏即从此说，心火暴甚，肾精匮乏，发为内风。四肢麻木，是因精血衰耗；牙紧口强，为风动之象。今诸脏皆虚，阴阳不调，心火暴甚，类中已成。治拟扶正之法，养心脾之血以制阳亢，滋肝木之阴以息风动。方拟黑归脾汤，以归脾汤双补心脾之血，复用熟地、鸡子清滋阴补肾填精，并以花粉清热化痰和胃，蒺藜平肝息风。

案8 心劳肾耗案

曲运神机，劳伤乎心，心劳肾耗，水不涵木，肝阳内扰，奔走风尘，有势无逸，内风化火，火动痰升，上冲多汗，精神昏愦，恍惚不宁，语言错乱，类中之象。今口角歪斜，精神清爽，脉象弦滑，惟宜静养为妙。

西洋参　麦冬　鲜生地　煅牡蛎　朱茯神　柏子仁　钩藤　姜半夏　城头菊　薄橘红

【赏析】

曲运神机，心神劳伤，阴血暗耗，肾水下亏，肝木失养，阳盛动风，并心火为炽，火动痰升，因而多汗神昏，恍惚不宁，言语错乱，类中已成。前情所治不详，今见口角歪斜，精神清爽，脉象弦滑。为风痰上扰之势已除，不复痰浊蒙蔽神明之像，然脉来弦滑示仍有肝气不平，气郁痰阻之患，治宜平肝潜阳，滋阴化痰，清补平调。

方中西洋参、麦冬、鲜生地补气滋阴；煅牡蛎、钩藤、城头菊平肝潜阳；朱茯神、柏子仁养心安神；姜半夏、薄橘红行气燥湿化痰。如此可缓复正气，气阴可补，痰湿能化，肝气能平。

案9 心脾郁湿案

心脉系舌本，脾脉络舌本，少阴循喉咙，挟舌本。心脾郁湿，生风生痰，舌破流涎，类中风也。

钩钩　蒺藜　防风　僵蚕　麦冬　半夏　橘红　竹茹　茯苓
复诊加枳实、羚羊角。

【赏析】

今所患病，主要在舌体生变，为舌破流涎；舌与诸多经脉相关，可示诸脏之不和。舌为心之苗，复有心脉系舌本，当与心相关；脾在液为涎，且脾脉络舌本，今有流涎，当与脾相关，且多为气虚湿盛。故谓本证发病，为心脾郁湿。然本案未述他证，可据病机推知。因类中已成，可见口眼歪斜，半身不遂，语言謇涩等，是因内风已起。故病机关键，当是内风挟痰上扰，治宜息风化痰。

方用二陈汤加减，钩钩、蒺藜、僵蚕清热平肝熄风；半夏、橘红、竹茹、茯苓与防风相伍，运脾燥湿化痰；再用麦冬，滋养阴液，防温燥太过。复诊当药已收效，加羚羊角为加强平肝熄风之力，加枳实则为温胆汤之用。如此，息风化痰，兼而治之。

案 10 阴阳阻隔案

卒然晕倒，手足厥逆，六脉皆伏，而气口犹是。此因饮食填塞胸中，胃气不行，阴阳阻隔，升降不通，类中风而非真中风也。先宜盐汤探吐，再服煎方。

白茅术 厚朴 制半夏 藿梗 蔻仁 广皮 生姜 神曲 炙草

【赏析】

此即《医宗必读·类中风》所云之"食中"，本证因饮食填塞胸中所致，令胃气不行，阳气受阻，阴阳气不相顺接，发为晕厥，四肢逆冷。脉伏不显即为阳气被遏之象。

《医宗必读》谓"醉饱过度，或感风寒，或着气恼，以致填塞胸中，胃气不行，忽然厥逆昏迷，口不能言，肢不能举。若误作中风、中气治之，必死，宜煎姜盐汤探吐……吐后别无他证，只以苍术、白术、陈皮、厚朴、甘草之类调之。"故治当先行因势利导，涌吐病邪，此即合瓜蒂散之法。后以运脾和胃化湿之法调之，拟方与此甚合。方以白术健脾利湿，藿梗、蔻仁化湿醒脾，神曲消食化积、健脾和胃；厚朴、广皮、生姜行气燥湿，复用甘草，具朴姜夏草人参汤之形。全方意在调脾和胃，防运化不及，食中再复。

案 11 滋水柔肝案

一水以济五火，肾是也。肾水不足，不能养肝火，风阳鼓动，心火随之，以致心胸不安，头眩肢麻，肤膝刺痛，腹肋气喘作胀。脉来左部弦数，右部兼滑，风阳不降，夹有湿痰，延防类中。当滋水柔肝，兼养心脾，以化痰湿。

蛤粉炒生地 北沙参 当归 茯神 夜合花 沙苑蒺藜 牡蛎 柏子仁
泽泻 广皮 金橘饼

【赏析】

症见心胸不安，头眩肢麻，肤膝刺痛，腹肋气喘作胀。心胸不安，为风阳鼓动心阳所致；头眩肢麻，为痰浊阻络，清阳不升，周身不养；肤膝刺痛，腹肋气喘作胀，是肝气不平，气滞血停，反侮肺金，而发气逆。脉见左部弦数，候风阳不降，右部兼滑，候痰湿兼夹。此证若调治失当，即成肝阳化风，挟痰上扰之变，发为类中。须防患未然，已病防传。

故治用滋水柔肝，兼养心脾，以化痰湿之法。方中蛤粉炒生地、北沙参、当归、沙苑蒺藜滋阴补肾、养血平肝，意在滋水柔肝；柏子仁、茯神养心安神，以宁心胸；广皮、金橘饼行气化痰，泽泻；牡蛎利水于下，则痰湿能去；夜合花行气祛瘀定喘，以解肤腠刺痛，腹肋气喘作胀，此为兼证，肝气得平，喘胀能解。

眩 晕

案1　滋水涵木案

水亏于下，火炎于上，壮火食气，上虚则眩，头眩足软，如立舟中，咽干口燥，梦泄频频。少阴肾脉上循喉，有梦而泄主于心。精不化气，水不上承，明验也。清上实下，是其大法。肾水亏，必盗气于金，金衰不能平木，水虚不能涵木，木燥生火，煎熬津液变痰。丹溪所谓无痰不作眩是也。脉来软数兼弦，值春令阳升，防其痉厥。乙癸同源，法宜壮水。

地黄汤加半夏、沙苑。

【赏析】

本案患者病发眩晕足软，咽干口燥，梦泄频频，脉来软数兼弦。见证即知病在肝肾不足，肾虚不固。肾水不实，心火为亢，精室受扰，病为梦泄。《丹溪心法》云："头眩，痰挟气虚并火。治痰为主，挟补药及降火药。无痰则不作眩，痰因火动。"水虚木燥，复令火炽，灼津为痰，继发眩晕。脉见软数而弦，即阴虚生热之变。时值春令阳升，水亏于下，令阳气无所凭依，恐生痉厥之变。乙癸同源，法在滋水涵木。

以地黄汤下补肾阴，并用补肾养肝固精，半夏兼化痰湿，是上病下取之法。

案2　土郁生痰案

《经》以上气不足，脑为之不满，耳为之苦鸣，头为之旋，目为之眩。素本脾肾不足，抑郁不宣，气郁化火，土郁生痰，上扰精明之府，颠眩如驾风云，卒然愦愦然乱，倏尔神清，非类中之比。脉来软数无神，原当壮水之主，上病下取，滋苗灌根。第痰伏中州，清气无由上达，下气无以上承。姑拟治痰为主，以半夏白术天麻丸加减。

半夏　冬术　天麻　南星　橘红　洋参　当归　川芎　柴胡　升麻　五倍子

共为末，用竹沥三两，姜汁和水为丸。

【赏析】

患者素本脾肾不足，情志多有抑郁，则易生气虚气郁。今发巅眩头晕，时有心中烦乱，发后神清，脉来软数无力，是正气大虚，脾主升清，久有脾虚，故有清阳不升之嫌。然诸风掉眩，皆属于肝，既有肾虚于下，则令肝木失养，复有抑郁不舒，则气郁化火，挟脾虚之痰湿上扰清窍，此眩晕有风痰兼虚之患。脉显不足较甚，故所治当温养下元，补益肝肾，则风可息。

但脾胃为升降之枢，脾虚不升清，则清窍不养，脾虚生痰湿，则升降失常，下气无以上承，令上气不足。如《灵枢·口问》云："……上气不足，脑为之不满，耳为之苦鸣，头为之苦倾，目为之眩"故当以化痰运脾，先安后天为宜。待痰湿得化，再进温补。方用半夏白术天麻丸。

半夏白术天麻汤功在化痰熄风，健脾祛湿，今以原方加味。加南星化痰息风，复伍橘红、竹沥、姜汁，以促其功；洋参、当归、川芎，补气养血调血；《本草纲目》谓："升麻引阳明清气上行，柴胡引少阳清气上行"。柴胡、升麻举清阳、升脾胃，为补中益气之用；五倍子固精收湿，愚疑为五味子之误。

案3 上病下取案

上实则头痛，下虚则头眩，邪气盛则实，精气夺则虚。诸风掉眩，皆属于肝，头痛巅疾，下虚上实。河间云：风主动故也。风气甚，则头目旋转，风木旺，必是金衰。金衰不能平木，木复生火，风火皆属阳，阳主乎动，两阳相搏，则头为之眩，故火本动也。火焰得风则自然旋转。上实为太阳有余，下虚乃少阴不足。少阴虚，不能引巨阳之气则巅痛，肾精虚，不能充盈髓海则颠眩。润血息风，肃金平木，固是良谋。然上病下取，滋苗灌根，又当补肾。

熟地黄　鹿胶　枸杞子　炙龟板　牡蛎　怀山药　当归　山萸肉　菟丝子

【赏析】

本案中患者病发眩晕，头痛巅疾。诸风掉眩，皆属于肝，体阴用阳，虚实互见。上实阳亢则痛，下虚不养则眩。邪气盛因木燥化火，风火上扰；精气夺因水虚不涵，金衰木旺，如此则发为眩晕。《素问·五脏生成》曰："是以头痛巅疾，下虚上实，过在足少阴、巨阳，甚则入肾。"故头痛巅疾当责少阴、太阳，于本案而言，是少阴为本，太阳为标，如王氏所言"少阴虚，不能引巨阳之气则巅痛。"

本证之治，可从养血息风，佐金平木，但仅中其标，或能收效，仍须继进调护，培补下元。故王氏云："固是良谋。然上病下取，滋苗灌根，又当补肾。"从乙癸同源着手，滋补肝肾，壮水制火，以息肝风，治求其本。方以右归丸加减，以炙龟板、牡蛎之滋阴潜阳，易附子、肉桂、杜仲之温燥，大补下焦精血亏虚，直指根本。

案4　血虚肝风案

血虚肝风上扰，头眩肢酸，腰脊时痛，当归养荣加味。

四物加蒺藜、丹参、柏子仁、杜仲、桑枝、香附、炙草、芝麻、大枣。

【赏析】

本案肝风上扰仅为诸主证之一，不可见病治病，当通盘考虑，所病头眩是因肝风上扰所致，但肢体酸软，腰脊时痛，却与之不符。肝主筋，肾主骨，病肢酸脊痛，实为肝肾不足，血虚失养之变，而肝风上扰亦因血虚而起，如此则病机分明。治当养血祛风，滋补肝肾。

当归养荣汤方中具熟地、当归、白芍、川芎、防风、白芷、羌活诸药，功在祛风疏散，滋阴补血。今作加减，留四物汤，并合芝麻、大枣、杜仲滋补肝肾、益精养血，协柏子仁滋阴养血、宁心安神；去防风、白芷、羌活三药之温燥，加用丹参、香附行气活血，桑枝祛风通络。

案5　化痰镇逆案

脉弦细，按之稍滑，营卫两亏，痰气结中，中脘板闷，嗳气不舒，内热食少，有时肢抽肉瞤，所谓血虚肝风扰络，延久须防晕厥。拟进化痰镇逆法。

代赭石　橘络　苏梗　香附　茯苓　枣　金沸草　蒺藜　党参　沉香　当归　藕

【赏析】

脉来为细，为气虚血少，营卫两亏；脉来为弦，是肝气不平，虚风内扰，故见筋惕肉瞤。脉按之稍滑，为痰气互结，令中脘板闷，嗳气不舒而食少。血虚不能养肝，令虚风内生。本证病在痰浊内停，中虚气逆，血虚风动。当以重镇降逆之法治之，兼化痰下气。

方具旋覆代赭汤之意，金沸草、代赭石平肝降逆化痰；党参及枣培补中气；橘络、茯苓健脾化痰；苏梗、香附、沉香理气宽中；当归、蒺藜合用，养血平肝，活血祛风，用藕清热生津。如此中气能复，痰浊得消，阴血可滋，虚风遂止；气血生长，清窍得养，不致发为晕厥。

肝 风

案1 阴虚阳亢案

暴怒伤肝，肝之变动为热。右手掉摇，膻中隐痛，客冬进补中益气而愈，现又举发。拟补阴益气煎治之。

人参　当归　山药酒炒　熟地　陈皮　甘草　升麻　柴胡

进补阴益气煎，掉摇已止，膻中隐痛亦平。诸风掉眩，皆属于肝，战慄摇动，火之象也。良由水不涵木，肝火化风，壮水济火，乙癸同源主治。

六味加银柴胡、白芍、陈皮，蜜水叠丸，早服三钱。

【赏析】

暴怒伤肝，阴液亏耗，阴虚阳亢，变热化风。右手掉摇，为肝风已动，膻中隐痛，是为气虚而滞。曾于冬天服用补中益气得愈，可知虽行补益之法，但补气有余、滋阴不足，气虚虽缓，下焦阴虚未解，是以病又复发。不可更用前法，拟用补阴益气煎，双补气阴。补阴益气煎为景岳之方，较东垣之补中益气汤，滋补精血之力更甚。

服药之后，气阴得复，诸证见缓，风气已平。当滋水涵木，壮水制火。以六味地黄滋阴补肾养肝，白芍柔肝养血；银柴胡清退火热；陈皮化湿行气、醒脾和胃，防滋腻碍胃。以蜜水叠丸，缓治其本。

案2 肾不养肝案

月之初日，颈痛气促，自服疏散无效，更增心悸，手臂掉摇。肝之变动为热，心之动为悸，肾之动为慄，气却动肝，肾不养肝，肝火上僭，战慄之病生焉。

太子参　于术　茯苓　炙草　熟地　当归　酸枣仁　远志

为丸。

【赏析】

病情初起，为项痛气促，疑为外感，自服疏散，用之无效，更发心悸，手臂掉摇，而兼战慄，知为内伤所为。诸风掉眩，皆属于肝，手臂掉摇，为风动之象。心主血脉，今发动悸，是气血不养。肾之动为慄，肾不养肝，肝火上犯，则发瘖，即诸禁鼓栗，如丧神守，皆属于火。其病机当为肝肾亏虚，心血不足，肝火上犯。

　　治当壮水制火，养血息风。方用四君子加减，太子参、于术、茯苓、炙草益气健脾，化生气血，令心得所养；用熟地当归益精养血，以平肝风；复用酸枣仁、远志养血宁心安神。全方非见风动则用息风之品，而是下实肾水，补阴制阳，此为王氏临证特色所在。

肝 郁

案1 肝郁血虚案

忧思郁怒，最损肝脾，木性条达，不扬则抑，土德敦厚，不运则壅，二气无能流贯诸经，营卫循环道阻。肝乃肾之子，子伤则盗母气以自养，致令水亏于下，水不济火，灼阴耗血，筋失荣养，累累然结于项侧之右。脉来细数无神，溃久脓清不敛，法当壮水生木，益气养营，仍需恬淡无为，以舒神志，方克有济。

生地 洋参 当归 川芎 香附 贝母 冬术 桔梗 黄芪 玄参 海藻

长流水、桑柴火熬膏。

【赏析】

《素问·阴阳应象大论》曰："怒伤肝""思伤脾"，忧思郁怒最损肝脾。肝主疏泄，喜条达，恶抑郁，木郁土壅；脾为营之本，胃为卫之源，中运不足则营卫环流受阻。肝藏血，脾统血，脾胃为气血生化之源，中运不足，气血生化乏源，正虚邪陷则溃久脓清不敛。肝属木，主疏泄，木郁不达，气聚不散则累累然结于项侧之右；肾属水，木为水之母，子病及母，肝病及肾则水亏于下，水不济火，灼阴耗血则脉来细数无神；此病机重在肝肾不足，气血亏虚。治当益气养营，滋水涵木，方中生地清热滋阴，洋参滋阴补气，当归、川芎、香附行气补血；贝母、桔梗、海藻托毒破溃；黄芪、白术、玄参补气健脾，既可扶正祛邪，鼓邪外出，又可使气血生化有源。

案2 精气不足案

木性条达，不扬则抑。土德敦厚，不运则壅，忧思抑郁，不解则伤神。肝病必传脾，精虚由神怯，情志乖违，气血交错。夫心藏神，脾藏意，二经俱病，五内交亏。心为君主之官，脾乃后天之本，精涸神怯而无依，是以神扰意乱，不知所从，动作云为，倏然非昔。宜甘温之品培之。

熟地 党参 当归 白术 枸杞 菟丝 远志 枣仁 炙草

【赏析】

《金匮要略·脏腑经络先后病脉证》曰："见肝之病，知肝传脾，当先实脾，"肝主疏泄，喜条达，恶抑郁，脾胃为气血生化之源，木郁土壅，中运不足，气血生化乏源；心藏神，为五脏六腑之大主，脾为心之母，母病及子，血虚神怯伤精，精伤神无所依则意乱神迷，不知所从。病机重在心脾两虚，精气受损，当以甘温之品，益气养血，补肾益精。方中熟地、枸杞、菟丝子补肾益精；《灵枢·决气》曰："中焦受气取汁，变化而赤是谓血，"故方中以党参、白术、炙草大队甘温之品补脾益气以生血，使气旺而血生；当归甘温补血，枣仁、远志宁心安神。

案3　肝郁脾虚案

肝郁中伤，气血失于条畅，月事愆期，肢节酸楚，气坠少腹，胀痛不舒，兼有带下。脐左右筋，按之牵痛，如动气之状，按摩渐舒。先宜调中和气。

异功散加香附、砂仁、当归、赤芍。

病原已载前方，进异功散加味，调气和中，诸症渐减，既获效机，依方进步为丸缓治。

当归　白芍　太子参　香附　茯苓　于术　陈皮　炙草　沉香　木香　姜　枣

煎汁泛丸。

【赏析】

肝属木，主藏血，肝郁气滞，气血不行则月经愆期；肝主筋，脾主肌肉，木郁土壅则肢节酸楚；肝气乘脾，脾虚气陷则气坠少腹；肝郁气滞则胀痛不舒，肝郁化火蕴湿则带下；肝主身之左，肝郁气行不畅则脐左右筋，按之牵痛，如动气之状，按摩气行则渐舒。治当疏肝健脾，调中和气，方选异功散加味。异功散在四君子补气健脾的基础上加陈皮，意在行气化滞，醒脾助运，有补而不滞的功效。此方再加香附、砂仁助陈皮行气化滞，当归、赤芍活血补血，血行则气行。药中病机，诸症渐减，当以原方为丸缓图。

情 志

案 1　血虚痰凝案

心为一身之主宰，所藏者神。曲运神机，劳伤乎心，心神过用，暗吸肾阴，木失敷荣，肝胆自怯，神不安舍，舍空则痰居之，心悸多疑，情志不适，腹中澎湃如潮，嗳则稍爽，心病波及肝胆，天王补心丹、酸枣仁汤，皆是法程。拟阿胶鸡子黄汤加味。然否清政。

阿胶　姜夏　桔红　枳实　鸡子黄　竹茹　茯苓　炙草

【赏析】

《奇效良方·痨瘵门》曰："曲运神机，劳伤于心，应乎脉极。劳极精气，变生诸疾""心之所藏者神，肾之所藏者精。精神生于坎府，运用出于离宫"。劳伤心神，神怯精伤，精属阴，水不涵木则木失敷荣，肝胆自怯则多疑心悸，情志不适；肝失疏泄，痰湿内生，阻滞气机，气行不畅则腹内澎湃如潮，嗳则气行稍爽。此若纯属心阴暗耗，水不涵木，肝阴不足，当以天王补心丹、酸枣仁汤补心安神，滋阴清热。然此处病机在此基础上又有痰湿内困，治当滋阴补血时予以燥湿化痰之剂。方选阿胶鸡子黄汤加味，方中阿胶滋阴补血，鸡子黄补肾益阴，交通心肾，两者均为血肉有情之品，味厚滋腻，峻补真阴。姜夏、桔红、枳实燥湿行气化痰；竹茹清热化痰，茯苓、炙草健脾渗湿，益气化痰，气行则痰消。全方以补阴之品配伍化痰之药，使其补而不滞，达标本兼治之效。

案 2　心脾不足案

忧思抑郁，最损心脾。神不安舍，惊悸多疑少寐，肢战食减，容色萧然，脉见双弦，殊为可虑。

归脾汤去芪，加熟地。

【赏析】

《素问·六节藏象论》曰："心者，生之本神之变也；其华在面，其充在血脉"，《素问·阴阳应象大论》曰："忧伤肺，喜胜忧""思伤脾"。心主血，藏神，其华在面，脾主统血，忧思过度，心脾气血暗耗，心血不足，神不内守则惊悸，多疑少寐，容色萧然，脉见双弦；脾主运化，在体为肉，脾气亏虚，运化失职，肌肉失养则肢战食减。治当益气补血，健脾养心，方选归脾汤去芪加熟地；方中以人参、白术、甘草甘温之品补脾益气以生血，使气旺而血生；熟地滋阴养血；当归、龙眼肉甘温补血养心；茯苓、酸枣仁、远志宁心安神；木香辛香而散，理气醒脾，与大量益气健脾药配伍，复中焦运化之功，又能防大量益气补血药滋腻碍胃，使补而不滞，滋而不腻；姜、枣调和脾胃，以资化源。

案 3　脾虚痰凝案

情怀屈抑不伸，肝木横乘脾胃，脾肺两伤，脾为生痰之源，肺为贮痰之器，脾虚不能运化水谷之精微，津液凝结成痰，上注于肺，喉为肺系，是以痰塞喉间，咯不能上，咽不能下，胸次不舒，饮食减少。痰随气以流行，痰自脾经入肺，经过胞络，神形外驰，莫能自主，悲不能止，涕泣沾襟，非癫狂可比。脉来弦数无神，有三阳结病之虑。法当宁中州为主。

六君子汤加当归、广木香、淮小麦、南枣。

【赏析】

肝属木，脾属土，肺属金，木克土，土生金，肝郁化火乘脾则脾虚，脾为肺之母，脾胃一虚，肺气先伤。脾主运化，脾失健运则痰湿内生。《素问·经脉别论篇》："饮入于胃，游溢精气，上输于脾，脾气散精，上归于肺"。脾运不及，令痰湿上输于肺，过肺系之咽喉，痰凝气滞则咳吐不利，胸次不舒；脾胃气虚则饮食减少。肺在志为悲，肺气虚则悲不能止，涕泣沾襟；肺脾气虚，肝气郁滞则脉来弦数无神。治当益气健脾，行气化痰；方中人参甘温益气，健脾养胃；白术苦温，健脾燥湿，加强益气助运之力；茯苓甘淡，健脾渗湿，苓术相配，则健脾祛湿之功益著。炙甘草，益气和中，调和诸药。配陈皮以利肺金之逆气，半夏以疏脾土之湿气，而痰饮可除也，加木香以行三焦之滞气；当归活血，南枣补脾养胃，淮小麦养心宁神。全方温而不燥，补而不峻。

案 4　妇人脏躁案

妇人无故悲泪，肺脏燥则肝系急也。淮麦大枣汤。

淮小麦　大枣

【赏析】

《金匮要略·妇人杂病脉症并治第二十二》曰："妇人脏燥，喜悲伤欲哭，象如神灵所作，数欠伸，甘麦大枣汤主之，"悲属金，肺之志也，金本燥，能令燥者火也，心火主于热，心火引动木火，是以肺脏燥则肝系急。肝主疏泄，肝气失和，肺气不足则无故悲泪。虚则补其母，治当养心安神，和中缓急，方宗仲景之甘麦大枣汤去甘草。心中神明，悲伤欲哭，像如神明所作为，是病与心有关，故方中淮小麦养心阴，益心气，安心神，除烦热；《素问·藏气法时论》曰"肝苦急，急食甘以缓之，"故用大枣甘平质润，益气和中，润燥缓急。二药合用，甘润平补，养心调肝，使心气充，阴液足，肝气和，则脏躁诸症自可解除。

癫 狂

案 1 火郁痰扰案

肝志为怒，暴怒伤阴，怒动肝火，木反侮金，清肃不行，气不下降。气有余，便是火。火郁痰生，上扰心胞之络，言语不禁，呢喃不止，气高不寐，嗳噫不舒。先拟泻心汤。

川连　姜夏　枳实　山栀　龙胆草　橘红　黄芩　竹茹　茯神　甘草

【赏析】

《素问·阴阳应象大论》曰："在志为怒，怒伤肝""暴怒伤阴"，肝在志为怒，暴怒则阳气偏亢，肝火炽盛，灼津为痰；《素问·举痛论》曰："怒则气上"，木火侮金，气升太过则肺气不降，痰随气逆上攻，蒙蔽心包则言语不禁，呢喃不止；心神不安则不寐；肝火犯胃，气逆不降，胃气不舒则嗳噫不舒；治当清热泻火，行气化痰，方选泻心汤加减；方中川连、黄芩燥湿清热，姜夏、枳实、橘红行气化痰；山栀、龙胆草清肝泻火；竹茹清热化痰；茯神、甘草宁心安神。

案 2 心肾不交案

语出于肾，机发于心，语言不经，机变不灵，精神不振，心肾交亏，七情伤于惊恐。早服天王补心丹。

生地　麦冬　沙苑　远志　茯神　玄武板　菖蒲　龙齿

【赏析】

《素问·举痛论》曰："惊则心无所倚，神无所归，虑无所定，故气乱矣""恐则气下"，《素问·阴阳应象大论》曰："恐伤肾"，心藏神，肾藏精，七情伤于惊恐，损伤心肾，肾阴不足，虚火上扰心神则语言不经，机变不灵，精神不振；治当滋阴降火，交通心肾，方选天王补心丹；方中重用甘寒之生地黄，入心能养血，入肾能滋阴，故能滋阴养血，壮水以制虚火；麦冬滋阴清热；沙苑补肝益肾；茯神、远志养心安神；玄武板滋阴潜阳；龙齿镇心安神，以治其标；菖蒲化痰开窍。

案3 神不内守案

忧思抑郁，最伤心脾。心为君主之官，神明出焉，脾为谏议之官，智意出焉。二经受病，五内乖违，肾水下亏，不能上济，火盛灼金，肺金亏虚，不能平木，木复生火，二火交并，清肃不行，同气相求，必归于心。东垣以火盛必乘土位，煎熬津液成痰，痰随炎上之性，蔽障神明，心神外驰，莫能自主，故心烦意乱，不知所从，动作行为，倏然非音。前议镇木清金，泻南补北，诸症悉退，脉亦调平。第火起于妄，变幻不定，宜济补真阴，济君相而行肺金清肃之令。清痰之本，调和智意，不容上扰心君，更益以镇重之品，定其气血，各守其乡，庶免来复之患。拟《惠民和剂局方》归神丹加味主之。

乌犀尖　川连　龙胆草　南星　川芎　玄武版　天竺黄　麦冬　知母　姜半夏　黄芩　羚羊角　龙齿　琥珀　芦荟　青黛　菖蒲　磁石　归身　天冬　金箔　蜂房

共研末，将铁落用长流水煎汁，入竹沥姜汁。另以全蝎十个，煎汁，和入叠丸。每早服三钱。

【赏析】

脾在志为思，思伤脾，心在志为喜，忧胜喜；忧思抑郁损伤心脾气血。心属火，肾属水，心火必须下降到肾，使肾水不寒，肾水必须上炎于心，使心火不亢；今心阴暗耗，不能下济肾水，肾水下亏，不能上济，火盛灼金，肺金亏虚，不能平木，木复生火，二火交并，清肃不行；火性炎上，炼液为痰，痰随炎上之性，蒙蔽心神则心烦意乱，不知所从，动作行为，倏然非音。治以滋阴降火，清肺平肝，诸症悉退，脉亦调平。病机重在肾阴不足，相火妄动，变幻不定，宜济补真阴，交通心肾；脾为生痰之源，肺为贮痰之器，热清气行则痰消，当行肺金清肃之令。心在上，痰随气上，为使其不上扰心君，当益以镇重之品，定其气血，各守其位。总以重镇安神，清热涤痰为主，方选归神丹加味；方中乌犀尖、羚羊角、玄武版、磁石滋阴潜阳；川连、黄芩、龙胆草、天竺黄、芦荟、青黛清热泻火；姜半夏、菖蒲燥湿化痰；川芎、归身行气活血，麦冬、天冬、知母清热养阴；龙齿、琥珀、金箔重镇安神；南星、蜂房祛风化痰。

案4　肝火阳厥案

七情不适，气失冲和，举动不经，言语错乱。自服景岳服蛮煎不效，非癫可知。木性条达，不扬则抑，肝主谋虑，胆主决断，谋决不遂，屈无所伸，莫能自主，故动作行为，异乎平昔，病名阳厥。拟清镇法主之。

熟地　归身　茯神　蒌仁　姜夏　南星　川连　青黛　龙齿　朱砂　姜汁　竹沥

铁落煎汤代水。服四剂后，以十剂为末。生铁落煎水，入竹沥姜汁泛丸。

【赏析】

《素问·病能论》曰："阳气者，因暴折而难决，故善怒也，病名曰阳厥""使之服以生铁络为饮，夫生铁络者，下气疾也"，《圣济总录·阳厥》曰："阳厥者，阳胜而气逆之谓也，"肝主筋，在志为怒，怒则气上，气血逆乱；肝火旺盛，炼液为痰，痰热相合蒙蔽心神则言语错乱，动作行为异乎平昔；服蛮煎主治水不制火兼心肾微虚而狂之证，此案病机乃肝火旺而痰热蒙心所致，故服之不效；此治当清热化痰，重镇安神；方中熟地滋阴补血，归身活血补血，茯神宁心安神，蒌仁、姜夏、南星、姜汁、竹沥宽胸化痰，川连、青黛清热泻火，龙齿、朱砂重镇安神，铁落平肝镇惊。全方多寒凉之品，谨防伤正，以图缓治，服四剂后，以姜汁竹沥泛为丸。

案5　痰火扰神案

思为脾志，肝主谋虑。曲运神思，谋虑不遂，思则气结，谋深木屈，木郁生火，土郁生痰。痰火扰乱神魂，故动作不经，语言无次，阴不胜阳，脉来搏疾。法当寻火寻痰，加以清镇之品。每朝服牛黄丸一钱。

川连　制半夏　蒌仁　归身　龙齿　南星　竹沥　龙胆草　枯芩　青黛

铁落　姜汁

【赏析】

脾主运化，过思伤脾，脾失健运则痰湿内生，土虚木旺，火性炎上，肝火灼津，痰热相合，上扰神明则语言无次、动作不经。阴不胜阳则脉来搏疾。法当清热化痰，痰热去则神自安，方中黄连、黄芩、龙胆草、青黛清热解毒，使邪热一齐俱散，制半夏、蒌仁、南星、竹沥清热燥湿化痰，归身补血活血，龙齿重镇安神，铁落镇惊平肝。

案 6 胆虚痰扰案

思则气结，忧则气耗，悲哀动中，形神错乱，肝胆自怯，心肾不交，多寤寡寐，神不安舍，舍空则痰火居之。多饮膏粱伏酒，兴而后寐，胆虚不寐，阳跷脉空，心神不敛，肝阳不宁，有狂乱之患。

生地　川连　阿胶　半夏　秫米　枳实　竹茹　孩儿参　鸡子清

【赏析】

思则气结，过思伤脾，脾失健运则痰湿内生；七情过极，暗耗心神，心火亢盛，下灼肾水，肾阴不足，心肾不交则形神错乱。《灵枢·邪客篇》曰："行于阳则阳气盛，阳气盛则阳跷陷，不得入于阴，则阴气虚，故目不瞑"，寐则阳入于阴，寤则阳出于阴，阴不敛阳则多寤少寐；心藏神，心火亢盛，暗耗心阴，阴不藏神则神不安舍。多饮膏粱伏酒，生湿助热，肝胆疏泄失职，郁而化火则有狂乱之患。此病机重在心肾不交，痰热内阻，虚实夹杂；治当"补其不足，泻其有余"，清热化痰，益肾宁心，饮以"半夏汤"与黄连阿胶汤加减；方中黄连泻心火，阿胶益肾水，鸡子清气清微寒，清气，三药合用，交通心肾；生地滋阴降火，半夏、枳实、竹茹清热燥湿，行气化痰；孩儿参补气益血，补脾益胃，脾健气行则痰湿化；秫米和胃安神。

案 7 风火相煽案

情怀抑郁，气动于中，五志过极，皆从火化，心胆自怯。惊则气乱，伤于心也，恐则气下，伤于肾也。肝风痰火上扰，神志不藏，风火相煽，阳明内实，致有狂乱之患。清心化痰，解郁疏肝。

羚羊角　枳实　竹茹　半夏　川连　条芩　干姜　孩儿参　茯苓　钩藤　青果汁

【赏析】

情怀抑郁，郁而化火，火灼津为痰，痰火上扰，神志不藏，风火相煽；五志过极皆能生火，气动于中，阳明内实致有狂乱之患。治当清热化痰，息风止痉；方中羚羊角，清泄肝热，熄风止痉，钩藤清热平肝，熄风止痉；两药相合，凉肝熄风。川连、黄芩清热泻火，枳实、竹茹、半夏清热燥湿，行气化痰，青果汁清热生津；干姜温肺化饮，孩儿参补气益血，补脾益胃，与大队寒凉之品相伍，寒温并调，防其寒凉太过，伤及正气。

案8 阴虚痰扰案

暴怒伤阴，暴喜伤阳。包络者，臣使之官，喜乐出焉。肝为风木之脏，虚则生风，郁则化火。肾为少阴之水，水不养肝，心肾不交，神不安舍，痰火居之。心、肝、肾三阴内亏，加之郁结，化火生痰，上扰心包，阳明内实，虚风、虚火、虚痰，难免狂乱逾垣之患。风痰之药，遍尝寡效，肝为刚藏，济之以柔，亦法程也。

十味温胆汤用生地、孩儿参，加天麦冬、羚羊、夜交藤、青果汁、童便。

【赏析】

肾属水，肝属木，水生木，肾阴不足，水不涵木，木火偏旺；肝火乘心，心阴不足，虚火下灼则肾水更亏，心肾不交。虚火内郁，化火生痰；心藏神，心阴不足，神不内守，痰热闭塞心窍，神机逆乱则难免有狂乱逾垣之患。治当滋阴息风，豁痰安神，方选十味温胆汤加减；方中生地、童便滋阴降火；天麦冬、青果汁清热养阴生津；半夏辛温，燥湿化痰，和胃止呕；陈皮辛苦温，理气行滞，燥湿化痰；枳实辛苦微寒，降气导滞，消痰除痞；陈皮与枳实相合，一温一凉，而理气化痰之力增；茯苓健脾渗湿，以杜生痰之源；煎加生姜、大枣调和脾胃，且生姜兼制半夏毒性；孩儿参补气益血，补脾益胃，与大队寒凉之品相伍，防其寒凉太过，损伤正气；夜交藤养心安神；甘草调和诸药。

案9 风火痰扰案

肝不藏魂，肺不藏魄，神不归舍。风火痰扰乱不宁，癫狂咬牙，日夜无寐，身强有力，有逾垣上屋之势。阳明内实，难以奏效。

犀角 羚羊 茯苓 麦冬 生地黄 黄芩 川连 赤芍 丹皮 枳实 半夏 橘红 天冬 远志 黄柏 玄参 竹茹 青果汁

【赏析】

肝属木，肺属金，心属火，肝火旺盛，木火刑金则肝不藏魂，肺不藏魄；火热内盛，炼液为痰，与热相合，痰热内扰，闭塞心窍则癫狂咬牙，日夜无寐，身强有力，有逾垣上屋之势。治当清热化痰，息风安神，方中犀角、羚羊寒凉重镇之品，凉肝息风；黄芩、黄连、黄柏清泄三焦火毒；生地、麦冬、玄参滋阴生津；

赤芍、丹皮活血祛瘀，枳实、半夏、橘红、竹茹清热燥湿，行气化痰；天冬、青果汁清热生津，茯苓、远志宁心安神。

案 10　气滞血瘀案

《经》以重阳为狂，重阴为癫，胎产之后，恶露不行。因于卧，卒败血上冲，扰乱心胞，瘀凝作胀，人事不省，如醉如疯。鼓动肝风，多笑多语，心神不安。胞络者，臣使之官，喜乐出焉。化郁是理。脉来沉，沉者郁也。气血不得和畅，气化风火，败血随之，癫狂见矣。仍宜化瘀。

归身　桃仁　杏仁　丹参　郁金　石决　赤芍　童便

【赏析】

胎产之后，恶露不行，瘀血留滞；久卧伤气，气滞血瘀则瘀凝作胀；血随气逆，上扰神明则人事不省，如醉如疯；气郁化火，鼓动肝风，风火相煽，瘀闭心窍则癫狂。治当活血化瘀，清肝息风；方中桃仁、丹参、赤芍活血化瘀，归身活血补血，郁金行气破瘀，杏仁宣肺气，气行则瘀化；石决明平肝潜阳，童便滋阴降火，凉血散瘀。

案 11　心肝火旺案

言发于心，语发于肾。水火气偏，神志不藏，肝风痰火，扰乱心胞，思想无穷，所愿不得，郁结化火生痰。壮水之主，以镇阳光，亦是一法。现在午火司权，少阴用事，拟清心宁肝一法。是否候酌。

温胆泻心用孩儿参，加青果汁。

【赏析】

所愿不得，郁而化火，木火相煽，火热灼津为痰，痰热上蒙心包。治当清心宁肝，理气化痰，方中朱砂拌麦冬清心安神；猪心血补心，郁金、菖蒲开心窍；橘红、川贝理气化痰，石决明、琥珀镇惊安神，枳实理气消痞，黄连泻心火；孩儿参补气益血，补脾益胃，青果汁清热生津，竹沥化痰涎，甘草解毒和中。

案 12　肝虚痰扰案

疟后失调，加之气懊郁结，酒客中虚，郁结生痰，心肾不交，肾虚不能养肝，肝虚生风，风痰上扰清空，神志如迷，神情恍惚。息怒安神戒酒为妙。

半夏 橘红 竹茹 枳实 茯苓 黄芩 孩儿参 羚羊角 远志 枣仁

【赏析】

"酒客里湿素盛"，脾为湿土之脏，胃为水谷之海，湿郁化热，湿热内生，损伤脾胃则酒客中虚，脾失健运，酿生痰浊。肝肾同源，肾虚不能养肝，阴不敛阳，肝风内动，痰随风上扰清空则神志如迷，神情恍惚。治当理气化痰，息风安神，方中羚羊角平肝熄风，半夏、橘红、竹茹、枳实寒温并用，共奏清热化痰，燥湿理气之功，茯苓健脾渗湿，助前药化痰之功；黄芩清热燥湿，远志、枣仁养心安神，孩儿参补气益血，补脾益胃。

案 13 火热上攻案

心火肝火上亢，神不安舍，舍空痰火居之。月事不调，而有带症，头常作痛，遍身骨节俱疼，近来肌肤作痒，两目呆瞪，项颈气胀，牙缝出血，右鼻作腥，语言错乱，脉来滑数，肝风痰火不宁，扰乱心胞为患。

川连 鸡子清 半夏 橘红 竹茹 生地 钩藤 阿胶 羚羊角 白蒺藜

【赏析】

心主血，藏神，肝藏血，主筋，开窍于目。厥阴经绕阴器，肝火下迫则月事不调，而有带症；火热上攻，肝火上亢则头常作痛，两目呆瞪；火热灼筋则遍身骨节俱疼；热伤阴，肌肤失养则肌肤作痒；"壮火食气"，气行受阻，火热迫血妄行则颈项气胀，牙缝出血，右鼻作腥；火热灼津为痰，痰热上攻，蒙蔽心窍则语言错乱，脉来滑数。治当清心凉肝，滋阴化痰；方中羚羊角、钩藤、白蒺藜清热凉肝，熄风止痉；生地黄养阴增液以柔肝舒筋，竹茹、半夏、橘红寒温并用，共奏清热燥湿，理气化痰之效；川连清心火，阿胶滋阴养血，鸡子清性寒清气。

痫 厥

案1 本虚标实案

水亏于下，木失敷荣，土为木侮，中枢少运，致令水谷精微，不归正化，凝结成痰，蔽障中土，络脉为之间断。人之气血流贯，如环无端。痰伏于中，则周流气血失其常度，是以卒然仆地，神魂如醉，痰涎上溢，四肢瘈疭，良久方醒，间断来发，病名曰痫。补正则伏痰愈结，攻痰则正气益虚，偏补偏攻，均非所宜，症本虚中之实，法当补泻兼施。拟《集验》安神丸加减。

紫河车　东洋参　石菖蒲　熟地　茯神　当归身　制半夏　麦冬　炙草广皮　檀香

密水为丸。

痫症有五，其原不离脏虚痰阻，其治不越补泻兼施。面色戴阳，肾虚可知。前《集验》安神丸加减，病发渐稀，原方加真降香、制南星。

【赏析】

痫，又称"癫痫""羊痫风"等，证如《古今医鉴·五痫》曰："发则卒然倒仆，口眼相引，手足搐搦，背脊强直，口吐涎沫，声类畜叫，食顷乃苏，"病机多为《丹溪心法·痫》所说："无非痰涎壅塞，迷闷孔窍。"此案属水亏于下，木失涵养，肝风内动则四肢瘈疭；肝乘脾，脾失健运，痰湿内生，阻滞气机，气血流行不畅，痰随气逆，上冲元神之府则卒然仆地，神魂如醉，痰涎上溢。痰为有形实邪，扶正助湿生痰，攻邪而脾肾俱虚，损伤正气，治宜攻补兼施，滋阴补肾，化痰安神，方选安神丸；方中紫河车为血肉有情之品，峻补真阴，熟地滋阴补血，两药合用滋阴之力著；东洋参即牛蒡，清热疏风，石菖蒲、檀香为芳香之品，配制半夏、广皮理气化痰开窍；茯神宁心安神，当归身补血活血，麦冬、炙草养阴生津。

此案在确定病机为肝肾阴虚，痰湿内阻之后予以攻补兼施之法，病发渐稀而效，药中病机，当以原方加减继进，加强化痰止痉之功，"病痰饮者，当以温药和之"，真降香辛温，行气活血，气行则痰化；制南星清热化痰，息风定痉。

案2　肝风痰郁案

卒然跌仆，流涎时醒者，号曰癫痫。忽然寒热，热甚昏冒者，名为尸厥。脉来弦大，心火肝阳上升化风，夹痰上达心胞，症延二载有余，积劳、积郁、积痰为患，治之甚难。

茯神　天竺黄　钩藤　蒺藜　羚羊　麦冬　半夏　橘红　僵蚕　青果

【赏析】

《证治准绳·癫狂痫总论》曰："癫者或狂或愚，或歌或笑，或悲或泣，如醉如痴，言语有头无尾，秽洁不知，积年累月不愈，"《金鉴》云："类中风证，皆名尸厥，谓形厥而气不厥也，故口鼻无气，状类死尸而脉自动也。"心火肝阳灼津为痰，痰火逆乱，心神被扰则卒然跌仆，流涎时醒。痰火内郁，气血环流不畅则忽然寒热；热盛扰神则昏冒。治当清热凉肝，化痰安神；方中羚羊角清泄肝热，钩藤清热平肝，两药相合，凉肝之功著；天竺黄清热豁痰，凉心镇惊；蒺藜平肝祛风，僵蚕祛风化痰；半夏、橘红燥湿化痰，理气和中；麦冬养阴生津，青果清热生津，茯神宁心安神。

案3　壮水制火案

《经》以诸风掉眩，皆属于肝，战慄震动，火之象一也。身战、口噤、背张，至夏则发，逾时而已。脉来软数，水不济火，血热化风，病名曰风痉。法宜养肝息风，壮水制火。

大生地　白芍　归身　沙参　麦冬　五味　煅磁石　黄柏　龟板
蜜水叠丸。

【赏析】

《圣济总录·风痉》曰："论曰风痉者。……，其状口噤不开。腰背强直如发痫。……。卒然倒仆。不知所以。凡发极则复苏，"肝藏血，肾主水，肾水不足，水不济火，血热化风，肝风内动则战慄震动、口噤；背张，火应夏，至夏风火相煽，则病发，逾时火消风止。治当养肝息风，壮水制火；方中大生地、白芍滋阴生津，柔肝止痉；沙参、麦冬清热生津，归身活血补血，五味子滋补肝肾，龟板、磁石滋阴潜阳，黄柏清热泻火，清泄肾中虚火。

案4 肝肾不足案

厥阴绕咽，少阴循喉咙，挟舌本，手足阳明之脉，入上下齿中。咽疼舌短，卒然口噤背张，手足掉摇，气从少腹冲逆于上，阴亏水不涵木，冲虚血不荣筋，中虚湿痰生热，血燥化风，风扰阳明，龙雷上僭，所服之方甚妥。拟归芍异功加减，从厥阴、阳明主治。

归芍异功散去白术，加黄柏、知母、白芷、冬瓜皮。

瘛疭已缓，入夜虚烦，口干作渴，心悸如人将捕之之状。腹中似胀，时有气升，舌难伸，项背强，牙关紧，六日不更衣，脉虚弦而数，湿痰化热，血燥生风，风扰阳明，九窍不和，都从胃治。原方加减。

前方加郁李仁。

【赏析】

肾主水，肝属木，主筋，阴亏水不涵木，木失荣养，肝风内动则卒然口噤背张；冲为血海，冲虚血不荣筋则手足掉摇；脾主运化，中虚运化失职则痰湿内生，湿蕴生热伤血，血燥化风，风扰阳明，龙雷上越则咽疼舌短，气从少腹冲逆于上。治当滋阴降火，健脾益胃，方选归芍异功散加减；方中人参、茯苓、甘草健脾益胃，白芍养血柔肝，缓中止痛；广陈皮燥湿化痰，归身补血活血，黄柏入肾，清泄肾中相火，知母清热滋阴，白芷辛温，为阳明经引经药，活血止痛，冬瓜皮味甘性凉，清热利尿，使湿热从小便而去。

药后入夜虚烦，口干作渴，心悸如人将捕之之状乃肾水不足，水不上承，心火偏旺之状。湿热内蕴，阻滞气机，气逆上冲则腹中似胀，时有气升；肝肾不足，肝风内动则舌难伸，项背强，牙关紧，六日不更衣，脉虚弦而数。此属肝肾不足，肝风内动，湿热内蕴所致，治当滋阴降火，清热祛湿，在原方滋阴降火，健脾益胃的同时，加郁李仁通下泄热。

惊 悸

案1 心肾不足案

惊则气乱伤心，恐则气怯伤肾，伤则二气致偏，偏久致损，损不能复，病势益甚。现在气不生阴，阴不化气，木乘春旺，中土受损，水精不布，揆度失常，面色如妆，玉山已倒，生机残矣。今拟一方候酌。

熟地　人参　淮药　归身　茯神　枣仁　远志　广皮　牡蛎

【赏析】

《素问·举痛论》曰："惊则心无所倚，神无所归，虑无所定，故气乱矣""恐则气下"伤肾，木乘春旺乘侮脾土，中虚失运，气血乏源，气不化阴，阴不化气，心肾失交，气阴不足。肾阴不足，虚火上炎则面色如妆；治当益气养阴，交通心肾；方中人参峻补元气，熟地补血填精，人参得熟地则助气，化气；熟地得人参则生血行血，两者相伍，共奏补气养血之效；淮药补中益气，益肾固精；归身补血活血；茯神、枣仁、远志养心安神；广皮利气调中，宣通五脏；牡蛎敛阴潜阳，涩精化痰。

案2 心营热盛案

心血不足，肝火有余，火伏营中，肝阴不静，致多惊恐。《经》以东方色青，入通于肝。其病发惊骇是矣。

生地　川连　丹砂　甘草

【赏析】

《素问·调经论》曰："血有余则怒，不足则恐"，肝藏血，心主血，心血不足，肝无所藏则肝阴不足；肝火有余，火伏营中，营阴受损，阴不敛阳则肝阴不静；血不足则恐；心藏神，心血不足，神无所倚则惊，心肝血虚则多致惊骇。治当清心安神，养阴补血；"有形之血不能速生"，方中生地、甘草入营分，清热养阴生津以补血；川连清泄心火；丹砂清心镇惊，安神解毒。

案3　益气生精案

大惊卒恐，心神肾志交伤。肾藏精，恐则精怯，精化气，怯则精无以化。心藏神，惊则神乱，化生精，乱则精无以生。是以心神震动，惶惶惕惕，莫能自主。阳统于阴，精本乎气，上不安者，必由于下，心气虚者，必因于精。证以精气互根之宜，君相所资之道。法当峻补心肾，仍须尽释疑怀，使气归精，精化气，则神志安定，病自已矣。

熟地　洋参　上芪　冬术　归身　云苓　枣仁　远志　炙草

【赏析】

《素问·阴阳应象大论》曰："水火者，阴阳之征兆也"，《推求师意·杂病门·怖》曰："心以神为主，阳为用；肾以志为主，阴为用。阳则气也、火也，阴则精也、水也。凡乎水火既济，全在阴精上承，以安其神；阳气下藏，以安其志。不然，则神摇不安于内，阳气散于外；志惑于中，阴精走于下"，心藏神，肾藏精，精神互根互用。惊则气乱，神无所倚则心神震动，惶惶惕惕，莫能自主。恐则气下，精气遗泄则精亏；阳统于阴，精本乎气，气生精，精化气；治当益气生精，养心安神；方中熟地滋阴补血，益精填髓；洋参补气养血，滋阴补肾，健脾养胃；熟地配洋参滋阴补气，化气生精；上芪、冬术、云苓、炙草健脾益气；远志、枣仁，养心安神；归身补血活血。

案4　气血不足案

心脾气血素虚，因惊恐致伤神志，胸中震动不安，时多恐畏，甚则心烦意乱，不知所从。《经》曰：胃之大络，名曰虚里，出于左乳之下，其动应衣，宗气泄也。心脏神，肾藏志，肾虚心脾失养，神不安舍，宗气无根，心肾乖离，危症也。

熟地　洋参　冬术　归身　枣仁　远志　九节菖　淮药　磁石　飞丹砂　炙草

【赏析】

《素问·上古天真论》曰："肾者主水，受五脏六腑之精而藏之，"《素问·宣明五气篇》："五脏所藏：心藏神，肺藏魄，肝藏魂，脾藏意，肾藏志"。惊则心无所倚，恐伤肾，惊恐损伤心肾；患者心脾气血素虚，心神失养，神不安舍则胸中震动不安，时多恐畏，心烦意乱，不知所从。心肾气血亏虚，治当滋阴养血，益气安神；方中熟地滋阴养血，益精填髓；洋参补气养血，滋阴补肾，健脾养胃；

冬术、炙草健脾益气；归身活血补血；枣仁、远志养心安神；九节菖醒脾安神；淮药补脾养胃，补肾涩精；磁石、飞丹砂镇惊安神。

案 5 心虚兼痰案

心怯神伤，兼有痰火，恐惧不安。

东洋参 茯神 冬术 麦冬 九节菖 远志 磁石 丹砂

【赏析】

《类经·脏象类·本神》曰："神伤而心怯，心怯则恐惧"，心藏神，心虚神失所养，痰火蒙蔽心窍则恐惧不安。治当清火养心，化痰安神；方中东洋参即牛蒡，清热解毒；茯神、远志宁心安神；磁石、丹砂重镇安神，九节菖化痰安神；冬术健脾益气，燥湿化痰；麦冬清心养阴。

案 6 脾虚痰扰案

肝有风热，脾蕴湿痰，痰热上乘胸膈，致生惊恐。

温胆汤加白石英、丹砂、金钗。煮水煎服。

【赏析】

脾主运化，脾失健运则痰湿内生；肝藏血，肝有风热，"壮火食气"，肝胆气虚不能藏血则惊恐。痰与热相合，阻滞气机，气逆则痰热上乘胸膈。治当理气化痰，镇惊安神；方中半夏燥湿化痰，降逆和胃；竹茹清化热痰，除烦止呕；枳实破气消痰，气顺则痰消，使痰随气下。陈皮燥湿化痰；茯苓健脾渗湿，以杜生痰之源，且有宁心安神之效。甘草益脾和中，协调诸药。生姜，既可祛痰又可解半夏之毒；大枣一者与甘草、茯苓为伍，健脾补土以治痰湿，二者与生姜相配，调和脾胃，使中州健运。白石英甘温，入心经，有安心神之效；丹砂清心镇惊，安神解毒；金钗行气活血；诸药相合，共奏理气化痰，镇惊安神之效。

案 7 滋阴降火案

火盛水亏，烦热消渴，胸中震动，畏恐不安，法宜壮水。

生地黄汤。

【赏析】

肾主水，心属火，水亏不能上承则消渴；肾在志为恐，肾虚水亏，肾水不能上济心火，心火亢盛，神不内守则烦热，胸中震动，畏恐不安；治当滋阴清降，壮水之主，以制阳光，方选生地黄汤；方中生地黄清热滋阴；山萸补肾涩精，山药补肾固精；茯苓淡渗脾湿，防山药敛邪；泽泻清降肾中虚火；丹皮清泄肝火，制山萸肉之温，且防酸涩敛邪。各药合用，三补三泻，大开大合，使滋补而不留邪，降泄而不伤正，乃补中有泻，寓泻于补，相辅相成之剂。

案8 痰迷心窍案

胃弱脾虚，湿痰中蕴，上迷心窍，惊悸不安。

温胆汤加冬术、制南星、沉香、飞丹砂。

【赏析】

脾主运化，脾虚失于健运，则痰湿内生；痰湿上迷心窍则惊悸不安。气行则痰消，痰化则神安，治当健脾益气，化痰安神；方中半夏、冬术、制南星燥湿化痰；竹茹清化热痰；沉香温中行气，积实破气消痰，气顺则痰消，使痰随气下。陈皮燥湿化痰；茯苓健脾渗湿，以杜生痰之源，且有宁心安神之效。甘草益脾和中，协调诸药。生姜，既可祛痰又可解半夏之毒；大枣一者与甘草、茯苓为伍，健脾补土以治痰湿，二者与生姜相配，调和脾胃，使中州健运。飞丹砂镇惊安神。

案9 脾肾不足案

因惊恐而致病者，主于肝胆；因病而致惊恐者，属乎心肾。心为君主之官，端拱无为，相火代君行事，相火藏于两肾之间。《经》言七节之旁，中有小心，即其处也。肾为作强之官，伎巧出焉，盖人之动作行为，皆赖肾中之火，此火一衰，则情志昏愦，形神颓残，而风痹痿厥等症，所由来也。今脐下卒然震动，惊惕莫能自主，旋竟上攻，两臂痿厥不收，逾时而已。脉数无力，面色戴阳，症势颇类无根之火。盖非相火衰微，乃忧思抑郁，致火不宣扬，不能生土，且南方卑湿，脾土常亏。既失所生，又素不足，脾湿郁而生痰，流注诸经，变幻不一。左关属肾，肾火不安，肾志为恐，而蔽障于痰则悸，譬如水滴火中，炎焰勃然而起，故气自脐下而上升于两臂，正合七节之旁之旨。两臂亦中土太阴、阳明之部，横走于肝则木不安，肝主谋虑，胆附于肝，胆主决断，为痰所扰则怯。诸恙虽见于目前，而致病之原已萌于曩昔。人年至半百而衰，必少壮有恃强之弊，非一朝一夕之故，其所由来者渐矣。公议补肝肾，运中枢，以杜痰源，省思虑，益精神，以舒志意，方克有济。张景岳云：此为不慎其初，所以致病于后，今病已及身，而又不知慎，则末有能善其后者矣。此言最切，故幸留意焉。

六味合六君加沉香，蜜丸。

【赏析】

《素问·举痛论》曰："思则气结"，脾在志为思，忧思抑郁，气机郁滞，损伤脾气，且南方卑湿，脾土常亏。"百病皆由痰作祟"，脾主运化，脾虚运化失职，痰湿内生，流注诸经，变幻不一。少壮恃强，久必及肾，肾阴不足，阴不敛阳，阴虚火旺则脉数无力，面色戴阳；肾藏志，痰流肾中，被火所灼则脐下卒然震动，惊惕莫能自主。两臂属太阴、阳明之部，痰随火升，留滞经络则两臂痿厥不收。治当健脾益气，滋阴降火，方选六味合六君加沉香；以六味地黄丸滋阴降火，熟地滋肾填精；山萸肉养肝肾而涩精；山药补益脾肾而固精，三药三阴并补；茯苓淡渗脾湿，助山药之益脾，且防山药敛邪，泽泻清泄肾浊，清降肾中虚火；丹皮清泄肝火，制山萸肉之温，且防酸涩敛邪。六君子汤健脾益气，人参补脾益肺，白术培补中宫，健脾益气；甘草调中和胃，半夏、陈皮疏脾土之湿气，燥湿化痰；木香以行三焦之滞气，沉香调中行气，气行则痰消；缩砂以通脾肾之元气，而贲郁可开。全方配伍滋补而不留邪，降泄而不伤正，乃补中有泻，寓泻于补，相辅相成之剂。

怔 忡

案 1　滋阴降火案

《经》以喜怒伤气，寒暑伤形，冲脉起于肾下，出于气街，挟脐上行，至胸而散。冲脉动，则诸脉皆动。少腹属厥阴，厥阴肝也。气从少腹蠕动，逆冲于上。心慌意乱，虚里穴跳如跃梭。肾不养肝，气失摄纳，皆根蒂之亏。寡欲固是良谋，更宜恬淡虚无为妙，否则尽恃草木功能，一曝十寒，亦无益也。

六味地黄丸加牡蛎、沙苑子。

【赏析】

肾属水，主纳气，肝属木，水生木，肾水不足则水不涵木，气失摄纳，冲逆于心则心慌意乱，虚里穴跳如跃梭。治当滋阴降火，方选六味地黄丸加牡蛎、沙苑子；方中熟地黄滋阴补肾，填精益髓；牡蛎潜阳补阴，重镇安神；沙苑子、山萸肉补养肝肾，涩精；山药补益脾阴，固精；泽泻利湿泄浊，防熟地黄之滋腻恋邪；牡丹皮清泄相火，制山萸肉之温涩；茯苓淡渗脾湿，并助山药之健运。

案 2　肾亏中虚案

年甫廿三，脉来软数，二天不振，心肾交亏，瘰疬虽痊，二气伤而未复，虚里穴动，中虚作呕。先养心脾，兼滋肝肾。

熟地　茯苓　枣仁　远志　冬术　归身　木香　炙草　洋参

【赏析】

瘰疬虽痊，邪去正亏，心肾不交，肾阴不足，阴不敛阳，阳热上冲于心则虚里穴动。中虚，胃失和降则作呕。治当滋阴降火，健脾益气；方中熟地滋阴养血，填精益髓；枣仁、茯苓、远志养心安神；茯苓配冬术、炙草健脾益气，养心安神；归身补血活血，木香健脾行气，洋参清热生津，补气养阴。

案 3　气不归原案

阴亏于下，宗气上浮，气不归原，撼于胸臆，虚里穴动，病名怔忡。拟《医统》养心汤。

洋参　麦冬　五味　熟地　枣仁　茯神　柏子仁　炙草

【赏析】

《素问·平人气象论》："胃之大络，名曰虚里，贯膈络肺，出于左乳下，其动应衣，脉宗气也，"虚里即胃之大络，宗气汇聚之处，心尖搏动处。肾主纳气，阴亏于下，失于摄纳则宗气无根，气不归原，在上则浮撼于胸臆，虚里穴动。治当补气养阴，安神定志，方选养心汤；方中洋参补脾益气，与麦冬、五味子相伍，补气养阴；熟地滋阴养血，填精益髓，滋阴以引火归元；茯神养心安神，佐以酸枣仁、柏子仁、五味子补心安神定悸；炙草养血益气。

案 4　肺肾不足案

肾虚精不化气，肺虚气不归精，宗气上浮，动于脐左，殆越人、仲景所谓动气之类耳。

六味地黄丸汤加归身。

【赏析】

肾藏精，肺主气；《脾胃论》曰："精乃气之子，……，积气以成精"，《类经》曰："盖精能生气"，气以精为体，精以气为用，现肾虚精亏，化气乏源；肺虚气不归精，上浮动于脐左则动气。病机本在肾虚气浮，治当滋阴降火，引火归元，方选六味地黄汤加归身；方中熟地滋肾填精；山萸肉养肝肾而涩精，山药补益脾肾而固精；脾为气血生化之源，茯苓淡渗脾湿，助山药之益脾，且防山药敛邪；泽泻清泄肾浊，防熟地之滋腻敛邪，且可清降肾中虚火；丹皮清热泻火，制山萸肉之温，且防酸涩敛邪；精血同源，血可化精，以归身补血活血以生精；各药合用，大开大合，使滋补而不留邪，降泄而不伤正，乃补中有泻，寓泻于补，相辅相成之剂。

案5　阴亏卫虚案

真阴不足，五液下亏，阴不敛阳，宗气上僭，虚里振动，头眩汗出，气为汗衰，阳蒸阴分，议逆当归六黄法。待血热清平，再议补阴可也。

当归六黄汤加洋参、赤苓。

【赏析】

《素问·上古天真论》曰："肾者主水，受五脏六腑之精而藏之"，故五液皆归乎精，而五精皆统乎肾，肾所藏之精乃真阴。今真阴不足，五液下亏，阳气上浮，虚里振动，气上冲脑则头眩；《素问·阴阳别论》曰："阳加于阴谓之汗"，阴不敛阳，阳蒸阴动则汗出，气随汗泄则气衰；阴虚火旺，治当滋阴降火，固表止汗，方选当归六黄汤加洋参、赤苓；方中当归养血增液，血充则火可制；生地、熟地入肝肾，滋肾降火；黄连清热泻火，合以黄芩、黄柏清热以坚阴；诸药相合则热清则火不内扰，阴坚则汗不外泄。汗出过多易致卫虚不固，以黄芪、赤苓，益气实卫以固表，合当归、熟地、洋参益气养血滋阴。

案6　心肾不交案

真阴不足，心肾不交，宗气上浮，虚里穴动，心烦意乱，莫能自主，脉数无神，当培其下。

六味地黄丸加五味。

脉体渐平，症势渐减，水火渐有相济之机。第久恙阴亏阳亢，心肾不交，宜服养心之剂。

熟地　洋参　归身　麦冬　五味　远志　冬仁　丹参　茯苓　炙草　柏子仁

【赏析】

《格致余论·房中补益论》曰："人之有生，心为火居上，肾为水居下，水能升而火能降，一升一降，无有穷已，故生意存焉，"心肾相交，全凭升降；今真阴不足，肾水不能上滋心阴，阴不敛阳，心火偏亢，下灼肾水，使肾阴愈亏；《蜉溪医论选》曰："心肾不交，毕竟是肾水下涸，心火上炎，由于阴虚者多，"此肾水下亏，心火上炎，神不内守则心烦意乱，莫能自主，脉数无神。心肾不交，病机以肾阴不足为主，治当滋阴降火；方中熟地滋肾填精；山萸肉养肝肾而涩精，山药补益脾肾而固精；茯苓淡渗脾湿，助山药之益脾，且防山药敛邪；泽泻清泄肾浊，防熟地之滋腻敛邪，且可清降肾中虚火；丹皮清热泻火，制山萸肉之温，且防酸涩敛邪；五味子益肾宁心，与熟地相伍，安神定志；各药合用，大开大合，使滋补而不留邪，降泄而不伤正，乃补中有泻，寓泻于补，相辅相成之剂。

药后脉体渐平，症势渐减，水火渐有相济之机，药对病机，此为心肾不交，肾阴得补，心火亦应降泄，攻补兼施，再剂当以养心为主，辅以滋阴。治当养心宁神，滋阴降火；方中熟地滋肾填精；洋参、麦冬、五味子、炙草补气养阴；远志、茯苓、冬仁、柏子仁养心安神，归身活血补血，血充则心火可制；丹参清心除烦，与归身合用可清泻心火。诸药合用，清补并用，既可清泄心火，又能滋养肾阴，水火既济。

案7 水不济火案

五液下亏，二火上炽，水不济火，阴不配阳。缘昔过服克伐之剂，肾阴受伤，致见怔忡惊悸等症，自服养心之剂，虽获机效，然治上者必求其下，滋苗者必灌其本。心为致病之标，肾为致病之本，不必治心，当专补肾。

熟地 淮药 洋参 五味 菟丝子 枸杞子 苁蓉 玄武板 鹿角胶

蜜水叠丸。

【赏析】

《素问·上古天真论》曰："肾者主水，受五脏六腑之精而藏之"，故五液皆归乎精，而五精皆统乎肾，肾所藏之精乃真阴。昔过服克伐之剂，损伤肾阴，肾阴不足，水不济火，心火上炎则怔忡惊悸；《蜉溪医论选》曰："心肾不交，毕竟是肾水下涸，心火上炎，由于阴虚者多"，此乃肾阴不足所致，治当以滋阴为主，阴充可上制心火则心火自平；方中熟地滋阴填精，淮药补脾肾而固精，洋参清热养阴，五味子益肾宁心，菟丝子、枸杞子、苁蓉补肝肾，玄武板滋阴潜阳，鹿角胶滋阴补血，全方重在滋补肾阴，阴充则火制，心肾相交。

案8 泻南补北案

肾水下亏，心火上炽，水火不济，神志不安，宗气上浮，虚里穴动。前进都气丸，壮肾水以制阳光；继服养心，抑心阳以清君热，怔忡较减。然治上者，必求其本，滋苗者，必灌其很，仍主壮水之主。

都气丸加龙齿、紫石英。

【赏析】

《格致余论·房中补益论》曰："人之有生，心为火居上，肾为水居下，水能升而火能降，一升一降，无有穷已，故生意存焉，"心肾相交，全凭升降；今肾水不足，不能上滋心阴，阴不敛阳，心火偏亢则神不内守，神志不安；肾虚失于摄纳则宗气上浮，气上冲胸则虚里穴动；《蜉溪医论选》曰："心肾不交，毕竟是肾水下涸，心火上炎，由于阴虚者多，"此由肾水下亏所致，兼见心火上炎诸症，病在肾，治当仍以滋阴降火为主，方选都气丸加龙齿、紫石英；方中熟地滋肾填精；山萸肉养肝肾而涩精，山药补益脾肾而固精；茯苓淡渗脾湿，助山药之益脾，且防山药敛邪；泽泻清泄肾浊，防熟地之滋腻敛邪，且可清降肾中虚火；丹皮清热泻火，制山萸肉之温，且防酸涩敛邪；五味子益肾宁心，与熟地相伍，安神定志；龙齿、紫石英性寒质重，滋阴潜阳。各药合用，大开大合，使滋补而不留邪，降泄而不伤正，乃补中有泻，寓泻于补，相辅相成之剂。

案 9　壮水潜阳案

心为君火之乡，肾为藏水之脏，火性炎上，水体润下，水欲上升，火欲下降，水虚无以上升，心火何由下降，水火不济，心肾不交，是以心烦意乱，不知所从，宗气上浮，虚里穴动。脉来软数无神，有惊悸健忘之虑。法宜壮水潜阳为主。

洋参　归身　五味　菟丝　怀药　茯苓　杞子　萸肉

上为末，另以大生地、麦冬、冬术、长流水熬膏。熔入龟胶、鹿胶，和末为丸，如桐子大，早晚服。

【赏析】

心居膈上，属阳，属火；肾居下焦，属阴，属水，心肾相交，水火既济；心肾不交，水虚无以上升，心火无由下降，水火不济，阴不敛阳，心火上炎，神明不安则心烦意乱，不知所从；肾失摄纳则宗气上浮，虚里穴动。心肾不交则脉来软数无神，有惊悸健忘之虑。《素问·五藏生成篇》曰："心之合脉也……，其主肾也"，张志聪注云："心主火，而制于肾，是肾乃心脏生化之主"，欲补心必先实肾，治当滋阴潜阳，方中洋参、生地清热养阴；归身补血活血，阿胶补血养阴，血充可制心火；五味子、麦冬补肾宁心，冬术、茯苓健脾宁心，四者相伍，可奏养心安神之功；杞子、萸肉、怀药、菟丝子滋补肝肾而固精；龟胶滋阴潜阳。

案 10　木郁土壅案

木郁不伸，克制中土，传化失常，津液凝渍成痰，内扰肝胆心胞之络，致有怔忡之患。甚则惊悸，莫能自主。服培养心脾，条达肝木之剂，诸恙虽平，未能如故。今远涉江汉，志意多违，饮食起居，异于故土，防微杜渐，恐有来复之虑。安不忘危，必以寡欲澄心为主，土能培木，水能生木，必得水土平调，方无抑郁动扰之患。拟归脾二陈加减。

熟地　洋参　冬术　茯神　枣仁　远志　归身　女贞　旱莲　姜夏　炙草

蜜水为丸。

【赏析】

心藏神，肝属木，藏魂，脾属土，主运化；木克土，木郁不伸，乘侮脾土，脾失健运则痰湿内生，痰扰心神则有怔忡之患，甚则心肝脾失养则惊悸，莫能自主。今水土不服，脾肾俱不足，痰浊内生，治当补脾益肾，燥湿化痰，方选归脾二陈汤加减；方中熟地滋阴填精，女贞子、墨旱莲滋补肝肾；《灵枢·决气篇》曰："中焦受气取汁，变化而赤，是谓血，"脾胃是气血生化之源，后天之本；方中以洋参、冬术、炙草大队甘温之品补脾益气；归身甘温补血养心，茯神、枣仁、远志养心安神；姜夏燥湿化痰，炙草调和诸药。

不 寐

案1 益气固精案

真阴下亏，虚阳上越，水不济火，心肾乖违，五志过极，俱从火化。火愈炽，水愈亏。水不涵木，曲直作酸，阴不敛阳，竟夜无寐，甚至心烦虑乱，莫能自主，心气必困于精，脉来弦数而软。授以三才、六味，加以介类潜阳之品，专培五内之阴，冀其精化气、气归精，阴平阳秘，精神乃治。

熟地黄汤加洋参、黄精、龟板、炙鳖甲、煅牡蛎、天麦冬，蜜水叠丸。

【赏析】

肾主水，心属火，真阴不足，水不济火，心火上炎则心烦虑乱，莫能自主；水不涵木，阴不敛阳，阳不能入于阴则竟夜无寐；心肾不交则脉来弦数而软。《养生三要·存神》曰："聚精在于养气"，《理虚元鉴》曰："以先天生成之体质论，则精生气，气生神；以后天运用之主宰论，则神役气，气役精，"精气互化互用，治当益气固精，滋阴潜阳，授以天冬、地黄、西洋人参，即天、地、人三才滋阴益气，又合六味熟地为汤三补三泻补养肾阴，加以龟、鳖、牡三甲滋阴潜阳，黄精健脾补肾，麦冬养阴生津，诸药合方，下能填补肾阴，上可平息心火，填精补气，精气互生。

案2 心肾两虚案

心肾两虚，自汗不寐，服药虽效，未能杜源。汗为心液，外出三阳，肾水不升，心火不降，心肾多疑多虑。法当补坎补离，冀其水火既济。

六味加枣仁、阿胶、鸡子黄。

【赏析】

《素问·宣明五气论》曰："五脏化液，心为汗"，心气不足，卫阳不固则自汗；汗为心之液，汗出过多更伤心阴，三阳外泄，阳不入于阴则不寐；心藏神，肾藏志，心阴不足，阴不敛阳，虚阳外越，心火下灼肾水则肾阴不足，心肾不交，神不内守则多疑多虑。心肾不交，治当滋阴降火，交通心肾，方选六味地黄丸加味，方中熟地滋肾填精；山萸肉养肝肾而涩精；山药补益脾肾而固精；茯苓淡渗脾湿，助山药之益脾，且防山药敛邪；泽泻清泄肾浊，防熟地之滋腻敛邪，且可清降肾中虚火；丹皮清热泻火，制山萸肉之温，且防酸涩敛邪；阿胶滋阴补血，鸡子黄滋阴养血，与枣仁同用养心安神，交通心肾。各药合用，大开大合，使滋补而不留邪，降泄而不伤正，乃补中有泻，寓泻于补，交通心肾，相辅相成之剂。

案3　心虚胆怯案

脉来动数，按之则弦。默默不知喜怒，时多疑虑，幻生惊恐，心胆自怯，怯则气乱，伤乎心也，恐则精怯，伤乎肾也。心为君主之官，司中正之职，附于肝之短叶下，胆汁不满，胆冷无眠。所服之方，理路甚是，仍清一手调治，暂与十味温胆汤。

十味温胆汤。

【赏析】

心藏神，心气不足，神失所养，胆虚则默默不知喜怒，幻生惊恐；胆主决断，惊恐生怯，怯伤胆气，胆虚则时多疑虑。胆气不能正常升发疏泄，则胆郁化热，胆郁之气横伐胃气，导致胃气不和，气机升降失常；胃气不运，痰浊内生则脉来动数，按之则弦。中焦为枢，中焦郁滞，则心火不得通于肾、肾水不得上济于心，心肾不交。治当益气化痰，宁心安神，方选十味温胆汤；方中熟地滋阴养血，条参益气养血，茯苓健脾宁心，五味子益肾宁心，酸枣仁、远志养心安神，上药共奏益气养血，宁心安神之效；半夏辛温，燥湿化痰；竹茹甘而微寒，清热化痰，此两者相伍，一温一凉，化痰和胃之功备；陈皮辛苦温，理气行滞，燥湿化痰；枳实辛苦微寒，降气导滞，消痰除痞。陈皮与枳实相合，亦为一温一凉，而理气化痰之力增。佐以茯苓，健脾渗湿，以杜生痰之源；煎加生姜、大枣调和脾胃，且生姜兼制半夏毒性；甘草调和诸药。

案4　胃虚痰阻案

卫气昼行于阳，夜行于阴，行阳则寤，行阴则寐。泄泻后寤而不寐，呕吐痰涎，阴伤胃不和也。拟《灵枢》半夏秫米汤。

制半夏　北秫米

【赏析】

《灵枢·邪客篇》曰："卫气者，……。昼日行于阳，夜行于阴，……，则卫气独卫其外，行于阳，不得入于阴。行于阳则阳气盛，阳气盛则阳跷陷，不得入于阴，阴虚，故目不瞑，"泄泻后，阳随津泄，阴不敛阳，阳不能入于阴则寤而不寐；阴伤胃不和，失于健运，胃气上逆则呕吐痰涎。"补其不足，泻其有余，调其虚实，以通其道，而去其邪。饮以半夏汤一剂，阴阳已通，其卧立至"，治当燥湿化痰，和胃安神，方中制半夏辛温，燥湿化痰，引阳入阴；秫米和胃安神。

案5 精血素亏案

精血素亏，龙雷振动，心神不安，竟夜无寐。

朱砂安神丸夜服　　半夏秫米汤

【赏析】

心主血，藏神，阴血不足则心神失养，故心神不安；"血即精之属也"，肾藏精，精血同属于阴，同源互化，精亏血少，心肾失交，龙雷振动，阴不敛阳，阳不能入于阴则竟夜无寐。治当泄其亢盛之火，补其阴血之虚而安神；方中朱砂甘寒质重，专入心经，寒能清热，重可镇怯，既能重镇安神，又可清心火；黄连苦寒，入心经，清心泻火；两者相伍重镇以安神，清心以除烦，以收泻火安神之功；生地黄甘苦寒，滋阴清热；当归辛甘温润以补血，合生地黄滋补阴血以养心。炙甘草调药和中，以防黄连之苦寒、朱砂之质重碍胃。制半夏辛温，燥湿化痰，引阳入阴；秫米和胃安神。全方共奏清心养血安神之功。

案6 神伤精怯案

心肾素亏，七情不节，骤加惊恐，二气潜消。惊则神伤，恐则精怯，神因精怯以无依，精因肾伤而不化，是以神摇于上，精陷于下，阴阳不交，竟夜不寐。

生地黄　冬术　洋参　归身　枣仁　远志　炙草　半夏　黄粟米

【赏析】

《灵枢·本神》曰："是故怵惕思虑者则伤神，神伤则恐惧，流淫而不止，……，恐惧而不解则伤精，精伤则骨酸痿厥，精时自下。"心藏神，肾藏精，精藏于肾而主于心，精伤神怯则神摇于上，精陷于下，阴阳不交，阳不入于阴则竟夜不寐。治当滋阴敛阳，养心安神；方中生地、洋参滋阴清热；冬术益气健脾，归身活血补血，两者与炙草相合，益气生血，血充神归；枣仁、远志养心安神；半夏辛温，引阳入阴，燥湿化痰；黄粟米健脾养胃，脾胃为气血生化之源，脾胃健运，气血生化有源则神有所归，精有所化。

案7 壮水济火案

金不平木，木复生水，火性炎上，上扰心君，心烦意乱，不知所从，竟夕无眠，悔怒数起，虚里动穴，食减神疲。前进壮水济火，补阴潜阳，诸恙渐退，依方进步，为丸缓治。

都气丸去萸肉，加麦冬、沙参、龟板，为丸。

【赏析】

心藏神，为五脏六腑之大主，肾主水，肾虚，水不能上滋心阴，阴不敛阳，火性上炎，上扰心神则心烦意乱，不知所从；肝在志为怒，木火相煽，阳不入阴则竟夕无眠，悔怒数起；木火乘胃，胃气不足，失于健运则虚里穴动，食减神疲。此本肾阴不足所致，治当壮水济火，滋阴潜阳，方选都气丸加减，方中熟地滋肾填精；山药补益脾肾而固精；茯苓淡渗脾湿，助山药之益脾，且防山药敛邪；泽泻清泄肾浊，防熟地之滋腻敛邪，且可清降肾中虚火；丹皮清热泻火，防酸涩敛邪；五味子益肾宁心，与熟地相伍，安神定志。麦冬、沙参清养肺胃，生津润燥；龟板滋阴潜阳。各药合用，大开大合，使滋补而不留邪，降泄而不伤正，乃补中有泻，寓泻于补，相辅相成之剂。

案8 心脾不足案

忧思抑郁，最损心脾。心主藏神，脾司志意。二经俱病，五内乖违。心为君主之官，脾乃后天之本，精因神怯以内陷，神因精怯而无依。以故神扰意乱，竟夕无寐，无故多思，怔忡惊悸。

洋参 归身 赤苓 炙草 枣仁 远志 黄芪 白术 广皮

【赏析】

心藏神，主血；脾主思，统血，忧思抑郁，阴血暗耗久则心神倦怠，损伤心脾。脾胃为后天之本，气血生化之源，脾胃健壮，化源旺盛则精血充沛。脾胃亏虚，化源不足，精亏血少，心神失养则神扰意乱，竟夕无寐，无故多思，怔忡惊悸。治当益气健脾，养心安神，方中洋参清热滋阴，归身活血补血，赤苓、黄芪、白术、炙草健脾益气，广皮健脾燥湿，脾运得健，气血生化有源，神有所归则神安；枣仁、远志养心安神。全方清补并用，以补为主，共奏养心安神，益气健脾之功。

案9 气血双补案

思虑耗伤精血，痰火扰动神魂，夜卧不安，倏寐倏醒，怔忡惊悸，莫能自主。法当专培精血，不可寻火寻痰，未识高明，以为然否。

洋参 黄芪 茯苓 归身 茯神 远志 枣仁 炙草 湘莲肉

【赏析】

《灵枢·本神》曰："是故怵惕思虑者则伤神，神伤则恐惧，流淫而不止，……，恐惧而不解则伤精，精伤则骨痠痿厥，精时自下。"心藏神，脾主思，思虑损伤心脾，脾失健运则气血乏源，痰湿内生；"血即精之属也"，精血损伤则虚热内生，痰与热合，扰动心神则夜卧不安，倏寐倏醒，怔忡惊悸，莫能自主。治当以培补气血为主，方中洋参滋阴清热，黄芪、茯苓、炙草健脾益气，气血生化有源，健运有常则痰湿自化；归身补血活血，血充则神安；茯神、远志、枣仁养心安神；湘莲肉补脾养心。

案10 三阴并补案

服秘传酸枣仁汤，竟得酣寐，连宵达旦。前议专补精血，不寻痰火，已合病机。第病两月之久，阴已亏耗，以致惊悸、怔忡等，未能悉退，宜加补三阴之品。

洋参 冬术 熟地 枸玄 萸肉 黄芪 归身 淮药 远志 枣仁 炙草 茯苓神

【赏析】

《素问·上古天真论》曰："肾者主水，受五脏六腑之精而藏之，"肾藏精，为先天之根，病及两月，诸阴已亏，阴不敛阳，心火旺盛，神不内守则惊悸、怔忡等。治当滋阴降火，三阴并补。方中洋参滋阴清热，黄芪、冬术、炙草、茯苓健脾益气，脾为气血生化之源，脾健则气血生化有源；熟地、枸杞滋肾填精；山萸肉养肝肾而涩精；淮药补益脾肾而固精；茯苓淡渗脾湿，助山药之益脾，且防山药敛邪；酸枣仁甘酸质润，入心、肝之经，养血补肝，宁心安神。茯苓神、远志养心安神；归身补血活血，辛散与酸收并用，补血与行血结合，具有养血调肝之妙；甘草和中缓急，调和诸药。全方肝脾肾三阴并补，阴回阳有所归则神安，诸症皆除。

案 11　心火妄动案

心火妄动，心血耗伤，口渴咽干，虚烦不寐，由思虑焦劳所致。

熟地　洋参　天麦冬　五味　玄参　丹参　桔梗　归身　柏子仁　远志　茯神

【赏析】

《景岳全书·不寐》曰："无邪而不寐者，必营气之不足也，营主血，血虚则无以养心，心虚则神不守舍"。心主血，藏神，思虑焦劳暗耗心阴，心液不足以上承则口渴咽干；心火妄动，神不内守则虚烦不寐。心火旺盛下灼肾阴则肾水不足，治当清心滋阴，方中熟地滋阴补血，洋参、天麦冬、玄参、丹参清热养阴；五味子益肾宁心；归身补血活血，血充则神安；桔梗载药上行，药达病所则神安；柏子仁、远志、茯神养心安神。诸药合用，清补并用，祛邪不伤正，补益不碍邪，共奏清心养阴之功。

案 12　痰火扰神案

痰火扰乱，心神不寐。

温胆汤加黄芩、姜汁。

【赏析】

《景岳全书·不寐》曰："痰火扰乱，心神不宁，思虑过伤，火炽痰郁而致不眠者多矣"，痰火内扰，心神不安则不寐。治当清火化痰，方中半夏辛温，燥湿化痰；竹茹甘而微寒，清热化痰；半夏与竹茹相伍，一温一凉，化痰和胃，止呕除烦之功备；陈皮辛苦温，理气行滞，燥湿化痰；枳实辛苦微寒，降气导滞，消痰除痞。陈皮与枳实相合，亦为一温一凉，而理气化痰之力增。佐以茯苓，健脾渗湿，以杜生痰之源；煎加姜汁、大枣调和脾胃，且生姜兼制半夏毒性；黄芩清热燥湿，甘草调和诸药。

案 13　阴不上承案

肾水不足，阴不上承，心阳上亢，竟夕无寐。

六味地黄汤加半夏、秫米。

【赏析】

《景岳全书·不寐》曰："有因肾水不足，真阴不升，而心阳独亢者，亦不得眠"，肾水不足，不能上制心火，心阳独亢，神不内守，阴不敛阳则竟夕无寐。心火妄动，有灼津为痰，内扰心神之虞，治当滋阴降火，燥湿化痰，方选六味地黄汤合半夏秫米汤；方中熟地滋肾填精；山萸肉养肝肾而涩精；山药补益脾肾而固精；三阴并补，滋阴则火降；茯苓淡渗脾湿，助山药之益脾，且防山药敛邪；泽泻清泄肾浊，防熟地之滋腻敛邪，且可清降肾中虚火；丹皮清热泻火，制山萸肉之温，且防酸涩敛邪；半夏辛温，燥湿化痰，引阳入阴；秫米和胃安神。各药合用，大开大合，使滋补而不留邪，降泄而不伤正，乃补中有泻，寓泻于补，交通心肾，相辅相成之剂。

案14 血亏痰扰案

大产后气血交亏，心脾并损，素多痰火，乘虚内扰心神，不安不寐。

温胆汤加东洋参、熟地、枣仁、远志、丹砂、粟米。

【赏析】

《景岳全书·不寐》曰："凡病后及妇人产后不得眠者，此皆血气虚而心脾二脏不足，虽有痰火，亦不宜过于攻治，仍当以补养为君，或佐以清痰降火之药"，心主血，脾统血，为气血生化之源，产后气血交亏，心脾俱损。患者素多痰火，乘虚内扰，蒙蔽心神则不安不寐。治当清火化痰，养心安神，方选温胆汤加味；方中半夏辛温，燥湿化痰；竹茹甘而微寒，清热化痰；半夏与竹茹相伍，一温一凉，化痰和胃，止呕除烦之功备；陈皮辛苦温，理气行滞，燥湿化痰；枳实辛苦微寒，降气导滞，消痰除痞。陈皮与枳实相合，亦为一温一凉，而理气化痰之力增。佐以茯苓，健脾渗湿，以杜生痰之源；煎加生姜、大枣调和脾胃，且生姜兼制半夏毒性；东洋参扶正祛邪，熟地滋阴补血，阴阳并补，气血得生；枣仁、远志养心安神，丹砂重镇安神；粟米健脾和胃，甘草调和诸药。

案15 肺虚肠阻案

夏季坐褥，秋月病热，半年来不寐，大便不行，痰饮阻气也。议宁肺以通大肠。

紫菀　杏仁　枳实　桔梗　川郁金　姜汁

【赏析】

肺与大肠相表里,肺主气,以宣降为常,大肠以通降为要;夏季应火,火克金,患者夏季坐褥,气血不足,肺气虚损;肺应秋月,肺阴不足,阴不敛阳,阴虚内热则不寐。《素问·经脉别论》曰:"饮入于胃,游溢精气,上输于脾。脾气散精,上归于肺,通调水道,下输膀胱。水精四布,五经并行,"肺气不足,失于宣降水道不通、则痰饮内停,表里相承则大肠失于通降,故大便不行;治当宁肺通肠,方中紫菀性温,温肺下气,消痰止咳;杏仁苦温宣肺,润肠通便,肠气一通肺气得降则肺肠一气相通;枳实辛苦,破气化痰;桔梗辛散,宣肺祛痰;川郁金辛苦寒,一则功善行气,气行则痰化,二则防方中辛温太过,耗伤阴液;姜汁健脾和胃,脾胃健运可杜生痰之源。全方多辛温,合"病痰饮者,当以温药和之"之义。

案16 营卫不和案

思为脾志,心主藏神。神思过用,心脾受困。心君无为,相火代君司职。相火不静,肾水潜消,水不济火,心阳独亢。脾之与胃,以膜相连。胃者卫之源,脾乃营之本。胃气旋于营,脾气还于胃。脾伤则不能为胃行其津液,营气不谧,则胃气独行其外,行于阳不得入于阴,阴虚故目不瞑。拟七福归脾,从乎中治。

七福饮合归脾汤。

【赏析】

《景岳全书·不寐》曰:"若七情内伤,血气耗损,或恐畏伤肾,或惊惧伤胆,神以精亏而无依无寐者,宜五福饮、七福饮,或三阴煎、五君子煎执而用之。"心藏神而主血,脾主思而统血,思虑过度,心脾气血暗耗。心血不足,不能下滋肾水则肾阴不足;肾阴不足不能上制心火则心阳独亢,心肾不交。胃者卫之源,脾乃营之本。脾伤则不能为胃行其津液,营气不秘,则胃气独行其外,行于阳不得入于阴,阴虚则目不瞑。此乃思虑过度,劳伤心脾,气血亏虚,心肾不交所致,治当益气补血养阴,健脾养心;方中以人参、黄芪、炒白术、炙草甘温之品补脾益气以生血,使气旺而血生;当归、龙眼肉甘温补血养心;茯苓、酸枣仁、远志宁心安神;木香辛香而散,理气醒脾,与大量益气健脾药配伍,复中焦运化之功,又能防大量益气补血药滋腻碍胃,使补而不滞,滋而不腻;用法中姜、枣调和脾胃,以资化源;熟地滋阴养血。血和气充,营卫调和则诸症皆除。

案 17　三阴受病案

不寐之因共十六条，从无间日轻重，互为起伏之事。惟少阳受病，半表半里，乃间日举发。然少阳尚在阳分，未入太阴，纵或受病，不能久踞。今绵延数载。未能霍然。盖因肝经积有肥气，与少阳互相勾结，少阳为三阳之终，厥阴为三阴之尽。甲乙同宫，又得少腹极阴之所，为藏身之地，而根蒂深矣。《经》曰：凡内伤者，时作时止。言正胜邪伏而暂止，邪胜则复作而剧也。阳明不和，时作呃逆，太阴不运，中脘气瘀，皆被肝胆之所累，非脾胃之本病，若非拔本塞源，则时作时止，安有已时。惟受病已深，其势实足以胜正气而抗药力，非可旦夕奏功。拟煎丸并投，寓荡涤于调养之中。俾无形之气，自前阴而出；有形之浊，自后阴而出。然后再为调摄，庶可安痊。鄙见如斯，敢质明眼。

生熟地　潼白蒺藜　川连　龙齿骨　黑绿豆衣　赤白芍　生熟苡仁　桂心天麦冬　川钗石斛　赤白苓　生熟甘草　鲜百合

河井水煎。

【赏析】

《医碥·五脏生克说》曰："木能疏土而脾滞以行"，肝主疏泄，分泌胆汁，肝胆相为表里，脾得肝之疏泄，则升降协调，运化功能健旺。脾主运化，为气血生化之源，肝胆郁滞，木不疏土，脾失健运则中脘气瘀；阳明以降为通，肝失疏泄，气机失常，胃气上逆则时作呃逆。此为厥阴少阳受病所致，《医宗金鉴·删补名医方论》曰："肝为木气，全赖土以滋培，水以灌溉，"治当补水疏木培土，方中生熟地补肾养精，潼白蒺藜平肝解郁，川连清热燥湿，泻火解毒；石斛"强阴益精，久服，厚肠胃，补内绝不足，平胃气"；龙齿骨镇惊安神、清热除烦；黑绿豆衣入肾，清热解毒、滋养健血；赤芍秉少阴厥阴之气，白芍秉厥阴之气，理气舒肝；苡仁健脾渗湿；"盖手少阴君火，厥阴相火，与命门同气者也"桂心苦入心，辛走血，引火归元；天麦冬甘苦，性寒，清热养阴；赤白苓、生熟甘草健脾安神，清泄心火；鲜百合清心安神。

案 18　胆经湿热案

高年气血两亏，平素思虑过度，耗损心脾，以致寤不成寐，连投归脾汤三剂，不效。偶遇名医张见，谈及此症曰：若要成功，原方须加酒炒黄连一份。继与一剂，果效。

【赏析】

《类证治裁·不寐》曰:"思虑伤脾,脾血亏损,经年不寐",思虑太过,损伤心脾,心血暗耗,神不守舍,脾虚生化乏源,营血亏虚,不能奉养心神则寐不成寐,连投归脾汤不效,乃因心血不足,阴不敛阳,心火妄动,滋补助火是以不效。投黄连苦寒,入心经,直清心火,可抑制补药之过温,使补而不滞,是以奏效。

案19 湿邪护心案

胆经湿邪护心,以致寐而长笑,面红。治以四妙。

桂枝 薄荷 钩钩 姜枣

【赏析】

《灵枢·本神》云:"心藏脉,脉舍神,心气虚则悲,实则笑不休。" 今寐而长笑,是有邪实。王氏点破乃是湿邪所致。脾土生痰湿,胆木生气郁。是以脾胃为湿热之源,胆经现湿热之郁,心气因湿热而实,夜寐则因此而笑。

其治当以清热祛湿为要。王氏以四妙散加味,方中黄柏寒以胜热,苦以燥湿,且善除下焦之湿热;苍术苦温,健脾燥湿;牛膝当取川膝之泻,活血通经,且引湿热下行,加强清热利湿之功;薏米仁清热健脾利湿,既合苍术有健脾祛湿之用,又合牛膝有利湿下行之功;桂枝辛温,温化痰湿,温通经脉;薄荷辛凉散热,行气解郁;钩藤性凉,清热平肝;姜枣健脾和胃,诸药合用,共奏清热化湿、利湿开郁之功。

胆经湿热,或亦可取温胆汤为用。然王氏以四妙起手,恐除寐中常笑外,下焦湿热诸证亦颇显著。方中加用桂枝,则示本证以湿为主,热邪式微。

脾主运化,脾虚失于健运则痰湿内生,湿郁化热,郁滞胆经,蒙蔽心神则寐而长笑,面红。治当清热祛湿,益气养血,方选四妙散加味,方中黄柏寒以胜热,苦以燥湿,且善除下焦之湿热;苍术苦温,健脾燥湿;牛膝活血通经络,补肝肾,强筋骨,且引药直达下焦;桂枝辛温,温通经脉,助阳化气;薄荷辛凉,散热行气;钩藤性凉,入心经,功在清热;姜枣健脾和胃,脾胃健运,痰湿得化,湿热得祛,气血生化有源;诸药合用,共奏清热利湿之功。

案20 饮停胆胃案

不寐怔忡之症,得于思虑惊恐。夫惊气伤胆,恐气伤肾。五志不伸,必生痰聚饮，聚饮气阻，则胆气不洁。胆寒肝热，热升于胃，则心胸懊侬，得汤饮稍安，不涌吐清涎。适阅前方，均调养心脾之法，未获效者，俱未论及胆胃二经，况悸在胃脘心下，脉来两关弦强搏指，岂非明证。书云：水停心下则悸。又曰：胃不和则卧不安。正合经旨。拟苓术半夏汤，和其阴阳。兼用猪胆汁为足少阳之先导，谅该有益。

　　猪胆汁炒半夏　茯苓　陈皮　甘草　秫米

　　三剂已愈大半，原方加丹参、竹茹、枳壳。

　　又四剂，症已大减，觉遍体有痰流动，摩捺则从口溢出。原方加瓦楞子去猪胆。

【赏析】

《三因极一病证方论·七气叙论》曰："恐伤肾，其气怯；惊伤胆，其气乱。虽七诊自殊，无逾于气，"七情不舒，首伤于气，气机郁滞则痰饮内生，痰饮停聚，气机愈滞。胆者中正之官，决断出焉，《三因极一病证方论·七气证治》曰："惊伤胆者，神无所归，虑无所定，说物不竟而迫，故经曰：惊则气乱，"惊伤胆气，胆寒肝热，热升于胃，则心胸懊侬，脉来两关弦强搏指；胃虚得汤饮，以助胃气则稍安；胃气和降则不涌吐清涎。治当理气化痰，补脾安神；方中方中半夏辛温性燥，善能燥湿化痰，且又和胃降逆，以猪胆汁炒，能入少阳，调和胆胃；陈皮既可理气行滞，又能燥湿化痰。茯苓健脾渗湿，渗湿以助化痰之力，健脾以杜生痰之源，且有安神之效。秫米和胃安神；甘草健脾和中，调和诸药。药中病机，以胆胃为虑，是以三剂病去大半，痰湿尚有留滞，加强化痰之力，血能载气，气行则痰消，予以调和气血之品，丹参活血止痛，清心除烦；枳壳理气宽中，竹茹清热化痰。又四剂，觉遍体有痰流动，当加强化痰之力，瓦楞子功善消顽痰。

案 21　心肝不足案

暴怒伤阴，心境不畅。肝失条达。两胁痛如刀刺，胸闷嗳气，口内作甜，夜不成寐，七情郁结化火，老年殊属不宜。

　　远志　延胡　柏子　炒川连　冬瓜子　桂圆　枣仁　茯神　石斛　益智仁
川楝子

【赏析】

《灵枢·百病始生》曰："喜怒不节，则伤脏"，肝在志为怒，过怒伤肝。肝主疏泄，喜条达，肝失疏泄，气机郁滞，不通则痛，故见胸闷、两胁痛如刀刺；肝气犯胃，胃失和降，气机上逆则嗳气；肝气乘脾，脾在味为甘，脾虚脾味上泛于口则口甜；七情郁结化火伤阴，阴不敛阳，心火妄动则夜不成寐。此病属七情过极，肝气郁结，乘逆于心脾所致；治当疏肝和胃，养心安神，方中远志、柏子、枣仁、茯神养心安神；炒川连味苦，入心经，直清心火；延胡行气止痛，冬瓜子化痰利水，桂圆益心脾，补气血；石斛清热养阴，生津益胃；川楝子清肝泻火止痛；益智仁温脾固气。全方心肝脾俱治，共奏泻肝补脾养心之效。

虚 损

案1 阴阳两亏案

八年前曾经失血。《经》云：阳外泄则自汗，阴内泄则遗精。自汗阳虚，盗汗阴弱。加之受室后复又失血，手足心烧，神疲无力，夜来频频盗汗，饮食日少，形神日羸，表里阴阳两伤，亏损已极，殊难奏效。

八仙长寿丸加龙骨、牡蛎、浮小麦。

【赏析】

《素问·阴阳应象大论》曰："阴在内，阳之守也，阳在外，阴之使也。"《证治汇补·虚损》曰："凡阴阳亏损，皆因水火不济。真阴内亏，虚火炎灼，肺金受伤，无以生肾水，……，肺气一虚，则腠理疏豁，而盗汗自汗之病生，火动其血，血随火升"，"血即精之属也"，俱为阴液，肾藏精，肺主气，脾为气血生化之源，失血伤及阴液，真阴内亏，虚火炎灼，肺金受伤，气失摄纳则自汗、盗汗；阴精下迫则遗精。阴虚内热则手足心烧；精血亏虚，形神失养则神疲无力，形神日羸；脾失健运则饮食日少。治当以益气养阴，滋补肺肾，方用八仙长寿丸加味。方中以六味地黄丸为基础，滋补肾阴，使亏虚的肾阴得以恢复；再配以麦冬清养肺阴，解热除烦，滋养强壮；配以五味子滋肾、敛收肺气；龙骨、牡蛎敛汗固精，止血安神；浮小麦加强敛汗防脱之功。

案2 正虚复感案

食少呕酸，夜间仍咳，盗汗仍来，阳气未敛，阴阳两虚。养心脾以固脱。

六君子加孩儿参、龙骨、牡蛎、茯神、浮小麦。

服药三剂，诸恙平平，脉来形色未起，殊非佳兆。现感风寒，暂以二陈汤加减。

苏梗　杏仁　陈皮　半夏　桔梗　款冬花　孩儿参　糯稻根　浮小麦

【赏析】

《素问·评热病论》曰："邪之所凑，其气必虚。阴虚者，阳必凑之，"阴虚则阳必凑之，阳蒸阴分，津液越出则盗汗；肺阴不足则夜间咳嗽；脾失健运，胃气上逆则食少呕酸。治当益气敛汗固脱，方中人参、孩儿参甘温益气，健脾养胃；白术苦温，健脾燥湿，加强益气助运之力；茯苓甘淡，健脾渗湿，苓术相配，则健脾祛湿之功益著。炙甘草益气和中，调和诸药。半夏燥湿化痰，降逆止呕；陈皮理气健脾，燥湿化痰，共奏益气健脾之功。龙骨、牡蛎重镇质重，敛汗固精，茯神宁心安神；全方温而不燥，补而不峻。

本案属正虚，服三剂诸症未有起色，又复感外邪，"急则治其标"，祛邪不伤正，扶正不碍邪；治当益气解表，方中孩儿参补气益血，补脾益胃；苏梗解表散寒，行气宽中；"肺主气属卫"，"外合皮毛"，杏仁、桔梗宣肺，肺气宣，卫表驱邪外出则表邪解；陈皮、半夏、款冬花理气健脾，燥湿化痰；糯稻根、浮小麦解表敛汗。

案3　水亏火旺案

水亏火旺，阴不敛阳，阳升莫制，云雾不下，则枯槁不荣，亢龙有悔，悔子之热也。亢则害，承乃制。拟三才法。

孩儿参　北沙参　玄参　天麦冬　生熟地　童便

【赏析】

《景岳全书·虚损》曰："凡虚损之由，……。故或先伤其气，气伤必及于精；或先伤其精，精伤必及于气，"精气同源互用，肾主水，藏精，水亏不制火，"壮火食气"，火灼肾精肾气，气精两亏，不能荣养形体则枯槁不荣。治当清热养阴，益气填精，方中孩儿参补脾益肺，益气生津；北沙参清热养阴；天门冬滋肾降火，生地、玄参、麦冬增液养阴；熟地益气养血，益肾填精；童便性寒味咸，滋阴降火。

案4　胃肾不足案

脉来细涩，脏阴营液俱耗。肾虚则胃关不健，肾不吸胃，食入即吐，小便红赤，夜不能寐，心神不交，酒色伤阴耗气，防其涣散。多酌明哲。

党参　熟地　附子　归身　炮姜　甘草　茯神　秫米

【赏析】

《素问·水热穴论》曰："肾者，胃之关也，关门不利，故聚水而从其类也，"《景岳全书·虚损》曰："凡病有火盛水亏，而见营卫燥津液枯者，即阴虚之证也，"

肾虚则胃关不健，关门不固则食入即吐；肾水亏，则心肾不交而神色败，故夜不能寐，心神不交；脏阴营液俱耗，阴虚内热，下灼膀胱则小便红赤，脉来细涩。酒色伤阴耗气，治当滋阴补血，益气安神；方中党参补中益气，健脾益肺；熟地滋阴补血，填精益髓；附子、炮姜、甘草运脾土，振奋中阳；秫米补脾和胃；脾为气血生化之源，脾健则气血生化有源；归身补血活血，茯神养心安神。

案5　五脏并补案

胞络者，臣使之官，喜乐出焉。三焦无状，空有其名，胸中膈拒。三焦为决渎之官，水道出焉。心为主宰，胆为中正。心动神驰，意握万物，劳心耗肾，水耗于下，龙雷不藏，坎离不济，云雾不下，白露不降，土中无水，亢龙有悔，必得水以济之。少阳相火司天，厥阴风木在泉，于术、龙齿暂停。清神中之火，调气分之阳。

六味去茯苓，加茯神　孩儿参　沙参　料豆　淡菜　燕根（即燕窝别名）糖楂　谷芽　女贞　旱莲　麦冬　福橘

藕熬汁为丸。

【赏析】

《千金方·心脏方》曰："夫心者火也，肾者水也，水火相济，"《中藏经·阴阳大要调神论》曰："火来坎户，水到离局，阴阳相应，方乃和平，"心藏神，肾藏意，心动神驰，意握万物，劳心耗肾，水不制火则心肾不交；脾属中土，心居上，肾居下，心火不降，肾水水不能上承则中土不安。治当滋阴降火，补脾安神；方中熟地滋阴补肾，填精益髓；山萸肉补养肝肾，并能涩精；山药补益脾阴，亦能固精；泽泻利湿泄浊，防熟地黄之滋腻恋邪；牡丹皮清泄相火，并制山萸肉之温涩；孩儿参补脾益肺，益气生津；沙参、麦冬清热养阴，茯神养心安神；料豆、女贞子、旱莲草补益肝肾，淡菜补肾填精；燕根味甘，性平，入肺脾肾经，清热养阴，益气补中；福橘味甘酸，开胃理气，藕熬汁加强其健脾开胃之效；全方五脏并补，且以补肾阴为主。

案6　肾虚脾积案

左脉涩，右脉弦滑。肝肾两亏，肾虚则胃关不健，脾积则饮食作酸，胃不冲和，运纳失常。脉犯五行之克，少年更属不宜，延四月有余，正气肾气皆耗，虚

不受补，症属棘手。补阴益气煎加沉香三分。服四剂，吞酸已减，脉象稍清，盗汗仍多，原方加神曲。以保固真元，诚有益耳。

菟丝　熟地　杜仲　党参　山药　归身　神曲　沉香　橘红

【赏析】

《素问·水热穴论》曰："肾者，胃之关也，关门不利，故聚水而从其类也，"《景岳全书·虚损》曰："肾水亏，则水不归源而脾痰起，"肾虚脾积，脾气不运则痰湿内生，脾失健运则饮食作酸，右脉弦滑；脾为气血生化之源，肝虚木不疏土，血行涩滞则左脉涩。治当益气健脾，补肾填精，以补阴益气煎益气补精，药性滋腻，虚不受补，沉香味辛，性微温，辛散温通，行气运药力，温中止呕；药虽中的，然盗汗仍多，阴虚未复，继进原方保固真元，方中菟丝子、熟地、杜仲补益肝肾，滋阴固精；党参补中益气，山药补脾益胃，补肾涩精；归身补血活血，神曲健脾和胃，沉香温中止呕，橘红理气健脾，燥湿化痰。脾胃健则气血生化有源，以资先天之精，脾肾同调。

汗 症

案1 益气养精案

《经》以阳之汗，犹天地之雨。汗为心液，液泄阴亏，肝失滋荣，木乘土位，化机不足斡旋水谷之精微，是以饮食少思，寐来盗汗。在内为血，发外为汗，汗出太多，血液潜消，久延有经闭血枯之虑。法宜益气养荣为主。

熟地　洋参　冬术　茯苓　牡蛎　女贞　归身　白芍　炙草

蜜丸。

【赏析】

《素问·营卫生会》曰："夺血者无汗，夺汗者无血，"《素问·评热病论》曰："人所以汗出者，皆生于谷，谷生于精，……，汗者，精气也，"精、血、汗三者同源三体，为水谷精微所化，液脱不养则有经闭血枯之虞。《丹溪附录》曰："心之所藏，在内者为血，发外者为汗。盖汗乃心之液，"汗为心液，液泄阴亏，肝失滋荣，木乘土位，脾失健运，阴不敛阳则饮食少思，寐来盗汗。治当益气养血填精，方中熟地滋阴养血，益肾填精；《灵枢·决气》："何谓血？岐伯曰：中焦受气取汁，变化而赤，是谓血，"洋参、白术、茯苓、炙草益气健脾以生精血；牡蛎平肝潜阳，重镇安神；女贞子补益肝肾以固精；归身活血补血；白芍养血缓中。全方益气养荣，精能化气，气能生精，精气血三者同补。

案2 滋阴固血案

《经》以阳之汗，以天地之雨名之。汗即血也。素昔经来甚涌，近乃汗出不收，面色戴阳，虚里穴动，脉象软数无神。症属阴亏，水不济火，阴不敛阳，腠理疏开，心液外泄。前进壮水潜阳之剂，虽获效机，第汗血同归一体，使无崩漏之虑，宜加固血之品。

生熟地　天麦冬　玄武板　洋参　玄参　五味　归身　白芍　丹参　枣仁
乌梅　侧柏　莲房

长流水熬膏。

【赏析】

《素问·营卫生会篇》曰："夺血者无汗，夺汗者无血"，汗血同源，乃阴体，汗出不收则阴虚，阴不敛阳，向上熏蒸则面色戴阳，虚里穴动，脉象软数无神。治当滋阴潜阳，益气固血，前进壮水潜阳之剂已中病机，然汗血同源，为防血随汗脱，宜加固血之品。方中生熟地、天麦冬滋补肝肾，清热养阴；玄武板滋阴潜阳；洋参补气养血，滋阴补肾，健脾养胃；玄参清热滋阴，丹参、归身活血补血；五味子、枣仁养心安神，白芍补脾益胃，乌梅养阴收敛，侧柏、莲房凉血止血。全方清补并调，滋而不腻，清不伤正，血即汗也，止血亦即止汗，汗止血固，血止汗停。

经 脉

案 1　肝郁脾虚案

《经》以女子二七天癸至，任脉通，太冲脉盛，月事以时下。又二阳之病发心脾，有不得隐曲，女子不月，其传为风消，为息贲者危。经闭年余，饮食日少，形体日羸，脉来弦劲，乃郁损心脾，木乘土位所致。心为生血之源，肝为藏血之脏，脾为统血之经。心境不畅，肝不条达，脾失斡旋，气阻血滞，痞满生焉。五志不和，俱从火化，火烁真阴，血海渐涸，故月事不以时下，必至血枯经闭而后已。将治心乎？有形之血难培。苟治脾乎？守补中州易钝。亦治肝乎？条达滋柔均皆不受。当以斡运中枢为主，使脾胃渐开，将逍遥养肝郁，再以归芍地补阴养血，调和冲任，冀其经通为吉。

人参　茯神　枣仁　远志　于术　归身　广皮　木香　桂圆　阿胶

【赏析】

《素问·评热病论》曰："月事不来者，胞脉闭也。胞脉者，属心而络于胞中，"心藏神，脾藏意，"心病则不能养脾"，七情不畅首伤心脾；脾主运化，为气血生化之源，脾失健运，气血乏源，形体失养则痞满，饮食日减，形体日羸。肝属木，喜条达，心境不畅，肝郁气滞，郁而化火则脉来弦劲。五志不和，俱从火化，火烁真阴，血海渐涸，故月事不以时下，必至血枯经闭而后已。《景岳全书·血枯经闭》曰："而经有久不至者，即无非血枯经闭之候。欲其不枯，无如养营；欲以通之，无如充之"，治当益气养血，调和冲任，方中人参、于术益气健脾，脾健则气血生化有源，归身活血补血，阿胶滋阴补血，"血即精之属也"，血充则精复而经水自来。血亏液涸，以滋润之体补之，气行则血运，当以理气之品，运化药力，广皮、木香健脾行气；枣仁、茯神、远志养心安神；桂圆益心脾，补气血，心脾同调。全方滋阴补血之品与理气健脾之药合用，心肝脾三脏同调，气血双补，药力运贯全身，是以液回经来。

案 2　心脾两虚案

左脉弦出寸口，志意隐曲不伸，郁损心阴，阴虚血少，血不养脾，脾伤不能为胃行其津液,胃病不能容受水谷而化精微,精血日以益衰,脉络为之枯涩,经闭半载有余,腹中虚胀作痛,容色憔悴,饮食减少。《经》言:二阳之病发心脾,有不得隐曲,女子不月是也。其传为风消,再传为息贲,则不治。

四君子汤加归身、远志、枣仁、木香、阿胶、泽泻、柏子仁、桂圆。

【赏析】

《侣山堂类辨》曰:"血乃中焦之汁,流溢于中以为精,奉心化赤而为血",心主血,脾主运化,为气血生化之源,志意隐曲不伸,郁损心阴,阴虚血少,血不养脾则心脾两虚,精血同源,脾失健运则饮食减少,气血乏源,精血日益衰少,脉络失却濡养则枯涩,容色憔悴,经闭。气虚运化无力则腹中虚胀作痛。治当益气补血,健脾养心,方中四君子汤以人参、白术、茯苓、甘草益气健脾,脾健则气血生化有源;归身补血活血;阿胶滋阴养血,远志、枣仁、柏子仁养心安神;桂圆益心脾,补气血;泽泻利湿而泻肾浊,与茯苓相伍助真阴得复其位;木香辛香而散,理气醒脾,与大量益气健脾药配合,复中焦运化之功,又能防益气补血药滋腻碍胃,使补而不滞,滋而不腻。

案3 清补并施案

曾经服药五剂,病势似有退机,因循怠治,停药月余,遂致腘肉渐消,喘鸣肩息。症本隐情曲意,郁损心脾,病传于胃,所谓二阳之病发心脾是也。心为生血之源,胃为水谷之海,脾为生化之本。海竭源枯,化机衰惫,血枯经闭,气郁化火,火疾风生,消烁脱肉,故消瘦如暴风之驰速。金伤火灼,气无依附,故喘息如流水之奔逝。犯经旨风消息贲之忌,虽仓扁复生,无如之何!免拟一方,以复远涉就医之望。

生地 洋参 麦冬 泽泻 柏子仁 归身 茯苓 阿胶

【赏析】

《景岳全书·血枯经闭》曰:"且心病则不能养脾,故不嗜食;脾虚则金亏,故发嗽",隐情曲意,郁损心脾,脾主运化,主肌肉,病因循怠治,脾失健运,肌肉失却濡养则腘肉渐消;肺主气,脾虚金亏则喘鸣肩息。立斋曰:夫经水,阴血也。血枯经闭则阴虚内热,火灼肌肉则加速消瘦。治当益气养血,润肺滋阴;方中生地清热益阴生津,洋参、茯苓益气健脾;麦冬养阴生津,润肺清心;泽泻淡渗脾湿,泄热;柏子仁养心安神,归身补血活血,阿胶滋阴养血。气血渐复则病尚有可救之机。

案4　脾肾双补案

腹中素有血癥，大如覆杯，脉络阻碍，经血循环，失其常度。经不及期，经前作痛，气郁伤肝，木乘土位，饮食减少，悲哀伤肺，治节不行，胸次不畅，腰如束带，带脉亦伤，年逾三旬，尚未妊子，必得经候平调，方能孕育。

八珍汤加陈皮、木香、枣仁、远志、艾叶。

【赏析】

《诸病源候论·癥瘕病诸候》曰："其病不动者，直名为癥，"腹中素有血癥，血瘀气滞，不通则痛而见经不及期，经前作痛；肝属木，喜条达，气郁伤肝；脾主运化，木乘土位，脾失健运则饮食减少；肺主治节，在志为悲，悲哀伤肺，治节不行则胸次不畅。傅青主指出："脾肾亏损，带脉无力，胞胎即无以胜任"。治当益气健脾，养血填精；八珍汤补益气血，方中熟地、人参相配，益气养血；白术、茯苓、陈皮健脾渗湿，助人参益气补脾；当归、白芍养血和营，助熟地滋养心肝；川芎、木香活血行气，使地、归、芍补而不滞；炙甘草益气和中，调和诸药。枣仁、远志养心安神；艾叶性辛温，理气血，与当归相伍，温经活血。气行则血行，血行则瘀散。

案5　气虚血瘀案

动则为瘕，瘕者假也，气也。不动为癥，癥者征也，血也。血踞于中，经血因循道阻，月不及期，期前作痛。素多抑郁悲伤，生生之气不振，年逾三旬未能有妊。调肝脾以畅奇经，宣抑郁以舒神志。久延非宜。

异功散加归身、砂仁、肉桂、枣仁、远志、姜、枣，煎水泛丸。

【赏析】

《灵枢·决气》曰："中焦受气取汁，变化而赤，是谓血，"血踞于中，血瘀则气滞，气血阻络则月不及期，期前作痛。"悲则气消"，抑郁悲伤则生生之气不振，脾胃为气血生化之源，气虚血瘀则治当益气养血，补脾和胃；方中人参甘温补气，健脾养胃；白术苦温健脾燥湿，茯苓甘淡渗湿益脾，陈皮芳香健脾顺胃，理气和中，甘草甘温调中，调和诸药。归身活血补血，砂仁行气调中，和胃醒脾；肉桂暖脾胃，通血脉；心藏神，为君主之官，七情不畅，首伤心神，以枣仁、远志养心安神。用法中加入姜、枣为引，调和脾胃，以资生化气血。

案 6　气滞血瘀案

经乃水谷之精气，和调于五脏，洒陈于六腑，源源而来，生化于心，统摄于脾，藏受于肝，宣布于肺，施泄于肾，上为乳汁，下为月水。经闭五载有余，饮食起居如故，无骨蒸、痰嗽等症，乃任脉经遂滞塞，非血枯可比。手指肿胀色紫，不时鼻衄，经血错行可知。营气不从，逆于肉里，遍身疮疡，脉来滑数而长，有痈疽肿满之虑。拟子和玉烛散行之，冀其经通为吉。病势深远，药性暴悍，多酌明哲，再服可也。

生地　当归　赤芍　川芎　生军　玄明粉　炙草

【赏析】

薛立斋曰：夫经水，阴血也，属冲任二脉，主上为乳汁，下为月水。气血充盛，血海按时满盈，输注和蓄存于冲任的气血，在天癸的作用下化为经血，经事才能如期。气滞脉道阻则经水不至，血行不畅，气机逆乱，血随气逆则不时鼻衄；气滞血瘀则手指肿胀色紫。《素问·至真要大论》曰："诸痛痒疮，皆属于心"，营气通于心，心主血脉，营血运行失调，壅滞逆乱瘀而化热则遍身疮疡，脉来滑数而肠，瘀热不去则有痈疽肿满之虑。拟以子和玉烛散活血行气，祛瘀泄热，气行则血行，瘀去则新血得生，经脉宣通；再以宣通滋阴之品，使血充脉通，方中当归补血养肝，和血调经；白芍药养血柔肝和宫；川芎活血行气，畅通气血；生地、玄明粉、炙草清热滋阴，阴充血复；赤芍活血化瘀，生军性苦寒，泻热破结行瘀；全方补而不滞，滋而不腻，滋阴养血，活血祛瘀，可使宫血调和。

案 7　壮水潜阳案

经以应月，月以三十日而一盈，经以三旬而一至，象月满则亏也。亏极则病，阴亏则火盛，火盛则逼血妄行。《经》以阴亏阳搏谓之崩是也。服药以来，崩漏虽止，巅顶犹疼，腹中膜胀。厥阴之脉，上出于额，与督脉会于巅顶，下络少腹，水不涵木，阴不敛阳，巅疼腹胀，脉软数无神。仍以壮水潜阳为主，冀其气血各守其乡，方无来复之虑。

生地　洋参　麦冬　五味　当归　白芍　蘼茹（即茜草）　乌贼骨　生牡蛎
玉竹　枣仁

蜜水为丸。

【赏析】

《素问·阴阳别论》："阴虚阳博谓之崩"，水亏者，火必炎上，因而生热，热盛迫血妄行则崩漏。厥阴之脉，上出于额，与督脉会于巅顶，下络少腹，虽以壮水潜阳之法治之，要中病机，然崩漏虽止，阴未全复，水不涵木，阴不敛阳则巅疼腹胀，脉软数无神。治当继进滋阴降火潜阳之品，滋阴止血；方中生地、洋参、麦冬、五味子、玉竹清热生津，滋阴降火；当归、白芍活血养血，茜草活血祛瘀，凉血止血；乌贼骨收敛止血，生牡蛎滋阴潜阳，枣仁性甘酸，生津宁心。血热得降，阴复血充，煎灼之因平复则诸症渐减。

案 8　静补真阴案

气不卫外则寒，血失中营则热，经无约束则愆期，二气素虚，奇经复梗，督行一身之阳，任行一身之阴，任督犹天之子午，冲脉从中直上，合地之云升。法当静补真阴，以充八脉。

洋参　熟地　黄鱼鳔　萸肉　五味　山药　麦冬　当归　牡蛎　白莲花

长流水、桑柴火熬膏。

【赏析】

《素问·上古天真论》曰："女子二七，天癸至，任脉通，太冲脉盛，月事以时下，"《景岳全书·经脉之本》曰："经本阴血，何脏无之，惟脏腑之血皆归冲脉，而冲为五脏六腑之血海，"阴虚血亏，冲任失调则月经愆期，治当滋阴补血。方中洋参滋阴补气，熟地滋肾益精，填补真阴，与当归相伍滋阴补血；黄鱼鳔滋阴补肾；萸肉、五味子滋肾涩精；山药补脾益阴，滋肾固精；麦冬清热滋阴，牡蛎滋阴潜阳，白莲花补气益胃，补肾强精。阴充血复则冲脉盛，八脉皆充。

案 9　崇木培土案

脉来滑数，无神而空，似有胎而不果，腹无坚硬之处，非停瘀可比。素本月事不调，晡热巅疼，时作时止，阴亏血少，病在肝脾，木不条达，土运郁抑。崇木培土，宣补中州，观其动静。

于术　砂仁　陈皮　茯苓　香附　归身　川芎　黄芩

【赏析】

《景岳全书·经脉之本》曰："然血气之化，由于水谷，水谷盛则血气亦盛，水谷衰则血气亦衰，而水谷之海，又在阳明，"厥阴之脉与督脉会于巅，肝藏血，主疏泄，喜条达，阴亏血少，肝郁土壅，郁而化火，阳明热壅则晡热巅疼。治当健脾和胃，清热疏肝，方中白术、陈皮、茯苓健脾去湿，砂仁辛温，行气和中，醒脾理气，上药合用使运化有权，气血有源；香附行气解郁，调经止痛；川芎行气活血；归身辛温，养血和血；黄芩清热泻火。

案 10 温阳祛寒案

经候愆期，胸腹相引而痛，痛时手足厥冷，过食生冷、寒冻即发，腹中雷鸣，脉来沉细，显是命火中伤，不足以煦和五内而敷四末。皆由产后气血双亏，虚寒为祟。治宜益火之源，以消阴翳。

附桂八味加归身、川芎。

【赏析】

《景岳全书·血寒经迟》曰："凡血寒者，经必后期而至。然血何以寒？亦惟阳气不足，则寒从中生，而生化失期，是即所谓寒也，"患者产后气血双亏，阳气不足，虚寒内生，温煦失常则胸腹相引为痛，痛时手足厥冷；肾阳为一身阳气之本，阳气亏虚则命火、中阳不足则过食生冷、寒冻即发，腹中雷鸣，脉来沉细。治宜益火之源，以消阴翳，益气养血，补肾健脾；方中干地黄滋补肾阴，少加桂、附助命门之火以温阳化气，乃"阴中求阳"之意，重在微微生火，即生肾气；归身活血补血，川芎行气活血；山茱萸、山药补肝益脾，化生精血；泽泻、茯苓利水渗湿，并可防地黄之滋腻；丹皮清泄肝火，全方补中寓泻，诸药相合，不燥不腻，振奋肾阳，气化复常，诸症自愈。

案 11 肝脾不和案

坤道重在调经，经调方可受孕。经本失期，少腹胀痛，不时呕哕，脉象双弦无力，少腹主于肝，肝病善痛；肝传脾，脾病善胀；脾及胃，胃病善呕，饮食不甘。肝、脾并病，有妨孕育。

八珍汤去白芍，加木香、艾绒、益母花，煎水泛丸。

【赏析】

《素问·上古天真论》曰："天癸至，任脉通，太冲脉盛，月事以时下，故有子，"坤，妇人也，女子以血为本，经调方可受孕。少腹主于肝，肝郁气滞则少腹胀痛；肝郁乘脾，气机不畅，胃气上逆则不时呕哕，肝郁脾虚，气血不足则脉象双弦无力。治当益气补血，调和肝脾；方中人参与熟地相配，益气养血；白术、茯苓健脾渗湿，助人参益气补脾；当归养血和营，助熟地滋养心肝；川芎活血行气，使地、归、芍补而不滞。炙甘草益气和中，调和诸药。木香理气醒脾，既可复中焦运化之功，又能防滋阴补血药滋腻碍胃，使补而不滞，滋而不腻；用法中加入姜、枣为引，调和脾胃，以资生化气血。益母花味甘性凉，养血活血；艾绒辛香而散，温经止痛。全方调和气血，气行则血行，血充载气则气有所附，气血通畅则诸症可除。

案12 肝郁血瘀案

经闭半载，肝郁气滞，气滞血凝，血结成癥，下离天枢寸许，正当冲脉之道，是以跳跃如梭，攻痛如咬，按有头足，疑生血鳖。肝乘土位食减，木击金鸣为咳。中虚营卫不和，寒热往来如疟，从日午至寅初，汗出而退。脾伤血不化赤，白带淋漓，脉象空弦，虚劳已著。第情志郁结之病，必得心境开舒，服药方克有济。

四物汤加五灵脂、生蒲黄、茜草根、牛膝。

昨暮进药，三更腹痛，四更经行，淡红而少，五更紫黑而多，少腹胀坠而痛，停瘀未尽。前方加青皮、延胡索。

【赏析】

《景岳全书·经脉之本》曰："冲脉者，经脉之海也，主渗灌溪谷，与阳明合于宗筋。阴阳总宗筋之会，会于气街，"肝主疏泄，喜条达，情志郁结则肝郁气滞，气滞血瘀则气街跳跃如梭，攻痛如咬，按有头足。肝乘土位，脾失健运则食减，木击金鸣，肺气失于肃降则咳。胃为卫之源，脾为营之本，中虚营卫不和则寒热往来如疟，从日午至寅初，汗出而退。《灵枢·决气篇》曰："中焦受气取汁，变化而赤，是谓血，"脾伤血不化赤，气不摄纳则白带淋漓，气血亏虚则脉象空弦。治当养血调经，活血化瘀；方中当归补血养肝，和血调经；熟地黄滋阴补血；白芍药养血柔肝和宫；川芎活血行气，畅通气血；四味合用，补而不滞，滋而不腻，养血活血，可使宫血调和。五灵脂苦咸甘温，入肝经血分，功擅通利血脉，散瘀止痛；蒲黄甘平，行血消瘀，炒用并能止血，牛膝逐瘀通经，引血下行；茜草根行血止血，通经活络。全方合用共奏养血活血，化瘀止痛之功。

药进后，瘀血得下，然停瘀未尽，需在原方基础上加强行气活血之力，青皮、延胡索辛温，疏肝破气，活血止痛。

案 13　肝脾同治案

年逾四旬，产育过多，气血双亏，形丰脉软，饮食不甘，精神慵倦，夜来少寐，清晨坐起必呕，胃有留饮，经失期色紫，腹右有癥，由气郁伤肝，怒哀动中所致，有血崩之虑。先以解郁舒肝，以畅心脾主治。

洋参　于术　归身　白芍　柴胡　香附　木香　远志　枣仁　茯苓　炙草佩兰

【赏析】

脾统血，主运化，为气血生化之源，患者产育过多，气血双亏，脾失健运则饮食不甘；脾气不足则精神慵倦；血少阴亏，阳不入于阴则夜来少寐；脾失健运，痰饮留滞，胃气上逆则呕；肝在志为怒，怒哀伤肝动中，肝郁气滞，气滞血瘀则经失期色紫，腹右有癥。中虚，气失摄纳则有血崩之虞。治当疏肝解郁，补益心脾，方中洋参补气养血，健脾养胃；白术、茯苓健脾去湿，使运化有权，气血有源；归身甘辛苦温，养血和血；柴胡疏肝解郁，使肝气得以调达；白芍酸苦微寒，养血敛阴，柔肝缓急；炙甘草益气补中，缓肝之急；枣仁、远志宁心安神；香附辛香而散，疏肝解郁，理气宽中；木香、佩兰理气醒脾，与大量益气健脾药配伍，复中焦运化之功，又能防大量益气补血药滋腻碍胃，使补而不滞，滋而不腻。

崩 带

案1 真阴不足案

带下赤白如漏厄。脉虚弦，舌绛中有红巢，大便坚结难解，小腹左角作痛，遍体关节酸痛，咳嗽震动，按摩其痛不止，甚至呼吸往来俱觉牵引痛处，此皆血液脂膏耗损，不能荣养一身，经遂滞涩，络脉乖分，二气无能流贯连络交经之处。前哲谓久漏久崩，非堵塞可止，升提可愈。法当协和二气，调护双维，宜补中寓以收涩之意。

生地　洋参　阿胶　海螵蛸　鲍鱼肉　白薇　金樱子　橘红　杜仲

宣补之中，寓以收涩之法，取通以济塞之意。盖带下日久，液道虚滑，卒然堵塞，陡障狂澜，其势必溃。故以宣通之品，为之向导，同气相求也。服后带下较减，痛楚渐舒，大便仍结，舌心无苔，一条红滑，乃真阴亏损之征也。脉来弦数无神。原方加减。

生地　洋参　杜仲　海螵蛸　川断　阿胶　黄芪　白薇　鲍鱼肉

连进通以济塞，带下十减二三，小腹关节酸痛俱缓，大便燥结未润，弦数之脉未静，舌心红滑如故。症本血液脂膏耗损，复延奇经，任行身前，督行身后，冲脉从中直上，带脉环周一身，如束带然，阴维阳微，阴阳相维，阴跷阳跷，阴阳相交，八脉俱亏，百骸俱损，岂铢两之丸散，所能窥其藩篱乎。爰以一通一塞，大封大固之品，共煎浓汁，如膏如饴，每以二两，开水和服，下咽之后，入胃输脾，融化营卫，濡枯泽槁，则欣欣向荣，营气充满一身，庶乎二气协和，奇经复振。

生熟地　洋参　砂仁　杜仲　川断　阿胶　龟板　鳖甲　白薇　黄柏　鲍鱼肉　海桑螵蛸　黄鱼螵

长流水、桑柴火熬膏，再入胶熔化为膏。

【赏析】

《景岳全书·崩淋经漏不止》曰："崩淋既久，真阴日亏，多致寒热咳嗽，脉见弦数或豁大等证。此乃元气亏损、阴虚假热之脉，尤当用参、地、归、术甘温之属，以峻培本源，庶可望生，"肾阴不足，相火偏旺，损伤任带二脉则小腹左角作痛，带下赤白，脉虚弦。阴精亏虚，阴虚内热则舌绛中有红巢；大肠主液，血液脂膏耗损，大肠失于濡润则大便坚结难解。气血无能流贯连络交经之处则遍体关节酸痛；水亏金失所养则咳嗽震动，按摩其痛不止，甚至呼吸往来俱觉牵引痛处。治当滋阴养血，补肾止带，方中洋参滋阴补肾，健脾和胃，橘红理气宽中，脾胃和健则气血生化有源；生地滋阴生津，杜仲补益肝肾，阿胶滋阴养血，液复血充。海螵蛸收涩止血，涩精止带；鲍鱼肉平肝潜阳；白薇清热凉血，金樱子固精止带，诸药合用收涩以杜带下之路，滋阴补中以生气血之源。

服后带下较减，痛楚渐舒药中病机，然大便仍结，舌心无苔，一条红滑，乃真阴亏损，虚热内生所致，是以脉来弦数无神，治当滋阴降火。腰为肾之府，带脉所行之处，带脉主带下，故在原方基础上加强清热补肾，强腰束带之功，方中川断补益肝肾，强壮筋骨，黄柏清热凉血。

症本血液脂膏耗损，复延奇经，八脉俱亏，百骸俱损，连进通以济塞，带下十减二三，小腹关节酸痛俱缓。然大便燥结未润，弦数之脉未静，舌心红滑如故，真阴未复使然，治当继进滋阴养血之品。脾主运化，为营之本；胃主受纳，为卫之源，药以开水和服，下咽之后，入胃输脾，融化营卫，濡枯泽槁，营卫和调则奇经复振。予方加强清热养阴之功，所加熟地滋阴养血，填精益髓；砂仁辛温，温脾开胃，复振中焦，运化药力；龟板、鳖甲滋阴潜阳；黄柏清泄下焦，以坚真阴；桑螵蛸血肉有情之品，甘咸入肾，益肾固精。

案2 益气止血案

《经》以阴虚阳搏谓之崩。血得热则宣流，气与火不两立，壮火食气，气无以帅，血不归经，致令经水妄行，遂成崩症。防其汗脱，先取化源。

熟地 冬术 洋参 炙草 乌贼骨 蒨茹 三七 血余炭

【赏析】

《医学入门·崩漏》曰："阴搏阳，谓之崩。言属热者多也。崩乃经血错乱，不循故道，淖溢妄行，"阴虚内热，迫血妄行则崩，气随血脱则气虚，气不摄血则血流不止；气虚津无所摄，有汗脱之虞；治当滋阴止血，益气防脱，方中熟地滋阴补血，冬术、洋参、炙草益气健脾，脾健则气血生化有源；乌贼骨、茜草、三七、血余炭收敛止血。

案3 培补脾肾案

脾肾两亏，湿热下注，阴虚发热，腰痛带下，年逾五旬，真阴久衰。宜培补脾肾，补益真阴，佐利湿热，以冀缓效。

熟地　黄芪　归身　泽泻　萆薢　茯苓　苡仁　杜仲　石斛　扁豆

【赏析】

《傅青主女科·带下》曰："夫带下俱是湿证"，脾肾两亏，腰为肾之府，年余五旬，真阴久衰则腰痛，脾虚运化失职，水湿内停，湿郁化热，伤及任带则带下。治当培补脾肾，滋阴清热；方中熟地滋阴补血，与归身相伍补血和血；泽泻、萆薢利湿泄浊，既可使湿热从小便而泄，又能防熟地滋腻恋邪；茯苓、扁豆、苡仁淡渗脾湿，助中焦之运，益气补血；黄芪清热燥湿；杜仲补肝肾，强筋骨；石斛滋阴补虚。

案4 阴损及阳案

带下不止，所有皆淡黄色，腹痛筋如抽掣，此精血内枯，脂液尽涸，冲任交病，非肝木乘脾也。从奇经八脉主治。

紫石英醋煅　桂心　龟板　归身　菟丝　小茴香　杜仲　杞子　苁蓉

【赏析】

精血内枯，脂液尽涸，经脉失于濡养则腹痛筋如抽掣。《女科经纶·崩带门》曰："崩中日久，则热变为寒"，阴损及阳，脾阳不足，运化失职，水湿内停，湿浊下注，损伤任带二脉，约固无力则带下色淡黄。由阴气走乎阳位，治当益阴补阳，温摄以固下真，方中紫石英温营血而润枯，益血暖宫，通奇脉；桂心辛甘热，暖腰膝，益精血；杜仲、菟丝子温补肾阳，固任止带；小茴香温肾理气；苁蓉甘咸温，补肾阳，益精血；大队温阳之品，有"阳中求阴"之义；龟板滋阴潜阳，补肾健骨；归身甘温补血活血；枸杞子甘平，滋补肝肾而益精；全方温阳与益阴并施，阴阳双补。

案5 通阳补阴案

经漏成带，医疗无功，乃冲、任、督、带交病，所与归脾等剂，未尝齿及奇经。议通阳补阴，从奇经八脉主治。

鹿角霜　紫石英醋煅　阿胶　牡蛎　杜仲　杞子　柏子霜　桑螵蛸　蒲黄
龟甲　建莲

【赏析】

《素问·上古天真论》："天癸至，任脉通，太冲脉盛，月事以时下"，冲脉为血海，经水贮于血海，按时而下，必有任脉为之担任，带脉为之约束，督脉以总督其统摄。《傅青主女科·带下》曰："盖带脉通于任、督，任、督病而带脉始病"，经本阴血，带脉不能约束则病带下，冲、任、督、带交病则经漏成带；带下过多则阴血亏虚。归脾汤补益心脾，未及奇经；治当通阳补阴，方中鹿性阳，入督脉，龟体阴，走任脉，两者均为血肉有情之品，合用则阴阳双补，滋阴补血而调补任督。阿胶为血肉有情之品，填补真阴；牡蛎咸而固下；杜仲、枸杞子滋补肝肾；紫石英温营血而润枯，益血暖宫，通奇脉；桑螵蛸甘咸入肾，补肾助阳固精，"阳中求阴"之义；蒲黄止血化瘀；建莲益肾固精。

案6　止血养阴案

崩漏日久，《经》云：暴崩当温涩，久漏宜宣通。因久则血去阴虚，而生内热，必有瘀滞停积。若用芪术保守，归艾辛温，守则气壅，辛则阳动，失其旨矣。

乌贼骨　茜草　生地　阿胶蛤粉炒　白芍

水泛丸。每朝服三钱，先饮淡鲍鱼肉一小杯为引导。

【赏析】

《诸病源候论·崩中漏下候》载："冲任气虚，不能约制经血，故忽然崩下，谓之崩中。崩而内有瘀血，故时崩时止，淋沥不断，名曰崩中漏下"，经本为阴血，崩漏日久，阴虚血少，阴虚内热，血少留瘀；瘀滞停积则气行不畅，若用芪术益气则气壅；阴虚内热，归艾辛温则助热伤津；治当止血养阴，阴充血复，血行则气行，气行则瘀散；方中乌贼骨、茜草收敛止血；生地滋阴生津，阿胶滋阴补血；白芍养血调经；淡鲍鱼肉养阴调经。

案7　肝肾不足案

奇经之脉，隶于肝肾。冲任不足，血复虚寒，经来色淡且少，带下腰痛，骨节酸痛，当乙癸同源主治。

当归　白芍桂枝炒　川芎　生地炭　杜仲　寄生　黄芪　香附　茯苓　乌贼骨
秦艽　枣

【赏析】

《素问·上古天真论》："天癸至，任脉通，太冲脉盛，月事以时下，"经水为冲任所主，天癸者，阴精也，藏于肾，肝藏血，冲为血海，冲任与肝肾关系密切。《医学纲目·调经》曰："经水色淡者，气血俱虚也，"气血不足，气虚血寒则经来色淡且少；腰为肾之府，肾主骨，血虚不得濡养则带下腰痛，骨节酸痛。治当活血补血，补肾止血，方中当归甘温，补血活血，桂枝炒白芍养血柔肝，温经散寒；生地炭、乌贼骨收敛止血；杜仲、寄生滋补肝肾，茯苓健脾渗湿，助运中焦而气血生化有源；血虚生内热，以秦艽、黄芪清热；川芎行气活血，香附辛香而散，血中气药，理气宽中，防方中滋腻太过而碍胃。

宜　男

案1　肝郁血虚案

天地氤氲，万物化醇，男女媾精，万物化生，故受胎必得醇正之气。肝木乃东方生发之本，性喜条达，怒恶抑郁，则生发之气不振，脏腑皆失冲和。况坤道偏阴，阴性偏执，每不可解，皆缘木不条达，素来沉默寡言，脉象虚弦无力，肝木郁结可知。拟逍遥、归脾、八珍加减，冀其肝木畅和，方有兰征之庆。

乌贼骨　鲤鱼子　生地　洋参　冬术　归身　白芍　枣仁　木香　川芎
远志　炙草　茯苓　柴胡　紫河车

蜜丸。

【赏析】

《易·系辞下》："天地氤氲，万物化醇，男女媾精，万物化生，"精充气调血旺而胎元化育。女子以血为主，主于心，藏于肝，以肝为先天。肝木乃生机发育之本，喜条达，恶抑郁，肝郁血虚，生发之气不振则沉默寡言，脉象虚弦无力。治当疏肝解郁，益气养血；方中洋参、冬术、茯苓、炙草益气健脾，以化生气血之源。紫河车、鲤鱼子、乌贼骨为血肉有情之品，温肾补精，益气养血；当归养血荣经；川芎活冲脉之血以调经；白芍敛任脉之阴以和络；上药合用益气养血，调经补精。枣仁、远志宁心安神；柴胡疏肝解郁，畅和肝气；木香辛香而散，理气醒脾，与大量益气健脾药配伍，复中焦运化之功，与甘寒之生地相合，又能防大量益气补血药滋腻碍胃，使全方补而不滞，滋而不腻。全方以逍遥散、归脾汤、八珍汤加减而成，益气养血，疏肝解郁，补肾养精，养心安神，精充血旺，气和肝畅则胎孕可期。

案2　两维失和案

阴不维阳，阳不维阴，卫失外护，营不中守。寒热往来七载，经候不能应月盈亏，是以未能孕育。肝木乃东方生发之本，郁则失其化育之机。法当条畅肝脾，以充营卫；补阴益气，以护两维。期其二气两协其平，方有兰征之庆。

生地　当归　川芎　洋参　山药　甘草　柴胡　青蒿　佩兰　丹参　杜仲　乌贼骨　升麻

蜜丸。

【赏析】

《难经·二十九难》："阳维为病苦寒热"，阳维主表，上行于卫分；阴维主里，上行于营分，营卫失和则寒热往来。阳维起于下焦，属奇经，奇经隶属于肝肾；肝肾亏虚，精血枯涸，奇经受累则经候不能应月盈亏而不孕。治当疏肝解郁，补肾养血；方中生地清热凉血，滋阴生津，阴充液复则血液得养；当归、川芎入阴维而活血补血；丹参入冲脉而补阴血，洋参、山药、甘草健脾和胃，补肾填精，脾健则气血生化有源，精血同源，血充精旺，月事以时下；柴胡疏肝解郁，杜仲补肝肾，强筋骨，肝肾同调；乌贼骨咸温入肾而涩精；青蒿、佩兰、升麻清热发表而除寒热。全方疏肝健脾，充养营卫，补阴益气，维护两维，气血和调，表里和谐，方有兰征之庆。

胎　产

案1　壮水潜阳案

服壮水潜阳之剂，胎元竟过离宫，半载以来，阴平阳秘，脉象和调。曾经受孕，即觉体倦神疲，由渐而甚，至产后方平。现在形神拘倦，甚于畴昔，皆缘火甚阴亏，仍以壮水潜阳为主。

大生地　归身　冬术　黄芩　枣仁　杜仲　黄柏　益母草　龟胶

长流水、桑柴火熬膏。

【赏析】

《女科经纶·受胎总论》曰："盖胎之成，由母之气血蓄聚以养之，气血既聚则易郁，"胎之成由父精母血孕育，以母之气血养之，妇人有娠则碍脾，运化失常，气血不足，形神失养，故患者曾经受孕即觉体倦神疲，由渐而甚，产后郁积之气血化散而平。今次再次受孕素体气虚，胎孕耗血，"血即精之属也，""肾为天一之水，主子宫以系胞，胎之根蒂也"，伤及肾精，精属阴，阴虚不足则火升，虚火煎灼经筋则形神拘倦。治当壮水潜阳，滋阴降火，然治不当及，心火不得肾水上济，胎元竟过离宫，为防其胎孕堕坠，当继进壮水潜阳之剂，壮形体，固胎妊。方中生地滋阴降火；归身补血活血；白术益脾以培万物之母，黄芩泻火，能滋子户之阴，与其利而除其害；枣仁补中，坚筋骨，助阴气，使人健壮；腰为肾之府，胎孕受力之地，肾精不足恐胎孕不稳，以杜仲滋补肝肾，强腰壮骨；益母草治血行气，有补阴之功，行气中有补也；龟胶滋阴潜阳，养血止血。

案2　阴病治阳案

胎元本于气血，盛则胎旺，虚则胎怯。气主生胎，血主成胎，气血平调则胎固，气血偏盛则胎坠。曾经半产五次，俱在三月之间。三月手心主包络司胎，心主一名膻中，为阳气之海。阳气者，若天与日，离照当空，化生万物，故生化著于神明，长养由于阳土，君火以明，相火以位，天非此火，不能生长胎元，人与天地同参，日月相应，天一生理也。但此火平则为恩，亢则为害。胎三月则坠，正属离火暴甚，阴液耗虚，木失滋营，势必憔悴，譬如久旱，赤日凭空，泉源干涸，林木枯槁，安能不坠。脉来滑数无神，症见咽干舌绛。法当壮水之主，以制阳光。

生地　冬术　黄芩　龟板　甘草　归身　白芍　川断　杜仲　玄参　知母沙参

熬膏。

【赏析】

气血为胎元之本，气聚而胎生，血聚而胎成；胎孕之时，气以摄胎，血以养胎，气血不和则胎孕不固。《灵枢·经脉》："心主手厥阴心包络之脉"，心主脉，包络又名膻中，亦主脉，《女科精要·受胎总论》曰："盖诸经养胎，脏阴而腑阳，三月属心，……，阴常易亏，故多堕耳"，"盖单月皆脏养胎，而三月又相火所主，胎最易动"。君相各安其位，阴阳平调则胎固，反之则胎坠。如在三月曾堕，后孕至期，必乘其所虚而三月亦堕，以心脉受伤故也。三月之时，心包络养胎，相火暴甚，灼伤阴液，水不上承则咽干；水亏不涵木，木失滋营则舌绛，形神失养则胎坠。胎元本于气血，防其半产，当益气养血，滋水涵木。方中生地、知母清热养阴生津，补肾中真阴不足，泄肾中相火；白术、甘草益脾以培万物之母，黄芩泻火，能滋子户之阴，与其利而除其害；龟胶滋阴潜阳，养血止血；归身补血活血；白芍缓中养血；腰为肾之府，胎孕受力之地，肾阴不足恐胎孕不稳，以杜仲、续断滋补肝肾，强腰壮骨；玄参补肾强阴益精；沙参养胃生津；益母草治血行气，有补阴之功，行气中有补也。

案3　阴虚火盛案

素本阴虚火盛，近则有妊三月有奇。三月手厥阴胞络离火司胎，离火暴甚，阴液潜消，无以灌溉胎元，殊为可虑。非独子在胞中受制，即异日之强弱，未必不由乎此。血为热迫，吐血一次，胎欠荣养可知。伐下者必枯其上，滋苗者必灌其根。法当峻补真阴，以培其本。

生熟地　山药　茯苓　冬术　杜仲　龟板　归身　牡蛎　白芍　白薇　黄芩

蜜水为丸。

【赏析】

《女科精要·受胎总论》曰："三月名始胎，手厥阴脉养之，形象始化"，"心主手厥阴心包络之脉"患者素体阴虚火盛，手厥阴心包络之火暴甚，消灼阴液，阴伤无以下济肾水；"肾为天一之水，主子宫以系胞，胎之根蒂也"，肾水不足，胎元失于灌溉恐其胎坠，当灌其根，峻补真阴，"如肾中无水胎不安者，用六味地黄壮水"，方中熟地黄，滋阴补肾，填精益髓；阴虚火盛，热入血分，迫血妄行则吐血，气血为胎元之本，血热则胎失所养；故以生地清热凉血，养阴生津；白薇入血分，清热凉血，除烦益阴，除血分虚热；山药补益脾阴，亦能固精；茯苓淡渗脾湿，并助山药之健运，平其偏胜以治标。白术益脾以培万物之母，黄芩泻火，能滋子户之阴，与其利而除其害；腰为肾之府，胎孕受力之地，肾阴不足恐胎孕不稳，以杜仲滋补肝肾，强腰壮骨；龟胶、牡蛎滋阴潜阳，养血止血；归身补血活血；白芍缓中养血。

案 4　气血亏虚案

产后百脉空虚，气血俱伤，冲任不振，半月血来甚涌，所谓冲伤血崩是也。斯时宜宗前哲暴崩暴漏，温之补之之法。蔓延不已，奇经大损，营卫乃伤，任虚不能外卫，冲虚无以内营，致寒热如感，冲脉并足阳明经而行，阳阴不和，乳房作痛，上气不足，头为之旋，水不济火，五心燔热，诸虚叠见，日以益甚。脉来弦数无神，先从太阴、阳明进步，冀其胃开进食，诸虚可复。

人参　黄芪　冬术　茯苓　炙草　归身　枣仁　远志　杞子　熟地　龙眼肉

【赏析】

女子以血为本，产后气血俱伤，气不摄血，冲伤血崩，此时当以甘温之品益气摄血补血，未行致病情蔓延；"脾为营之本，胃为卫之源"，气血亏虚，脾胃功能失常，营卫失调则寒热如感；冲脉并足阳明经而行，血虚失于濡养则乳房作痛；气随血脱，上气不足而头眩，血属水，血失水亏，上不济火则火盛燔灼而见五心燔热，脉弦数无神。脾胃为气血生化之源，心主血脉，"有形之血难以速生，无形之气所当急固"，故治当益气生血，健脾养心，方选归脾汤去木香，加枸杞子；方中人参与熟地相配，益气养血；黄芪甘微温，补脾益气；人参、白术甘温补气，与黄芪相配，加强补脾益气之功；茯苓健脾渗湿，助人参益气补脾；归身养血和营，助熟地滋养心肝；龙眼肉甘温，既能补脾气，又能养心血；酸枣仁、远志宁心安神；枸杞子补血安神，益精生津；炙甘草益气和中，调和诸药。全方心脾同治，重点在脾，使脾旺则气血生化有源；气血并补，但重用补气，意在生血。方中黄芪配当归，寓当归补血汤之意，使气旺则血自生，血足则心有所养。

案 5　上实下虚案

大产后阴伤未复，内热目涩羞明，形神慵倦，脉象虚弦。水不涵木，火灼金伤，清肃不降，咳吐痰腥，有肺痈之虑。清上实下主之。

生地　茯苓　泽泻　丹皮　天冬　麦冬　儿参　五味　归身　阿胶　石决

蜜为丸。

【赏析】

肝藏血，妇人产后，血虚亡阴，阴虚内热循厥阴经上灼于目则目涩羞明；阳气随血而失，气虚则形神慵倦；水不涵木则脉象虚弦。《医医偶录》曰："肺气之衰旺，全恃肾水充足，不使虚火炼金，则长保清宁之体"，肺属金，肾主水，肾阴不足，水不涵木，火灼金伤，清肃不降则咳吐痰腥，有肺痈之虑。治当清上实下，滋阴降火，方中生地清热生津，泽泻利湿泄肾浊，茯苓淡渗脾湿，与泽泻相伍，助真阴得复其位，丹皮清泄虚热；儿参清热养阴，石决明平肝潜阳，除热；五味子益气生津，补肾宁心，天冬、麦冬养阴生津，润肺清心，归身补血活血，阿胶滋阴养血。

案 6　心肾不足案

有妊至三月则坠，三月手厥阴胞络离火司胎。素本阴亏，水不济火，离火暴甚，阴液消耗，无以灌溉胎元，譬如草木萌芽，无雨露滋营，被阳光消灼，安能不坠。经今二次，任失偏固，虑胎至离宫，永为滑例。拟《局方》磐石散，取补阴制火，益气养营之意。

熟地　当归　川芎　白芍　洋参　冬术　茯苓　炙草　川断　黄芩　砂仁　粳米

蜜丸。

【赏析】

胎元本于气血，《女科精要·受胎总论》曰："三月名始胎，手厥阴脉养之，形象始化""盖单月皆脏养胎，而三月又相火所主，胎最易动"。患者素本阴亏，水不济火，火盛消灼阴液，"肾为天一之水，主子宫以系胞，胎之根蒂也"，肾水不足，胎元失于灌溉恐其胎坠，当灌其根，补阴制火，益气养营。方选磐石散，方中当归、熟地、芍药、川芎养血和血以养胎元，白术、茯苓益气健脾安胎；洋参滋阴补气，助白术益气健脾以固胎元；佐以续断补肾安胎；黄芩清热安胎；砂仁理气安胎，且醒脾气，以防诸益气补血药滋腻碍胃；粳米补脾养胃以助安胎，炙甘草益气和中，调和诸药。

案7　肺肾阴虚案

有妊至七月则坠。七月手太阴肺脉司胎，肺司百脉之气，气与火不两立，壮火食气，肺藏乃伤，无以奉秋收之令。金水同源，肺与大肠相为表里，肾开窍于二阴，大便坚结难解，阴亏火盛可知。治宜壮水潜阳为主，辅以清肃上焦之意。

洋参　麦冬　生地　知母　归身　冬术　龟板　杜仲　川断　黄芩

蜜丸。

【赏析】

《女科精要·受胎总论》曰："七月始受木精以成骨，游其魂，能动左手，手太阴脉养之"，肺属金，主气，壮火食气，热灼阴液；肾属水，金能生水，金伤则水亏，肾开窍于二阴，肺与大肠相表里，阴亏火盛，肠失濡润则大便坚结难解。治当滋阴潜阳，清肃肺气；方中洋参滋阴补气，麦冬养阴生津，生地、知母清热生津；归身补血活血，龟板滋阴潜阳，杜仲、续断滋补肝肾，强腰壮骨；黄芩清热安胎。

案8　五脏俱虚案

半产后亡血过多，木失敷荣，素多抑郁，中枢少运。胃者卫之源，脾乃营之本。胃虚卫不外护则寒，脾虚营失中守则热。脾为统血之经，肝为藏血之脏，肝脾俱困，经候愆期，宗气上浮，虚里穴动，脉来弦数无神。治宜滋肾补肝为主，解郁崇土辅之。

八珍汤加远志、枣仁、萸肉、山药，蜜丸。

【赏析】

肝主疏泄，喜条达，患者素多抑郁，木郁土壅，中枢少运。《女科精要·受胎总论》曰："三四月前，胎未成形而下者，名曰堕胎。至五六月后，胎已成形而下者，名曰半产，"肝主藏血，脾主统血，木郁土壅，血失统摄，是以半产后亡血过多；又血不养脏，木失敷荣肝脾俱困，气血乏源，营卫失调则寒热，经候愆期；血属阴，气属阳，阴不敛阳，宗气上浮，虚里穴动，脉来弦数无神。血即精之属，治当滋肾补肝，抑木扶土；方中人参与熟地相配，益气养血；白术、茯苓健脾渗湿，助人参益气补脾；当归、白芍养血和营，助熟地滋养心肝；川芎活血行气，使地、归、芍补而不滞；炙甘草益气和中，调和诸药；用法中加入姜、枣调和脾胃，以资生化气血。远志、枣仁宁心安神，萸肉、山药补肾益精，精以化气生血。

王九峰生平及学术思想

王之政，字献廷，号九峰。生于 1753 年，卒于约 1815 年间。为清代乾嘉年间丹徒（今属江苏）世医，祖籍开沙，后迁居月湖。少年学医，性颖善悟，复好读书，得家传岐黄之术（亦有传云吴江徐灵胎先生即九峰之师），刻苦攻读，精于医药，遂成名医，名重公卿，享誉民间。因其治病不分贵贱贫富，为世人称颂，医者推崇。

初游于扬州，即名声大起。乾隆年间，曾召为御医，授太医院院监，人称"王征君"。据《丹徒县志》载："有显贵延视女病，不知其在室也，断为孕，且言必男。少顷，已剖腹出胎来示。大惊，耳遂聋，名益震"。九峰先生诊脉之精，由此可见一斑。嘉庆中，奉征召，以重听辞免。

因九峰先生医术高超，求医者甚众。接诊时于中堂设座，旁坐弟子，每诊一病者，由弟子书写方药，口授指画，接应不暇。因诊务繁忙，所以终身无暇著作，弟子门人甚多，学术影响尤以镇江地区为最，为后来孟河学派之滥觞。其门知名者如虞克昌、李文藻、蒋宝素、朱政五等，皆出门下，名噪一时。有小门生李欣园，私淑其学，尤得其真传。门人各私集治方为九峰脉案，奉为圭臬，整理成《王九峰医案》。其公开发表最早见于 1927 年上海中医学会《中医杂志》，分期刊出，共 49 个病证。1928 年上海名医秦伯未辑集 41 个病证，编入《清代名医医案精华》。1936 年九峰先生后裔王硕如又重新编纂出版，书名《王九峰医案》，系铅印本。因王氏门人众多，记录医案皆经口授，并交相传抄，颠倒阙讹，势必难免。后有中国中医药出版社 1994 年出版的《王九峰医案》，由江一平等校注，收载最丰，错讹稀少。

《王九峰医案》分上、中、下三卷。上卷为时邪、风火、湿热、黄疸、肿胀、痰饮、哮喘、咳嗽等 11 个病证；中卷为关格、噎膈、积聚、反胃、诸虫、心腹痛、三消、遗精、便血等 19 个病证；下卷为头痛、耳聋、目疾、中风、癫狂、惊悸、虚损、崩带等 22 个病证。共计 52 个病证，567 方。医案叙而兼议，引经据典，深入浅出，平正通达，能够较为系统地反映王九峰的学术思想。兹于此处，简要对王九峰学术思想进行总结介绍。

一、引经发微，平正通达，通晓诸家，皆为所用

王氏所学颇广博，上至《内经》《伤寒论》，中及易水诸医家，下衍叶、薛之时见。从医案来看，虽参引众多，但所用无不得心应手，自成一体。实为其临证一大特色。

（一）参阐《内经》，圆机活法

王氏熟读经典，熟谙医理，对《黄帝内经》有很深的研究和见解。并且在对疾病的病因病机阐述以及辨证论治的过程中随手引用，夹叙夹议，自成一体，圆融贯通。

1. 病因病机

王氏喜引《内经》原文，对患者主证病机进行描述，夹叙夹议夹析，并见于全书医案中多处。

（1）阐病因。王氏多用《内经》理论论述从生理到病理的变化。如咳嗽一案云"肺主咳属金、金空则鸣、金实则哑、金破则嘶。素本操劳过度，肺虚招风，气机不展，音声不扬，已延一载，上损于下，防成肺痿。"此处以《内经》中纳音学说，解释咳嗽喑哑等症状成因，用金空则鸣形容肺金生理，对比金实不鸣，阐金破不鸣为金破则嘶，治疗咳嗽以益气养阴之法，并防成肺痿。

又如积聚案曰：《经》云：积之始生，得寒乃成。肥气为肝积，脏病也。脏难而腑易，久病脾土必伤，故肚腹胀满。连投健运分消之法，撑胀稍舒，而坚积未见松软，不宜速攻，仍固本之中兼以温化"。其中援引《灵枢·病始生》"积之始生，得寒乃生，厥乃成积也"之看法，立论而治，拟用健脾温运之法。

（2）述病机。王氏好用《内经》原文对病机进行总结，《素问·咳论》曰："皮毛者肺之合也，皮毛先受邪气，邪气以从其合也。其寒饮食入胃，从肺脉上至于肺则肺寒，肺寒则外内合邪，因而客之，则为肺咳"。咳嗽案 32 中云"肺合皮毛，主咳。《经》言皮毛受邪，邪气以从其合也。其饮食入胃，从脾脉上至于肺，则肺寒。肺寒则内外合，邪因而客之，则为肺咳"。借《内经》原文，论过食寒饮寒食，导致肺脏受寒，内寒与外邪相合，发而为咳。

又因《灵枢·经脉》载："肺手太阴之脉，起于中焦，下络大肠，还循胃口，上膈属肺……"未明言中焦脏腑之属，王氏在继承中又有发展，认为从脾脉上于

肺，又拓展新论。

（3）论转归。王氏亦喜引用《内经》条文对病情发展进行预判，如崩带有案载"经云：暴崩当温涩，久漏宜宣通。因久则血去阴虚，而生内热，必有瘀滞停积"。

2. 证治辨别

王氏对黄帝内经之熟稔，不仅在条文引用，而且体现在具体的疾病治疗治法上。

（1）依理辨证。此处以王氏治疗咳嗽为例。《素问·咳论》有云"五脏六腑皆令人咳，非独肺也"即论治咳当辨脏腑，故王氏在治疗咳嗽时，也从诸脏进行辨证。

①从肺论治。肺为咳之本脏，故王氏注意肺脏之清轻肃降，常用一些辛散宣发药物，宣降肺气。如咳嗽案 16 中论"邪伏化热生痰，所以用苏、杏、甘、桔开提，蒌、夏理肺胃，不治咳嗽而咳嗽自解，不治痰而痰自出。用梨汁、莱卜汁以调肺胃，展其气化，清肃渐行，咳少缓矣"。此案中即加用如紫苏梗、杏仁、桔梗、前胡等以助肺气之升降。因肺为娇脏，当柔润滋养，故用梨汁、莱卜汁等。王氏也多用其他清润之品如，北沙参、麦冬、百合等来滋养肺阴，象贝、梨皮等来润燥清肺。

②从肝论治。咳嗽案 2 "肝阴素弱，肺有伏风，肺为娇脏，不耐邪侵。肺不和则鼻不闻香臭，冒风则咳，咳甚难卧，喉中水鸡声。肺虚治节不行，肝虚气不条达，先以清疏为主"。肝气主升，肺气主降，肝气不升则肺气不降，肺气上逆而为咳，此金不制木之变。肝气不舒，木郁土壅，痰湿内生，痰饮阻肺，故咳甚难卧，喉中水鸡声。方用苏梗、杏仁、葶苈、姜夏、陈皮、赤苓、炙草、蜂蜜、姜汁、北枣。

③从心论治。如"久咳痰多，喉肿且痛而痒，耳鸣头眩，寤而不寐，饮食少进，脉来弦数，阴亏已极，水不上升，心火刑金，清肃不降，虑难奏捷。"方拟生地、麦冬、象贝、玄参、桔梗、牛蒡、桑皮、乌梅、猪肤、榧子肉。治法上"病本火灼金伤，益水之亏，制火之炎。"

④从脾论治。如脾湿生痰咳嗽案 12 "脾湿生痰，渍之于肺，清晨咳嗽，得黄痰即平宁，否则不已。两胁微痛，背心隐酸，肝胃之气不展，得嗳方舒。手足无汗，或时手足发冷，脾肾不足，不易骤复"，案中清晨咳嗽，得痰则宁，此即是本在脾而标在肺，即"脾为生痰之源，肺为储痰之器"。湿阻三焦，气化失利，故见

肝胃之气不展，两胁微痛，得暖方舒。故方用于术、米仁、菟丝子、茯苓、橘红、半夏、炙草、白蔻，以健脾燥湿化痰。

⑤从肾论治。"肾主纳气，肺主出气。咳为肺病，喘为肾病。恙缘先天亏弱，后天生气不振，母令子虚，金水两伤。肝脏之虚阳上僭，是以咳呛咽痛，动劳则喘。拟金水六君加味"。此案即是先天不足，肺肾两虚，故治从其本，金水相生，用炙生地、洋参、麦冬、陈皮、半复、沙苑、茯苓、紫菀。

（2）从《经》立法。临证之间亦多用《内经》之论。如积聚案中言"《经》云：坚者削之，留者攻之，结者散之，客者除之。盖有形之积，以攻为是。以此立论，明法施治"即用攻削之法。

（二）法效仲景，广用《伤》《金》

王氏熟读经典，故对《伤寒论》及《金匮要略》中的诸多方药也都有运用。如哮喘案6"髫年宿哮，秋冬举发。发则不能安卧，豁痰乃平，于兹廿余载。现在举发，气促痰鸣不得卧，痰未豁，食不甘，脉弦兼滑。肺有伏风，为外风所引，液败为痰，痰成窠臼，虑难脱体，先小青龙加减"。此处是因素有哮疾，外风引发，内兼有痰。虑以祛风解表，宣畅肺气，温化痰饮，拟小青龙为方。又如哮喘28案，"外受风寒郁遏，内因胃火上升，寒热相搏，肺脏失其清肃，气机壅滞作喘，治宜凉散"。因外感风寒，复有胃火内升，虽不似《伤寒论》所载身痛烦躁，但寒束热郁病机相同，仍用大青龙汤加减，取其散寒清热，宣肺平喘之用。此上述皆是哮喘案例，具依仲景之论。

如痰饮证治，多用仲景通阳温化之法，而见苓桂术甘、真武汤之辈。如痰饮案6"左脉弦涩，右来濡滑，按不应指。寒能生湿，湿能生饮。内饮治肾，外饮治脾。腹为太阴，太阴者脾也。脐属少阴，少阴者肾也。少腹属厥阴，厥阴者肝也。肾病带动肝胃，胸乡气满胀痛，扬扬有声。上焦如雾，中焦如沤，下焦如渎。清浊混淆，脏病带动六腑。所服之方，井井有条，无庸他歧，仍请一手调治。"方用安桂、茯苓、于术、甘草四味。此即用仲景苓桂竹甘原方略作化裁，虽治从太阴，但用肉桂易桂枝温补命门，成太阴少阴同治之法。又有咳嗽案4"久咳音哑，每咳痰涎盈碗，食减神羸，苔白厚，脉双弦，中虚积饮，土败金伤，水湿浸淫，渍之于肺，传之于脾，注之于肾，三焦不治，殊属非宜"。方用真武汤。

在时邪治疗上，活用桂枝白虎汤，如时邪案16"秋邪壮热，大汗渴饮，背微恶寒，桂枝白虎汤。"桂枝白虎汤本《金匮要略》为温疟所设，是以辛寒之品清解肺胃之热，又稍用辛温之品以解表寒。而此处病为时邪，虽非温疟，但仍为内热表寒病机不变，故用桂枝白虎汤。除此之外，亦见王氏于病后复劳感邪则用竹叶石膏汤。

（三）参比丹溪，取为己用

对龙雷之火的看法从于朱丹溪。朱丹溪《格致余论·相火论》云："其所以便于动，皆相火之为也。见于天者，出于龙雷，则木之气，出于海，则水之气也。具于人者，寄于肝肾二部，肝属木而肾属水也"，火热上炎皆因肝肾相火妄动，而"龙雷之火"出于肝肾之气，故临床上重用补养真阴之法以制约龙雷之火。王氏即从此见，如衄血案8中"盖胃为外腑，职司出纳，为水谷蓄泄之区，其中并无一点一丝之血，夹杂内中，即牙宣出血一症，亦不过胃热炽盛，肉不附身，故血热而上涌，其牙不宣而出血者，乃阴竭于下，阳亢与上，龙雷之火冲击胃络。钱氏所谓骨漏是也。恙起于一月之前，齿缝出血，牙并不宣，多则血流迎盏，昼夜十余作，发时面赤目赤，烦扰不安，近虽小愈，而漏不已。脉本六阳，刻下见症在胃，而所以致病，实由肝肾。急宜珍珠母丸合玉女煎加减，俾龙得下潜，然后阳明方有宁宇。"即是认为阴竭于下，阳亢于上，令龙雷之火上冲而致衄血。

朱丹溪常发"阴常不足，阳常有余"之论，"阴虚难治，阳虚易补"。故没于临证多注重顾护患者精血。王氏临证亦重滋阴，重视滋养肝肾。而朱丹溪气用四君子汤，血用四物汤，痰用二陈汤，郁用越鞠丸的用药思想，也常常在王氏的用药中能够有所体现。

（四）辨合易水，治显其思

易水学派，名家众多，始于张元素，论治辨脏腑；渐于李东垣，崇脾土后天；扬于张介宾，温补重先天。王氏每于临证，必审脏腑生克，其所论所用；而于脏腑所治，往往以先后天为主，擅遣补中，喜用地黄。

如泄泻案14"脾统诸经之血，肾司五内之精。曾经三次血崩，七胎半产，脾肾双亏。脾与胃脂膜相连，为中土之藏，仓廪之官，容受水谷，有坤顺之德，化生气血，有乾健之功。中土受亏，化机失职，清不能升，浊无由降，乃生呕吐吞酸，肠鸣飧泄等症。乘肾之虚，戍邪传癸，遂成肠澼，肾气不支，澼势危殆，昼夜无度，五色相兼，呕哕大汗，绝食神迷。自服热涩之剂，正台《局方》

之理，是以获愈，未能如故。脾肾双亏，肾兼水火之司，火虚不能生土，水虚盗气于金，脾土乃肺金之母，大肠与肺相为表里，辛金上虚，庚金失摄，土虚不能胜湿，肾虚胃关不固，且南方卑湿，脾土常亏，既失所生，又素不足，土弱金残，湿胜泻泄，是以每至夏令，则必泄泻。《经》所谓长夏善病洞泄寒中是矣。经旨为常人立论，尚且洞泄，而况脾胃久亏者乎。是以泻后诸症蜂起，自与众殊"。乃是先有血崩后生泄泻之案，虽于案中论及脾、肺、肾、大肠诸脏，但辨治最终仍落于脾肾二脏。反胃案亦是如此，虽见叙议颇多，但总以脾肾为因，其他为果。

用药上如泄泻案 5 "《经》以清气在下，则生飧泄。数年洞泄，脾胃久伤，清阳不升，浊阴不降，胃关不固，仓廪不藏，乃失守之兆。非其所宜。洋参，炙芪，冬术，归身，肉豆蔻，炙草，升麻，柴胡，故纸，煨木香"。此案即是久病脾胃令清阳不升，用补中益气化裁而用。然补中益气非仅仅用于泄泻，亦见用于治疗湿热、肿胀、噎膈、积聚、反胃等案，王氏也好用东垣他方，如曾于咳嗽案中用东垣清暑益气汤加减治疗。除东垣之外，王氏用药多用地黄，有从张介宾之风，亦多用其方补阴益气煎治疗如关格、七疝、肝风、虚损等。

（五）兼承温病，自有见地

王氏为江苏丹徒人，生于叶天士、薛生白之后，因地域比较接近，年代前后相承，故其学术上也受到温病学派影响，但往往又有独立思考，独具风格。比如在时邪治疗上，受叶天士影响，治疗中顾护津液，医案时邪中有春温案，"风温不可发汗，而亦宜微汗，否则邪从何出。大抵风温之邪从上有，风从阳，温化热，上焦近肺，肺先受邪，肺为娇脏，两阳熏灼，津液受劫。"又应叶天士所云"温邪上受，首先犯肺。"复有论云"古方有葳蕤汤，以玉竹之甘润滋柔之品，以保胃液。俗医辄投羌活柴葛，以发汗动津，失其旨矣。当与辛凉轻剂，清解为先，拟栀豉合凉膈方法。"其用药思想又合叶氏《临证指南医案》"又此证初因发热喘嗽，首用辛凉清肃上焦，如薄荷、连翘、牛蒡、象贝、桑叶、沙参、栀皮、蒌皮、花粉。若色苍，热胜烦渴，用石膏、竹叶辛寒清散，痧疹亦当宗此。若日数渐多，邪不得解，芩、连、凉膈亦可用。"

王氏对时邪的治疗思路，首重明辨寒温：已经明确区分温病和伤寒，有提出"感冒温邪""春温"。兼通寒温，不泥前人，推陈出新。叶氏曾倡"柴胡劫肝阴，葛根竭胃汁"，治疟不用柴胡，治温热病忌用柴葛，然王氏用药灵活，又不为其所拘，多用柴胡、葛根，以疏散透邪为要。且不认为斑疹得透是可以无虑，当通过患者神志进行具体判断，若神魂谵妄如故，则是温邪内陷，病尚未解。又有寒温合流并用之见，如用苦降合育阴清营之案，方以半夏、干姜、芩连合沙参、麦冬、瓜蒌仁等药。对于伏邪治疗，如伤风后邪伏肺胃化热生痰，其用药轻灵，治上焦如羽，用苏梗、桔梗、杏仁、牛子、梨汁等品，有叶氏之风。

二、撷精推陈，义理皆顺，源出临证，发为新论

王氏熟读经典，但又不囿于经典，每每于经典原文中撷取部分论述与临证实际结合，恰到好处。比如在引用《内经》原文时不泥古，推陈出新。《内经》本云"阳气者，大怒则形气绝，而血菀于上，使人薄厥。"以论大怒气上，血随气升，郁于头部，而致昏厥。而在其咳嗽案中，则云"《经》以大怒则形气绝，而血菀于上。郁结化火，火载血上，狂吐之后，咳嗽延今不已。"以阐述暴怒之后，肝郁化火，热迫血衄，肺气上逆之变，说明咳血发病的病机。引《经》之论而不拘泥，用之贴合，又见新意。

王氏论治常根据病变关键，运用脏腑五行生克制化阐述病机，切中要害。如泄泻案，"脾肾双亏，肾兼水火之司，火虚不能生土，水虚盗气于金，脾乃肺金之母，大肠与肺相为表里，辛金上虚，脾土常亏……土弱金残，湿胜泻泄，是以每至夏令，则必泄泻。《经》所谓长夏善病洞泄寒中是也。""屡服益火之剂，病势未能尽却者，以火能生土，亦能伤金。"故"补火固是治本之法，所失在不兼济肺标之急。"此处便是以五行制化论脏腑生克传变，引《内经》看法，亦论亦证，更能发微而阐治疗失误的病机。

对内经"三阳结谓之隔"的看法自有见解。前人王冰《重广补注黄帝内经素问》注云"三阳结谓小肠膀胱热结也。"而关格案 3 中论"《经》以三阳结谓之隔。隔者：格也。阳格于外，不与阴气相荣，阴阳离决之候也。人迎一盛，病在少阳，二盛病在太阳，三盛病在阳明。胃为水谷之海，脾为中正之官，膀胱为津液之府。忧思抑郁，损伤甲木，春升之气，不能化液，灌溉州都，膀胱津液虚少，无以濡阳明。阳助之火，离出三阳本位，胃津就枯，譬釜底无火，火在釜盖之上，安能腐熟水谷精微，势必吐逆，食不得入故罹此病"。据此案而言王氏认为三阳当按照人迎脉盛为凭，三盛病在阳明，因隔者，格也。阳格于外，不与阴气相荣，故三阳结为阳明之火，离出三阳本位所导致，有别于诸家见解。后世的看法有"三阳"

系指太阳经，即手太阳小肠经和足太阳膀胱经，王氏又与之不同，对后学颇有启迪。

后世认为关格"小便之不通谓之关，呕吐时作谓之格。"但王氏认为"饮食不入谓之格，二便不出谓之关。"以此所治疾病于后世看法存有出入，亦可作参考之用。

如肿胀病症，其曰："肾为水之下源，肺为水之上源，膀胱为水之导引，脾为水之堤防。"阐肺、脾、肾、膀胱在水液运行中之作用。"肿为水溢，胀为气凝，肾主藏水，肺行诸气，肺肾双亏，气不运行，溢于皮肤则肿，留于脏腑则胀。夫水非气不行，非土莫制。"论肿胀发病之机，和治疗关键。

针对伏风痰饮，倡"真火以煦和，真水以濡润，中气为之斡旋，以渐消磨"，提示当以脾肾为主，扶正消邪。对火邪治疗方法也有所阐述总结，"实火宜泻，虚火宜补。风火宜清宜散，郁火宜开宜发。格阳之火，宜衰之以属，所谓同气相求也。"

三、遣方用药，自成特色，诸剂药食，合为妙用

王氏用药颇具特色，常用方药中以地黄汤/丸为首，又有肾气、六君、补中、归脾等，在使用上述方药治疗之外，也善用各种剂型搭配，相协为效。故于此处，举例而分论之。

（一）补肾为先，喜用地黄

《王九峰医案》反映王氏重视先天，临证补肾之法运用灵活多变，此辑医案中与肾有关的医案百余则，散见于 52 个病证中，治疗了不少难治之症，还有不少是复诊病例，仅明言用地黄丸/汤即有 40 案余（地黄丸 10 案，地黄汤 30 案），王氏补肾用用方有以下特点

1. 益火补土

王氏根据《内经》论述："《经》以阳气者，若天与日，失其所则折寿而不彰，故天运当以日光明"论"膻中之阳，犹天之日，云雾不清，太虚蒙蔽，生阳不布，膻中阳暝，犹云雾之蔽日也……法当益火之源，以消阴翳"。"阳气者，若天与日，失其所则折寿而不彰。故天运当以日光明。人与天地相参，与日月相应。膻中为阳气之海，生化著于神明，命门为阳气之根，长养由于中土，故曰君火以明，相火以位。明即位之光，位即明之质。症本相火之亏，不能生土，土虚无以生金。肺司百脉之气，脾乃生化之本，肾开窍于二阴，相火不振，膻中阴暝，脾失斡旋，

肺失治节，中土困于阴湿，乌能敷布诸经……益火之本，以消阴翳，离照当空，化生万物，阴平阳秘，精神乃治。"以上种种便示温补命门之法。

故王氏每于此类病证则用药以金匮肾气丸，如反胃案"中胃如釜，命火如薪，朝食午化，午食暮化，胃中之热，何异大烹之鼎。食入呕吐，火力不足可知，益火之源，以消阴翳"，即用金匮肾气丸。

2. 滋水涵木

乙癸同源，精血相生。若"水亏于下，火炎于上"，则"壮火食气，上虚则眩，头眩足软，如立舟中，咽干口燥，梦泄频频"，即发眩晕。王氏谓此眩晕证乃"精不化气，水不上承，明验也。清上实下，是其大法。肾水亏，必盗气于金，金衰不能平木，水虚不能涵木，木燥生火，煎熬津液变痰。丹溪所谓无痰不作眩是也。脉来软数兼弦，值春令阳升，防其痉厥。乙癸同源，法宜壮水"，而用地黄汤加半夏、沙苑，此案即滋水涵木之例。

肝开窍于目，王氏认为"天阴则日月不明，邪害空窍，阳气闭塞，地气冒明。目为五脏六腑之精华所聚，赖肾水以滋养。劳心耗肾，水不养肝，肝虚生风，肝风上扰，以致瞳神缩小，而左目散大，视物不明，服药虽多，真阴未复。经以肝开窍于目，理当养肾滋水，而木自敷荣矣"，亦印此见。

3. 补水制火

肾阴为阴之本，久病体虚，或起居劳作不节则暗耗真阴。肾阴不足，虚火上炎可有上热下寒，面色浮红，头晕耳鸣，口舌糜烂，腰酸腿软等症。王氏谓之"水亏于下，火升于上，水不制火，阴不胜阳"，是以可致内障。"……嗜欲太过，水失所养，不能生木，木燥生风，风火交并于上，阴液消耗于下，致令瞳睛暗淡，瞳子无光，色兼蓝碧，此为内障……肾虚，则水不济火，是故暗淡无光。"这种情况王氏认为"治宜壮水济火，补阴潜阳，冀其水升火降"，方用六味加减。水亏火升，亦可迫血妄行，发为衄血。故衄血案载"操劳过度，真阴不足，水不制火，冲任血动，上溢于鼻，名曰外衄。脉来细弱无神，自述素耽酒色，法当培补真阴，未可作火热论治"，用生地黄汤去萸肉，加白芍、归身、牛膝以滋阴降火，引血下行。

心肾为水火二脏，王氏治"肾虚不能济火，心火上炽，舌为之糜"者，用熟地黄汤去萸肉，加鳖甲、龟板、五味。心主神明，水虚火炽亦可导致神明受扰，夜寐不安，见"心肾两虚，自汗不寐"，因"汗为心液，外出三阳，肾水不升，心火不降，心肾多疑多虑。法当补坎补离，冀其水火既济"，是以王氏用六味加枣仁、阿胶、鸡子黄补水制火，复见仲景黄连阿胶汤之意。

4. 金水相生

水亏火旺，火灼金伤是为一变，子盗母气是为另一变。如咳嗽案"暑湿司令，厥少阴液益伤。厥阴绕咽，少阴循喉，以致结喉肿痛复萌，逆气上冲则咳，午后口渴心烦，阴亏不能制火也。"此案病者肝肾素有不足，王氏云"今拟实下为主，清上辅之"。方用熟地黄汤加玄参、麦冬、桔梗、炙草、芦根。因"清上则肺不畏火之炎，实下则肾有生水之渐。"服药后"肾水承制五火，肺金运行诸气，金水相生，喉之肿痛全消，胸中逆气已平，饮食亦进，夜来安寐"，此即肺肾双治之法。

咳嗽案又载"金水亏残，龙雷震荡，载血妄行，上溢清窍。木扣金鸣为咳，肾虚水犯为痰"，此处王氏用"熟地黄汤加归身、白芍、麦冬"以滋养阴血，肺肾双补，亦为此法之例。

5. 补肾纳气

肾为气之根，久病及肾，则会出现肾不纳气上为喘促之变。王氏用药亦显其思。"实喘治肺，虚喘治肾。肺主出气，肾主纳气。衰年下元虚乏，动则气喘，宜用填补。所谓上实下虚，上病则下治也"。方中见炙熟地、萸肉、茯苓、山药、龟板、五味、磁石、车前，取七味都气之用。亦有久病极虚者"肾虚则气不归根，肺损则气无所附。致使孤阳浮泛，无所依从，喘鸣肩息，动劳益甚，脉来细数兼弦，诚为剥极之候"，则方用"附桂八味加沉香"温补之中，更加纳气之品。

由上观之，王氏颇重调治先天，而在诸多治法中，又喜用地黄丸汤，就方中药物而言，使用频率最低的是山萸肉，以免恋邪不去；其次是牡丹皮，内无实火即去；血燥阴虚水亏者，则去泽泻、茯苓；痰火、湿热者则去山药。此外，王氏运用地黄丸汤时常作变通，立有巧思，宜细心体会。

（二）脾肾兼顾，双调根本

重脾肾是王氏学术思想体系中重要组成部分。案语曰："肾乃先天纳气藏精之穴，脾属后天资生化育之枢。""脾与胃脂膜相连，为中土之藏，仓廪之官，容受水谷，有坤顺之德，化生气血，有乾健之功。""倘胃气一虚，则五脏无养，诸病峰起"，"脾土之强健，赖肾水之充盈，肾水虚，脾亦虚。""肾司五内之精"，因此反复强调治病求本，"故曰：胃气治，则诸病不生，胃气弱，则诛邪辐凑是也"，

"益火之源，以消阴翳，斡旋中土，以畅诸经"。其处方用药，以六味地黄、金匮肾气、归脾补中、六君子汤最为常用。并且常常根据患者的病情以2种或2种以上上述方药联合使用，以达到脾肾双调，先后天兼顾的效果。如关格案中"归脾六君，助坤顺，法乾健，理阴神，益肾命，畅中阳"（关格）、惊悸案中"六味合六君加沉香"、泄泻案中"今拟晨服三才，养心清金育神，以济心肺之标。晚服八味，养脾益火生土，叫治受病之本。申服归脾、六君，崇土生金，以杜致病之源"等，皆反映其用药思路。

（三）诸剂相偕，药食合用

王氏善用丸方，以治久病顽疾。每于体虚病实患者用之，以图缓效，确能屡建奇勋。王氏特点之一是善用成方，全书案中所见丸药兹于此处简要列举如下：牛黄清心丸、猪胆丸，六味地黄丸，资生丸，小温中丸，滋肾丸，二至丸，青麟丸，珍珠母丸，温中化痰丸，大健脾丸，左金丸、黑锡灰丸，白螺丸，保和丸，青娥丸，虎潜丸，明目养肝丸，铁笛丸，牛黄丸，朱砂安神丸等。

其丸方炮制功夫，亦精致周到，独具特色。叠丸有用蜜水叠、水叠。泛丸制法多样，有桂圆肉煎水泛丸温补气血、百合煎水泛丸清心宁神、姜汁和水泛丸和胃、茯苓水泛丸健脾利湿安神、陈米煎水泛丸养胃渗湿除烦，竹沥和水泛丸清热化痰，益母花煎水泛丸利水行血，石榴皮煎汁泛丸温涩止泻。捣汁熬汁打糊为丸者，见有红糖、神曲打糊为丸消食和胃，生地、生姜二味同捣汁为丸滋阴和胃，藕熬汁为丸滋阴清热，桑叶捣烂捶糊成丸疏风明目。亦有见用成方或药物熬膏为丸者。往往是诸药研取细末，另取柔润多汁之品，熬膏复和为丸，如用二至丸、鲜橘熬膏和丸，石斛、玉竹、麦冬，熬膏为丸，两仪胶作丸，皆具滋补之意，使其润燥得宜，各展所长。

王氏对赋形剂的应用，更具大家水平，常根据临床辨证施用，如目疾中"桑叶捣烂，捶糊成丸"耳聋则"加菊花、麦冬熬膏和丸"，积聚"用红糖、神曲打糊"等。在不少疑难病案中，更分时分种投药法，如泄泻案，"朝进六味地黄丸三钱，午后服十味资生丸三钱"；有汤丸并投法，如不寐案的"煎丸并投"；有改汤为膏丸进服法，如便血案，以黑归脾汤加减"服十剂后，加鹿角胶、鹿角霜、炙龟板为末，以桂圆肉煎膏和丸。"；还有噎膈案的诸药为胶与黑归脾汤汤胶并服等。丸汤膏诸剂并用，有改汤为膏进服，也有汤膏并用，还有熬膏后再为丸缓服等等，随机应变，切于实用，内容广泛。

王氏在遣方用药之间不仅注重剂型，也注重药食同用，如咳嗽案中有用鸡子清，猪肤，霉干菜等治疗久咳；料豆、淡菜（即青口，贻贝）；燕根（燕窝)治疗虚损；阴痿治用线鱼鳔、鲤鱼子、黄鱼鳔等血肉有情之品以滋养精血。此皆坊间常用食材，却于诸药同汇一方，取平缓扶正之用。

王氏身居江浙，药食调理往往具备地方特色，如取"水八仙"（莲藕、芡实、慈菇、荸荠等）中之数种，用于疑难大证。案中曾用雪羹汤、蔗汁治疗噎膈，鲜藕、藕汁、藕节治疗咳血，藕汁治疗淋浊、虚损，梨汁、莱卜汁治疗久咳。这些食物往往能甘凉润降、下气消食、祛瘀化痰。

四、保精怡情，悦性修身，药养相合，恬淡摄生

王氏医案中，始终贯穿着保精怡情，悦性修身之精神。在整个 52 类病症中，有十余类病症都曾提出养心、寡欲、保精等要求，特别是对咳血、遗精、中风、惊悸、不寐等症，更列为首要。案中有曰："肾欲静而心不宁，心欲清而火不息"，"《经》以忧惧则伤心，思虑劳倦则伤脾。""盖草木功能，难与性情争胜。是宜澄心息怒，恬淡无为，辅以药饵，何忧不已。"中满益甚，辗转沉疴，岁月弥深，殊难奏效，使非屏除尘绊，恬淡虚无，终无济也。"宜恬淡无为，以舒神志""草木之功，不能补有情之精血，必得撤去尘情如铁石，静摄天真，精血复得下，病可减去三分，此机宜从"，"速远房帏，独居静养，真阴来复，方能有济"，从而达到"肾升肺降，中土畅和，二气两协其平，水火同归一窟，精神化气，气降归精，天地交通"。故后世医者，称王氏为内科杂病调理高手，名实相符。

参考文献

［1］王蒙，马帅. 浅谈王九峰治咳五法. 光明中医. 2017，32（10）：1397-1398.

［2］高小威，朱庆伟. 清代名医王九峰卒年考. 世界中西医结合杂志. 2013，8（07）：656-657.

［3］高小威，朱庆伟. 清代名医王九峰名、字及门人考. 中医药文化. 2014，9（02）：39-40.

［4］陈小翠. 《王九峰医案》补肾法浅析. 中医文献杂志. 2000，（02）：15-16.

［5］王九峰轶事. 山东中医杂志. 1996，（04）：180.

［6］张奋蕾. 王九峰用药制剂浅谈. 安徽中医临床杂志. 1996，（06）：246-247.

［7］焦庆华. 王九峰学术思想浅谈. 安徽中医临床杂志. 2000，（05）：444.